现代
护理教育

主编 张军

U0250345

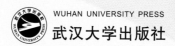

WUHAN UNIVERSITY PRESS

武汉大学出版社

图书在版编目(CIP)数据

现代护理教育/张军主编.—武汉：武汉大学出版社,2022.9
ISBN 978-7-307-22993-8

Ⅰ.现… Ⅱ.张… Ⅲ.护理学 Ⅳ.R47

中国版本图书馆 CIP 数据核字(2022)第 047892 号

责任编辑:李 玚 责任校对:汪欣怡 版式设计:马 佳

出版发行：**武汉大学出版社** （430072 武昌 珞珈山）
 （电子邮箱: cbs22@ whu.edu.cn 网址: www.wdp.com.cn)
印刷:武汉科源印刷设计有限公司
开本:787×1092 1/16 印张:19.5 字数:459 千字 插页:1
版次:2022 年 9 月第 1 版 2022 年 9 月第 1 次印刷
ISBN 978-7-307-22993-8 定价:47.00 元

目　　录

第一章 现代教育理论

第一节 教学理论

教学理论作为教育学的一个分支，既是一门理论科学，也是一门应用科学。教学理论来源于教学实践，侧重于教学的一般规律。它不仅研究教学的现象、问题，揭示教学的一般规律，也研究如何运用和遵循规律解决教学问题的方法策略和技术。教学理论的形成经历了漫长的历史阶段，从教学经验的总结，到教学思想的成熟，再到教学理论的形成。这一进程是人们对教学实践活动认识不断深化、不断丰富和不断系统化的过程，其中系统化是教学理论形成的标志。目前教学理论的研究学派林立，本节主要对目前的代表性理论进行阐释。

一、布鲁纳的结构主义教学理论

布鲁纳（Jerome S. Bruner）是美国心理学家和教育学家，认知心理学的先驱，是认知教学理论及结构主义教育流派的代表人物之一，致力于将心理学原理运用于教育领域。他强调对儿童认知结构的研究以及认知能力的发展，注重对认知结构的理解，提倡发现学习和早期教育。布鲁纳提出的结构教学理论（Bruner's structure instruction theory）是当代世界上最有影响力的三大教学论之一。

（一）结构主义教学理论的基本观点

1. 学习一门学科，最重要的是掌握它的基本结构

布鲁纳认为，任何一门学科都有一个基本结构，存在其内在的规律性。他主张不论教什么学科，务必使学生理解学科的基本结构。所谓知识结构，是由学科中的基本概念、基本思想和基本原理共同组成的。"儿童认知结构的发展是由结构上迥异的三类表征系统行为表征、图像表征、符号表征及其相互作用构成的质的飞跃的过程。"

2. 任何学科都能用正确的方式，有效地教给任何发展阶段的任何儿童

布鲁纳提出，任何学科都能够采用在智育上正确的方式，有效地教给任何发展阶段的任何儿童。关键是形成"在智育上正确的方式"。他提出这个论断的目的是要把学生学习高深科学知识的时间提前。根据布鲁纳的观点，应该将高深的科学知识让学生从低年级起就开始学习，以后随着年级的升高，还要重复多次学习，逐渐加深理解，这样才能真正掌握它。他主张以螺旋型课程来组织和实施学科的基本结构，促进儿童对学科基本结构的学习和掌握。例如，拓扑学和集合论，这种高深的现代科学知识的原理，就可以让四年级的

学生在游戏中学习了解，通过拓扑学和集合论的原理去指导学生做引人入胜的游戏，让他们在游戏中直观地、初步地接触其原理，这样，以后他们在深入学习这些原理时，就不会那么陌生、那么突然，这就是一种"螺旋式课程"。

3. 提倡发现学习法，注重直觉思维

布鲁纳教育思想的中心就是要发展学生的智力和能力。他认为，为了发展学生的智力和能力，在教学方法上应大力提倡"发现法"。在布鲁纳看来，发现并不限于寻求人类尚未知晓的事物，而应指人们用自己的头脑亲自获得知识的一切方法。从教学的角度来看，就是学生在教师的指引和帮助下，培养自己独立思考的能力，自己去探索和发现事物的规律，去获取知识，成为一个"发现者"。这样学生就会因自己的发现而感受到愉悦感和成就感，从而对学习产生更强大的动力。

布鲁纳的发现学习法以培养创新精神和实践能力为主要目的，构建一种培养创新精神和实践能力的学习方式。主要通过以下程序来完成整个过程：创设问题情境、建立问题解决对策、验证对策的实效、做出科学的结论。这种发现学习法依赖于学生的直觉思维。因此，教师在学生探究活动中要帮助学生形成丰富的想象，而不是靠教师指示性的语言。与其指示学生如何做，不如让学生尝试自己去做，边做边想。这样，学生通过发现来掌握学科的基本结构，容易理解和记忆，便于知识的迁移和能力的发展。

（二）结构主义教学理论的教学原则

教学原则是根据教学目的和教学规律而制定的指导教学实践的基本要求。布鲁纳十分重视教学原则在教学工作中的作用，提出教学必须遵循以下四个原则：

1. 动机原则

在布鲁纳看来，人的各种活动是由不同的动机引起的。学生进行学习，也是受一定的学习动机所支配的。"好奇心"（即求知欲）、"胜任感"（即成功的欲望）、"互惠心"（人与人之间和睦共处的需要）都能促使学生学习的注意力更长久、学习效果更好。因此，教师应善于促进学生的探究活动，以充分激发学生学习的内在动机，有效地达到预定的学习目标。

2. 结构原则

布鲁纳认为，任何学科知识都是具有结构的，反映了事物之间的内在联系和规律性。任何知识结构都可以用动作、图像和符号三种表象来呈现。动作表象是借助动作进行学习，无需语言的帮助；图像表象是借助表象进行学习，以感知材料为基础；符号表象是借助语言进行学习，经验一旦转换为语言，逻辑推导便能进行。无论采用哪一种呈现方式，均应视学生的知识背景和课题性质而定。明确知识结构，能促使学生从整体上领会和掌握某门学科的知识，使个别事实与知识结构发生联系，从而有利于知识的迁移和应用。

3. 序列原则

在布鲁纳看来，教学就是引导学生通过一系列有条不紊地陈述一个问题或大量知识的结构，以提高他们对所学知识的掌握、转换和迁移的能力。通常每门学科都存在着各种不同的程序，有难有易。学生学习某种知识所遇到的材料的序列会影响他们对知识的获得和智慧的发展。因此，教师在教学过程中应充分重视教学设计，使所教授的学科结构与儿童的认知结构相适应，并按最佳顺序呈现教学内容。

4. 强化原则

教学规定适合的强化时间和步调是学习成功重要的一环。布鲁纳认为教师在教学过程中应该注意通过反馈来让学生知道学习的结果，并使他们逐步养成自我矫正、自我强化的能力，从而强化学习行为。这要求教师在授课时要仔细观察学生的真实反应及其发展的可能性空间，以做出及时、准确的反馈。

（三）结构主义教学理论的贡献与影响

1. 积极影响

布鲁纳提出的结构主义教学理论，强调学生掌握知识的基本概念、基本原则的重要性；重视发展学生智力，以及逻辑思维和独立获得知识的能力；强调改革教学方法，十分重视教师在教学过程中的作用。该理论对美国及世界上许多国家的教育改革产生了重要的影响，直接推动了 20 世纪 60 年代美国中小学以课程革新为中心的教育改革运动。他关于精选教材、发展智力、发现法教学、螺旋式课程编排等研究，至今仍对西方课程理论产生着影响。包括：（1）教师不应该让学生被动接收知识，应主动为学生提供材料，创设问题情境，启发并引导学生独立发现解决问题的方法，从中探索到事物之间的联系及规律，获得相应的知识，形成或改造认知结构。（2）教学内容的安排上，可适当地把原来高年级教学的知识"下放"到低年级去，使学生及早接触现代科学知识。（3）在教学方法上，吸收布鲁纳关于"发现学习法"的主张，注意启发学生的学习自觉性，注意培养学生的创造性等。

2. 不足之处

布鲁纳所提出的教学理论也存在一定的局限性。如他所言的学科结构仍为主观设想，没有客观标准，"发现法"也过于脱离师生水平，教学内容脱离社会生活实际等，最终导致了"学科结构运动"在实践中的失败。不足之处有：（1）忽视了知识的不断分化与综合的发展趋势，只侧重于学科本身内在知识结构的关系，过分强调各学科知识间的区别性，忽视了各门学科知识间的普遍联系性和相互渗透性，导致了知识的片段化和割裂化。（2）教材过分强调理论化，或"下放"过多，脱离了教师和学生的实际，造成教材过深、过难、过重，或者教材编得枯燥无味。（3）在教学方法上，他提倡的"发现学习法"虽有启迪学生思想、激发学生学习兴趣、发展学生智力的一面，但这种方法耗费时间和精力过多，而且一般教师也不容易掌握好，如果使用过多或使用不当，就会影响教学进度，还会影响学生获取系统的知识。

二、布卢姆的掌握学习理论

布卢姆（Benjamin Bloom）是美国当代著名心理学家和教育学家，曾担任美国教育研究协会会长，是国际教育评价协会评价和课程协会专家。早期专注于考试、测量和评价方面的研究，特别重视教育目标分类以及教育评价问题。20 世纪 70 年代后从事学校学习理论的研究。主要代表作有《教育目标分类学》《掌握学习》《学生学习的形成性评价与总结性评价手册》等。完整的布卢姆教学理论体系包括教育目标分类学、掌握学习理论和教育评价，三者联系紧密，相互影响。教育目标分类学是掌握学习理论和教育评价实施的基础。掌握学习理论是布鲁姆教学理论的核心。教育评价又是教育目标分类学与掌握学习理论的具体化应用。教育者希望通过掌握学习理论使受教育者达到目标分类中的各项指标，而教育评价则检测受教育者是否达到目标。掌握学习理论对教学顺序作出规划，提供了简洁有趣的教学方法，增加了学生在课程学习中获得满意成绩的可能性。

（一）掌握学习理论的基本观点

掌握学习（Mastery Learning），又称为"优势学习"或"熟练学习"，是指在以班级授课制为基础的集体教学形式下，教师为学生提供充足的学习时间和所需的帮助，辅之以经常的、及时的反馈和矫正，从而使学生在掌握一个单元学习内容后，再进行下一单元较高级的学习，最终使大部分学生达到课程目标所规定的标准。"掌握学习"的理论基础是教育目标分类学，其核心思想是"为掌握而教""为掌握而学"。在其实施过程中，布鲁姆注重对学生学习过程的诊断，强调教学要面向全体学生，认为教学的目的不是要对学生进行等级划分，而是要了解学生是否已掌握所学内容。在布鲁姆看来，只要恰当注意教学中的主要变量，就有可能使绝大多数学生都达到掌握水平。

1. 教学观：所有人都能学

20世纪二三十年代，美国兴起了教育测量运动。当时的美国教育界普遍用智力测验、能力测验、成绩测验来测量学生的能力。在这种情况下，传统观点认为学生的学习成绩是呈现正态分布的。这种现象使人们坚信：学生的学习能力是天生的，具有高度稳定性。据此形成的传统教学观也认为，在一个班级中，如果以学习成绩来衡量，那么1/3的学生成绩不及格或刚过及格线，1/3的学生成绩一般，1/3的学生能完全掌握教师所讲的东西。这样，学校就逐渐变成筛选、剔除学生的工具了。

布鲁姆驳斥了这种观点，指出除了优等生和中等生外，只要给差生足够的学习时间和学习方法的指导，他们也基本能达到掌握目标，即达到评价目标的80%~90%。在他看来学生学习能力的差异是人为的、后天的因素造成的，而不是个体所固有的。学生的学习存在差异是因为每个学生掌握特定的学习任务所需的时间及其适合的教学方法不一样，但是学校教育却对所有的学生进行同样的教育。如果大多数学生有足够的学习时间，接受了合适的教学，就能掌握世界上任何能够学会的东西。因此，教师在教学中应把教学同学生的需要和特征联系起来，统筹安排教学内容与教学方法。

2. 教学目标：为掌握而教

布鲁姆将教学目标确立为"为掌握而教"，这实际上是对教育质量的要求，即强调让学生掌握和应用知识。

教师要形成正确的教学观，深刻理解学校教育的目的，恰当处理教育过程中的各种矛盾。合理设计教学，使学生明确教学的目的和任务。布鲁姆指出："掌握学习策略的实质是群体教学并辅之以每个学生所需的频繁的反馈与个别的矫正性的帮助。"教学过程中的每个步骤都必须通过评价来判断其有效性，并对教学教程中出现的问题进行反馈和调整，从而保证每一个学生都能得到他所需要的特殊帮助。反馈和矫正通常分为四步：（1）每堂课结束时留10分钟左右的时间，用课前编制好的几个突出反映"目标"的小题目进行检查。方法灵活，个别提问、集体回答、口答、笔答都可采用。回答者所学知识得到强化，听者知道错在何处，如何补救。（2）在每个单元结束时进行一次测试，测试突出重点、难点和涉及本单元的所有新知识。（3）根据测试的结果，进行个别补救教学。将学生按学习成绩分成4~5人一组的学习小组，"掌握者"做"未掌握者"的小老师，互相帮助，这样既帮助"未掌握者"深化理解，又帮助"未掌握者"找出错误所在并及时纠正。（4）进行第二次测试，对象是在第一次测试中"未掌握而接受辅导、矫正"的学生，内容是在第一次测试中做错的题目，目的是获得反馈信息，了解有多少人经过矫正掌握了，能否进行下一次单元的教学。

教师要相信绝大多数学生有能力掌握学习内容，帮助学生树立学习的信心。布卢姆认为，学生成功地学习一门学科与他的情感特征有较高的相关性。教师在教学中能否充分注意并合理满足学生的情感需要，对学生的和谐发展具有非常重要的意义。教师应尽可能让每个学生都感受到高峰的学习体验，获得成功的快乐，学习的内驱力就会大大增强。

3. 外部环境：为掌握而学

教师要积极为学生提供良好的外部学习环境，给予学生充足的学习时间。布卢姆坚信，只要有充足的学习时间，每个学生都能掌握一项规定的学习任务。用函数关系来表示即是：

$$学习达成度 = F\left(\frac{实际学习时间}{必要学习时间}\right) = \frac{学习毅力 \times 学习机会}{能力倾向 \times 教学质量 \times 教学理解力}$$

从该公式可以看出，学生能否顺利掌握知识主要是受到学习毅力、学习机会、学习能力倾向、实际的教学质量以及学生对教学理解能力的影响。布卢姆特别指出，学生已经具备必要的认知结构是掌握学习的前提，教师应注重对学生基础的夯实，以便顺利地实现知识迁移。布卢姆主张教师在学期初，应先对学生进行诊断性评价：确定学生是否具备了先决技能、先决态度和先决习惯；鉴定学生对教学目标的掌握程度；辨别学生需要帮助的程度。根据诊断性评价的结果，为学生提供预期性知识，使教学适合学生的需要和背景。

（二）掌握学习理论的教学程序

1. 制定教学目标

布卢姆认为，教学的质量首先表现为对教学任务目标的表述是否清晰，每一个学习者是否都清楚自己将要学什么。表述得当的目标，可以表现为一种清楚的行为，通过该行为是否具备的测定，可以了解其达标的程度。

2. 依据教学目标，组织群体教学

掌握学习的模式是在不影响传统班级集体授课制的前提下，使绝大多数学生达到优良的成绩，该模式是试图达到群体教学个别化的教学模式。所以其课堂教学仍采用通常的集体授课形式。但在讲授新课之前，应给予学习知识所必需的准备知识以充分的重视。在群体教学中，教师仍可以根据教学的内容、要求、学生与教师的特点，选择合适的教学方法。

3. 形成性评价（A）

在实施单元集体授课之后，就要进行测验。测验的题目与教学目标相匹配，从而对学生的学习情况进行诊断。这种诊断不仅要反映学生对教学内容掌握的广度，同时还要反映出学生对教学内容掌握的深度。

4. 矫正学习

根据测验结果，将学生分为达标组和未达标组两类。对未达标组应该进行必要的、补偿性的矫正学习。矫正学习是指为了给予那些在群体学习中学习速度较慢的学生以额外的学习时间。矫正学习不是简单地重复新课教学的内容，而是可以采取多种方法。矫正学习的成功，关键是要有较强的针对性。

5. 形成性评价（B）

形成性评价最终用于检验达标的情况，其测试题与形成性评价（A）相比，指向更明确。对于在形成性测验中大多通过的测试题可以不再出现。通常针对两种情况进行检查：一种是学生容易犯的错误，另一种是与下一单元关联性特别强的准备知识。

根据以上五项程序，可以将掌握学习学习理论的程序用图 1.1 表示。

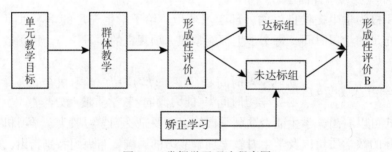

图 1.1 掌握学习理论程序图

（三）掌握学习理论的影响与评价

1. 积极影响

布卢姆的掌握学习理论，运用在教学实践中收到了显著的成效。不仅在美国，而且在澳大利亚、韩国、日本、印度尼西亚等国都进行了掌握学习的大规模实验，在我国也引起了一定的反响。我国人口众多，经济发展呈现多种趋势，各地的教育水平也参差不齐，这为实施教育强国的战略增加了更大的难度。掌握学习理论的大众化教育思想以及因材施教的主体思想无疑为教育强化发展提供了新的解决方法。教育是教与学互动的过程，良好的影响会促进教学的提高以及教育事业的发展。掌握学习理论提出了理想状态的教与学的关系，这无疑对教学本身有着积极的正面影响作用。

2. 不足之处

布卢姆的掌握学习理论也存在一些缺陷。（1）虽然承认学生个体是存在差异的，提出了教育的理想状态，即绝大部分学生在教学外部条件合理的情况下能够掌握所学的知识，但是却过分强调了外部因素的作用，忽视了影响学生学习的内部因素。事物的发展是内外因素共同作用的结果，就学习而言，内部因素包括学习动机、学习习惯、学习兴趣、学习策略、学习期望，等等。因此，只能说掌握学习理论提出了理想状态下教与学的关系，并且忽视了影响学生学习的巨大的内在因素。（2）掌握学习虽然强调面向全体学生，但它所采用的矫正性教学措施似乎难于满足部分优秀生的学习需要，而使其进步处于停滞状态。（3）掌握学习操作程序的设计似乎偏重于知识与技能的掌握，面对于如何发展学生的能力与创造性则涉及不足。

三、斯金纳的程序教学理论

斯金纳（Burrhus Frederic Skinner）是美国著名心理学家和教育学家，是新行为主义心理学和新行为主义教育流派的代表人物，在教育界被誉为"教学机器之父"和"程序教学之父"。在新行为主义者中，斯金纳对教学的影响和贡献最大，斯金纳的程序教育理论的基础是行为主义心理学。斯金纳以操纵性条件反射学说和强化理论为基础，建立的程序教学理论，对世界的教育产生了很大的影响，从而赢得了"程序教学之父"的称号。操纵性条件反射学说认为，在机体作出积极反应之后，刺激伴随发生，继而强化刺激；强化理论中强化又分为正强化和负强化。程序教学则是把这些理论应用到教学之中，使知识变得系统化、科学化，为教师指导教学提供了合理有效的方法，推动了教育手段的发展。

（一）程序教学理论的基本内容

所谓的"程序教学"，就是按照一定的逻辑顺序把教材内容加以编排，使教学过程由浅入深、循序渐进。斯金纳的程序教学思想源于动物实验。他设计了一只被称为"斯金纳箱"的实验装置，里面放着一只老鼠，有一根控制杆连着食物箱，老鼠每压一次控制杆就能够得到一些食物，这样不断地压，用不了多久，老鼠就学会了如何取食。在斯金纳看来，这是对老鼠操作控制杆这一行为强化的结果。由此，斯金纳认为，人类的学习也是一种操作反应的强化过程，因此，有可能设计一个完整的学习环境，在这个环境中通过一系列层次性的手段，可以将行为引导到预期的最后效果。斯金纳的程序教学是一种个别化的自动教学方式，因为常用机器来进行，又称"机器教学"。

1. 强调"强化"的作用

斯金纳认为只有通过机械设置才能够提供必要的强化训练，这就是斯金纳提倡程序教学的主要出发点。斯金纳把他创立的操作性条件反射理论和强化理论应用于学习，强调了"强化"的作用。在斯金纳看来，学生的行为受行为结果的影响。如果想让学生做出预期的行为反应，那就必须在行为之后进行强化；若是一种行为得不到强化，它就会消失，所以，在教学进行中，必须对课程材料和设计、学生行为的管理和学习环境的设置做出安排，只有这样才能达到想要的强化效果。

2. 学习应是循序渐进的一门科学

斯金纳认为，学习是一种行为，当个体学习时反应速率就增强，不学习时反应速率则下降。因此他认为，学习的本质就是反应概率的变化。程序教学，正是在这一理论上创造出来的一种教学策略。在他看来学习是一门科学，学习的过程是循序渐进的过程；而教则是一门艺术，是把学生与教学大纲结合起来的艺术，是安排可能强化的事件来促进学习，教师起着监督者或中间人的作用。斯金纳对传统的班级教学进行了猛烈的抨击，指责它效率低下，质量不高。他根据操作性条件反射和积极强化的理论，对教学进行改革，设计了一套教学机器和程序教学方案。

3. 主张采用"教学机器"

斯金纳认为，课堂上采用教学机器，与传统的班级教学相比有许多优点：（1）教学机器能即时强化正确答案，学习效果的及时反馈能加强学习动力。而在班级教学中行为与强化间隔时间很长，因而强化效果削弱了。（2）传统的教学主要借助厌恶的刺激来控制学生的行为，学生学习是为了不得低分，不被教师、同学、家长羞辱等，从而失去学习兴趣。教学机器使学生得到积极强化，力求获得正确答案的愿望成了推动学生学习的动力，提高了学习效率。（3）采用教学机器，一个教师能同时监督全班学生尽可能多地完成作业。（4）教学机器允许学生按自己的速度循序渐进地学习（即使一度离校的学生也能在返校后以他辍学时的水平为起点继续学习），这能使教材掌握得更牢固，提高学生的学习责任心。（5）采用教学机器，教师就可以按一个极复杂的整体把教学内容安排成一个连续的顺序，设计一系列强化列联。（6）教学机器可记录错误数量，从而为教师修改磁带提供依据，结果是提高了教学效果。（7）学习时手脑并用，能培养学生自学能力。

（二）程序教学理论的基本原则

1. 积极反应原则

斯金纳认为，在传统的课堂教学过程中，学生充当消极的听众角色，通常没有机会做出积极的反应。而程序教学认为学生的学习应当是积极主动的，而不是被动地接受知识。课堂教学应以问题的形式向学生呈现知识，及时强化巩固学生的学习反应，使学生始终处于一种积极学习的状态。只有学生积极地接受教材，才能推动他参与进一步的学习活动，从而提高学习效率，真正地掌握知识。如果学生没有反应或是被动地进行消极的反应，那么学生就不会真正地学会知识或技能。

2. 小步子原则

复杂知识和行为的习得需要循序渐进的学习，是一个长期的过程。斯金纳把程序教学的教材分成若干小的、有逻辑顺序的单元，编成程序，后一步的难度略高于前一步。任何两个小步子之间的困难增加程度都是非常小的，无形中降低了难度，使学生容易感受到成功并自我强化，建立起学习的信心。程序教学的基本过程是：显示问题（第一小步），学生解答，对回答给予确认，进展到第二小步……如此循环地前进直至完成一个程序，在确保学生掌握上一步之后再进行下一步的学习。

3. 即时反馈原则

斯金纳认为，在教学过程中，教师要对学生的反映及时地做出反馈，这种反馈实际上是对学生学习的强化。只有这样，才能更有效地塑造或保持行为。操作性条件反射是程序教学的基础，它强调在一个操作发生后，紧接着呈现一个强化刺激，那么这个操作能力就会得到加强。如果这种结果没有得到强化，那么它就会消失，因此及时强化这一重要原则要求教师在学生对问题做出反应后，立刻让其知道其行为的正确与否，尤其是在学生的正确反应之后应通过"奖励"等方式进行及时强化，使其保持信心继续学习，加强学习动力。

4. 自定步调原则

这一原则适用于个别化教学方式。每个班级的学生在学习程度上通常都有上、中、下之别。传统教学总是按统一的进度进行，很难照顾到学生的个性差异，这最终会影响学生的全面自由发展。而程序教学则以学生为中心，允许学生自行决定学习的速度，节奏快的学生和节奏慢的学生互不影响，给每个学生以思考的时间，按自己的步调由浅入深地学习，在学习过程中鼓励他们按照不同的思维方式处理问题。相比于传统教学，节约了时间，学习也比较容易成功。这样可以激发学习兴趣，使学生稳步前进，通过不断地强化得到进一步的学习成果。

5. 低错误率原则

错误的反应会降低学生的学习速度，而且会使学生丧失对学习的兴趣，使学生得到令人厌恶的刺激，不利于提高教学的效率。因此，在教学过程中，教师应当避免学生出现错误反应，提高正确反应的频率。

（三）程序教学理论的评价

1. 积极影响

（1）"教学机器"为后来的计算机辅助教学奠定了基础。直接催生了现代教育技术这一学科，促进教育手段不断现代化。教师在教学中借助多样化的教学手段既调动了学生的学习积极性，又有效地提高了学生的学习效率，极大地拓宽了教学的时间和空间。

（2）程序教学理论的基本原则仍然具有当代价值。如：即时反馈原则启示我们在实际教学中要注重形成性评价并善于使用强化物；小步子原则强调教学要循序渐进，按照由简到难的顺序小步子完成教学任务，符合教育教学规律和学生身心发展规律。

（3）程序教学理论为新型的教学模式提供了理论依据。随着互联网的进一步发展，诞生了"慕课"和"微课"等新型的教学模式。智慧课堂等一系列教学改革的有益尝试也正在如火如荼地进行着。

2. 不足之处

（1）教师的作用得不到充分的发挥，割裂了教师与学生的关系。学生通过自主操纵教学机器完成知识的自学以及巩固，教师只是在学生遇到困难的时候才予以讲解，师生之间的交流极少。由于每个学生的学习进度都不一致，教师也无法全面把握每个学生在学习中存在的问题。

（2）不利于学生核心素养的培养，阻碍学生进行深度学习。小步子原则要求将整体的知识划分为一个个极小的步子进行学习，在一定程度上割裂了知识之间的相互联系，不利于学生形成知识的整体逻辑结构。且程序教学过于注重知识和技能，忽视学生的情感、态度、价值观的培养，总体上来看不利于学生核心素养的形成。

（3）忽视学生主观能动性的发挥，扼杀学生的创造性思维。程序教学理论强调教师或者教学机器对学生的控制，将学生看作被动接受知识的机器。在程序教学模式培养下的学生大多更加愿意接受权威观点而较少有自己的见解，这与目前我们所追求的"创新型人才"大相径庭。

四、赞可夫的发展性教学理论

赞可夫是苏联著名的教育家、教育理论家和心理学家。他把毕生精力献给了"教学与发展问题"的实验研究。先后发表了《教学论与生活》《和教师的谈话》等教育理论专著 150 余种。他通过教学实验完整地提出了"教学与发展问题"理论，构建了"实验教学论体系"。不断总结研究成果，提出了他的发展性教学理论。强调要培养学生的观察力、思维能力和实际操作能力，并且提出了以高难度、高速度及理论知识作为指导来进行教学。

（一）发展性教学理论的内涵

1. 发展观念体现创新性

发展观念的超前是赞可夫的发展性教学理论思想的重要特征，主要体现在两个方面：适应性和整体性。他再三强调，教学过程中"教学法一旦触及学生的情绪和意志领域，触及学生的精神需要，这种教学方法就能发挥高度有效的作用"。他还指出，教学必须带动学生个性心理整体发展，整体的发展效果远远高于部分的单打一的发展效果。

2. 发展目标体现持续性

对于发展目标的持续性，赞可夫从三个方面进行了论述：

（1）目标的最佳性，这是目标持续性的具体体现。他要求教学尽最大可能开发学生潜能，使"学生在一般发展商尽可能达到比较高的效果"。

（2）目标的阶段性，这是目标持续性的关键。他多次指出，只有当教学走在发展的前面时，这种教学才是好的教学。

（3）实现目标的操作性，这是目标持续性的基础。他从教学论出发，创造性地把学生发展分解为观察活动、思维活动、实际操纵三个活动单位，这三种活动相互联系，相辅相成，从每一种活动中都能全面反映出学生一般发展的进程。

3. 发展对象体现全体性

使班上所有学生（包括最差的学生）得到一般发展是赞可夫教学法思想的精髓。主要表现为：把面向全体学生作为所有数学原则的出发点和归宿。赞可夫反复强调，所有的学生，包括差生，必须通过学习得到一般发展。加强对后进生的成因分析，切实做好转化工作。他提出转化后进生最有效的方法是"花力气在他们的发展上"。

4. 发展动力体现主体性

赞可夫的教学思想中渗透着学生是学习主体这一指导思想，主要体现在以下三个方面：（1）注重激发学生的内部诱因，唤起学生蕴藏在心灵深处渴求知识的愿望，促使学生形成一种排难解疑、刨根问底的强烈的探求心，从而积极主动地投入学习；（2）引导学生"个性自然的成长"，教会学生自己"理解学习过程"，使学生掌握学习方法和思考方法，引导他们开动脑筋，成为积极学习的主人；（3）注重师生合作，从实际上贯彻新的教学论原则。

5. 发展策略体现多元性

按照赞可夫的观点，教学策略应是灵活多元的。在教学过程中，教师要根据不同类型的课和不同的教学内容采用不同的教学策略。即使是在同一类型、同一节课中，也应该根据教学内容的变化和学生情绪的转换，随机应变地更换相应的教学策略。只有这样，才能不断地使学生产生新鲜感，在高昂的情绪和轻松愉快的氛围中学习，提高学习效率。但赞可夫又认为，教师无论采用何种教学策略，都必须着重发掘学生的潜力，尽可能为他们提供深刻广泛的知识背景，开辟心智训练的广阔天地，最大限度满足学生在掌握知识和一般发展方面不断增长的需要，加快学生一般发展的进程。

（二）发展性教学理论的教学原则

赞可夫从促进学生一般发展的基本指导思想出发，依据维果茨基的"最近发展区的理论"，提出了教学过程中必须遵循的五条教学论原则。

1. 以高难度进行教学的原则

教学要有一定的难度。传统教学内容贫乏、方法简单，没有给学生提出足够的困难与问题，致使学生精神萎靡不振，因而得不到应有的发展。赞可夫认为，高难度教学要给学生设置种种困难和障碍，为他们提供一些不曾知道但可以理解的知识，以促进最近发展区的形成和转化。同时，教学过程中困难、障碍的排除，应该是学生独立思考、自我努力的结果，而不应是受旁人暗示的结果。他也指出高难度不是越难越好，要注意掌握难度的分寸。只有这样才能有效地促进学生的发展。例如，孩子已经掌握加法的概念，那么就应该引导他进入乘法，无需强调计算，因为在乘法的基本演算过程中，孩子会运用加法进行订正从而再次巩固加法的计算能力。

2. 以高速度进行教学的原则

传统教学将知识的广度和与知识的巩固性对立起来，让学生反复地咀嚼已经知道的东西，导致学生思维疲沓。赞可夫主张从减少教材和教学过程的重复中求得教学速度，从加快教学速度中求得知识的广度，从扩大知识广度中求得知识的深度。他认为强调高速度也不是越快越好，即根据能否促进学生的一般发展来决定速度。

3. 理论知识起指导作用的原则

这条原则是对高难度原则的补充和限定，它要求高难度必须体现在提高理论知识的比重上，而不是追求一般抽象的难度标准。掌握理论知识对于事实材料和技能的规律能加深理解，理论知识可以揭示事物内在联系。学生掌握理论知识后能够把握事物规律，然后展开思想，进而学会对知识进行迁移，调动思维积极性，促进他们的一般或全面的发展。

4. 使学生理解学习过程的原则

这一原则要求学生在理解知识本身的同时，也理解知识是怎样学到的，也就是教材和教学过程都要着眼于学习活动的"内在"机制，教学生学会怎样学习。这个原则要求学生把前后所学的知识进行联系，了解知识网络关系，并且学会融会贯通，灵活运用。教学要引导学生寻找掌握知识的途径，要求学生明确学习产生错误与克服错误的机制等。概括地说，要发展学生的认知能力，培养学生的自学能力，才能够有助于学生的发展。

5. 使全体学生（包括最差的学生）都得到一般发展的原则

在传统教学条件下，即使完全落实个别对待的教学要求，优生的发展仍会受阻，而"差生"在发展上则几乎毫无进展。这条原则是前面四条原则的总结，是大面积提高教学质量的有力保证。教学要面向全体学生，特别是要促进差生的发展。教材需适合大多数学生的学习水平；教学中还要注意设计好教与学的思路，重视知识的前后联系，融会贯通；做到启发思考，适时练习、及时反馈及矫正等。

（三）发展性教学理论的评价

1. 积极影响

赞可夫发展性教学论是一个反映时代精神，建立在广泛的实验基础之上，以"最近发展区"为理论依据，以学生理想的一般发展为主旨的现代教学论体系。（1）该理论注重学生的整体发展，关注所有学生发展。传统教学往往只注重学生的知识，忽视能力；只注重优秀生，歧视差生。而赞可夫强调智、情、意、性格、思想品质等所有方面的整体和谐发展。（2）尊重学生的主体地位。赞可夫强调培养学生学习的内部诱因，依靠动机、兴趣等非智力因素，促进学生智力活动的发展，使学生好学乐学，真正成为学习的主体。（3）在教学方式方法上主张灵活多样，在巩固知识上注意知识之间的联系。（4）提出了通过观察活动、思维活动和实际操作活动来研究一般发展的创见。

2. 不足之处

赞可夫的发展性教学理论的主要不足之处是，他所提出的这些教学论的原则，比如，以高难度和高速度进行教学的原则，提法笼统，不够确切，容易导致不顾条件地加深教材内容，加快教学速度，脱离学生实际，从而导致负担过重，降低教学效果。

第二节　学习理论

学习理论简称"学习论"，是说明人和动物学习的性质、过程和影响学习的因素的各种学说，可以指导人类的学习，特别是指导学生学习和教师教学。学习理论属于探究人类学习的本质及其形成机制的心理学理论，着重说明学习是怎样产生的；它经历怎样的过程，有哪些规律；学习的结果使学习者发生了怎样的变化，是外部的行为还是内部的心理结构；如何才能进行有效学习等。目前主要包括四大学习理论：行为主义学习理论、认知主义学习理论、建构主义学习理论和人本主义学习理论。

一、行为主义学习理论

行为主义学习理论产生于20世纪初，哲学上受洛克的经验论的影响，是继承英国联想心理学派的一种理论体系。这派理论一般把学习看作刺激与反应之间联结的建立或习惯的形成，认为学习是自发的"尝试与错误"（简称试误）的过程，是当今学习理论的主要流派之一。华生（J. B. Watson）是行为主义学习理论最早期的代表人物。他认为人和动物的行为有一个共同的因素，即刺激和反应。行为主义学习理论反对用内省法，主张用实验法进行研究；反对研究意识，主张研究行为；强调学习是刺激—反应（S-R，Stimulus-Response）之间联结的作用形成，或者说形成行为习惯。因此在整个行为主义的主张中，每一个具体理论的提出都有其相应的实验；而且行为主义的学习理论实验主要以动物的实验研究为主。本节主要介绍的代表人物有巴甫洛夫、桑代克和斯金纳。

（一）巴甫洛夫的条件作用学习理论

俄国生理学家巴甫洛夫（I. P. Pavlov）在研究消化现象时，发现有两类刺激可以引起动物的唾液分泌：动物嘴里或胃里的食物，以及伴随食物同时出现的其他事物。嘴里或胃里的食物属于动物的本能固有的反应，巴甫洛夫将其称为无条件刺激（unconditioned stimulus，UCS），把所引起的反射性唾液分泌称为无条件反射（unconditioned response，UCR）。同时，巴甫洛夫将灯光、铃声等与食物配对，经过多次尝试后，发现在不提供食物，只是单独呈现灯光或铃声的情况下，也能引起动物的唾液分泌，此时，铃声或灯光就成了条件刺激（conditioned stimulus，CS），由条件刺激引发的唾液分泌则是条件反射（conditioned response，CR）。由此可见，条件反射就是由条件刺激与无条件刺激配对呈现出来的结果。巴甫洛夫将该原理运用到学习中，概括出了学习规律。

（1）习得律（acquisition）：指无条件刺激和条件刺激配对呈现，便可建立条件反射。

（2）消退律（extinction）：指已经形成的条件反射，经过长时间的多次重复条件刺激而不伴随无条件刺激，条件反射就逐渐减弱以致消失。但是，这种消失并不是永久性的，它只是一种习惯的钝化，过一段时间后会自发恢复（spontaneous recovery）。只有当多次自发恢复都没有得到无条件刺激强化时，条件反射才会真正消退。

（3）泛化律（generalization）：条件反射一旦建立，其他与条件刺激类似的刺激也可引发条件反射。新刺激与原条件刺激越相似，引发条件反射的可能性越大，发生条件反射的强度也越高。

（4）分化律（discrimination）：在提供辨别学习后，机体可以选择对某些强化刺激作出反应，对其他近似刺激不作出反应，是与泛化相反的过程。

巴甫洛夫经典条件作用理论中，条件反射既可以是积极的感觉，也可以是消极的感觉，应有意识地将学习与愉快的事情联系起来，以激发学生学习的兴趣。

（二）桑代克的试误学习理论

美国著名心理学家桑代克（E. I. Thorndike）通过"猫的迷笼实验"（如图1.4所示）研究了动物学习的"尝试错误"过程，并在此基础上提出了试误学习理论。试误学习理论认为，学习就是通过尝试错误、不断地修正行为形成的结果，学习的实质是通过渐进的"试误"建立刺激—反应联结的过程。桑代克认为通过试误建立刺激—反应联结需要遵循准备律、练习律、效果律三大法则：

（1）练习律（law of exercise）：指刺激与反应的联结随练习次数的多寡而有强弱之分，练习次数越多，联结越强。使用的频率降低或不加以应用则其联结力就会减弱或者消失。所以"业精于勤荒于嬉"就是对练习律的说明。

（2）准备律（law of readiness）：在"猫的迷笼实验"中，猫只有处于饥饿状态才会发生逃出迷箱的"学习"，所以桑代克认为在学习的开始，学习者需要一定的预备定势。该法则可以分为三种情况：学习者有准备时，给予行动则产生满足感，那么同样的刺激情景就容易形成同样的反应，有利于某种刺激—反应联结的形成；学习者有准备时，不让其行动则产生苦恼；学习者无准备时，强迫其行动则产生苦恼。

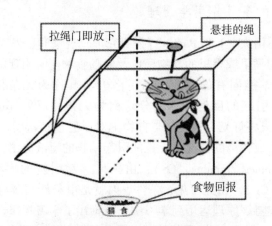

图 1.4　桑代克的 "猫的迷笼实验"

（3）效果律（law of effect）：指 "刺激—反应" 的联结取决于学习者是否得到成功。反应得到奖励会强化联结，反应得到惩罚则减弱联结。

上述三个定律中，准备律解释了学习获得的意义，练习律和效果律对学习的设计具有较直接的指导意义。

桑代克在教育心理学的发展中占有重要地位，其学习理论是第一个系统的教育心理学理论，指导了大量的教育实践，一直是学习心理学中的重要争论点和主要研究课题，也激起了其他心理学家大量的实验研究。

（三）斯金纳的操作条件作用学习理论

斯金纳是后期行为主义对心理学学科发展最具有影响力的心理学家，他坚持了科学、客观、控制的行为主义传统，完善了桑代克的实验研究，发明了 "斯金纳箱" 进行关于操作条件作用的实验（见图 1.5）。箱内装有一个与提供食丸装置相连的操纵杆，他将饥饿的小白鼠置于箱内，白鼠偶尔踏上操纵杆，供丸装置便会自动落下一粒食丸。白鼠经过

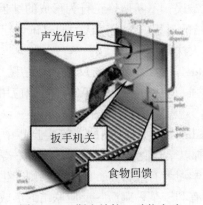

图 1.5　"斯金纳箱" 动物实验

几次尝试，便学会了按压操纵杆以取得食物的反应，形成操作条件反射。斯金纳认为食物在此处的作用是行为的强化剂。在此基础上，斯金纳继承了刺激—反应的学习观，提出了操作性条件反射学习理论。该理论的基本观点如下：

（1）斯金纳把条件作用的学习历程分为两类，即"反射学习"和"操作学习"。他认为，机体并不一定需要接受明显的刺激才能形成反应。他把机体由于刺激而被动引发的反应称为"应激性反应"，机体自身主动发出的反应称"操作性反应"。操作性反应可以用来解释基于操作性行为的学习，如人们读书或写字的行为。为了促进操作性行为的发生，必须有步骤地给予一定的条件作用，这是一种"强化类的条件作用"。

（2）强化包括正强化和负强化两种类型。正强化（positive reinforcement，又称积极强化）可以理解为机体希望增加的刺激，即通过某种刺激增强反应概率，某种行为发生后，给予奖赏性的积极的刺激，就能增进该行为重现的概率。负强化（negative reinforcement，又称消极强化）则是机体力图避开的刺激，即某种行为发生后，如果可以避免其强化行为所带来的结果就能增进该行为的重现率。增加正强化物或减少负强化物都能促进机体行为反应的概率增加，这一发现被提炼为"刺激—反应—强化"理论。

（3）强化程序中有很多种不同的强化实施方式，其中最主要有两类：一类是立即强化与延缓强化。立即强化是指个体表现正确反应，立即提供强化物；而延缓强化则是指个体表现正确反应后，过一段时间才提供强化物，实验的结果表明立即强化的效果优于延缓强化。另一类是连续强化与间歇强化，连续强化（continuous reinforcement）是指每次个体出现正确反应之后，均提供强化物；而间歇强化（intermittent reinforcement）仅选择在部分正确反应之后提供强化物，实验的结果发现部分强化效果优于连续强化。

斯金纳的操作条件反射比巴甫洛夫的经典条件反射更接近于现实生活的学习，斯金纳的理论研究被广泛应用于教学仪器和程序教学中，有助于人们更好地了解学习、提高学习效率。

二、认知主义学习理论

行为主义学习理论只强调学习的外部刺激和外显行为而忽视了人的内部因素，使得理论体系出现不足，从而导致了另一个学派——认知学派的发展。认知学习理论发源于早期认知理论的代表学派——格式塔心理学的顿悟说。

认知主义学习理论认为，学习在于内部认知的变化，这是一个远比"刺激—反应"联结要复杂得多的过程。他们注意解释学习行为的中间过程，即目的、意义等，认为这些过程才是控制学习的可变因素。该理论流派强调学习的内部因素，探讨人脑对信息加工和认知结构建立的机理。本节主要介绍格式塔学派的顿悟学习理论、布鲁纳认知发现学习理论、奥苏贝尔认知同化学习理论。

（一）格式塔学派的顿悟学习理论

格式塔心理学（Gestalt psychology）又叫完形心理学，创立于1912年的德国，是西方现代心理学的主要学派之一，主要代表人物有韦特海默（Max Wertheimer）、苛勒（Wolfgang Kohler）、考夫卡（Kurt Kofka）。主要研究直接经验（即意识）和行为，核心理论基础是整体性思想，即经验和行为具有整体性，且整体大于部分之和。

1. 顿悟学习理论主要观点

苛勒认为高级动物的学习并不像桑代克所描述的试误，而是具有一定智慧的顿悟。格式塔学派的顿悟学习理论认为学习并非形成刺激—反应联结，而是通过积极主动的组织作用形成与情景一致的新的顿悟（完形）。学习的过程不是简单的神经通路的联系，而是个体利用自身的理解力对情境进行组织的过程；不是动作的累积或盲目的尝试，而是个体利用自身的智慧对情境与自身关系的顿悟。学习的积累意味着不断形成新的完形，这种完形是与新的情境相对应的，反映了情境中各事物之间的联系。

2. 知觉的完形倾向律

格式塔派认为，学习的本质是知觉重组和构造完形，这种知觉具有完形倾向律。接近律（proximity）：人们对知觉场中客体的知觉，是根据它们各部分彼此接近或邻近的程度而组合在一起的。各部分越是接近，组合在一起的可能性就越大。相似律（similarity）：人们在知觉时，对刺激要素相似的项目，只要不被接近因素干扰，会倾向于把它们联合在一起，即相似的部分在知觉中会形成若干组。闭合律（closure）：不完整的图形易被感知为完整的图形，是一种完成某种图形的倾向。连续律（continuity）：人们倾向于把有共性的事物感知成连续的图形，在知觉过程中人们往往倾向于使知觉对象的直线继续成为直线，使曲线继续成为曲线。成员特性律（member character）：一个整体中的个别部分并不具有固定的特性，个别部分的特性是从它与其他部分的关系中显现出来的。

3. 顿悟学习理论的评价

格式塔的顿悟学习理论，强调学习的内部因素的组织作用，强调个体的能动作用，提供了认知基本原理的思想，对学习理论的发展起了很大的作用。但是，该理论将"尝试错误"与"顿悟"现象对立起来，完全否认常识错误在人的学习中的作用，这是片面的。

（二）布鲁纳认知发现学习理论

布鲁纳（Jerome S. Bruner）是认知发现学习理论的创始者，他反对以动物行为习得和刺激—反应联结来对人类的学习活动进行解释。其学习理论研究的重点是通过教学促进学生发现知识及学生获取知识的内部认知过程。他认为人的认知过程是通过主动地把进入感官的事物进行选择、转换、储存和应用，以达到学习、适应和改造环境的目的。

1. 学习是主动地形成认知结构的过程

认知结构是指一种反映事物之间稳定联系或关系的内部认知系统。布鲁纳认为，认识主动参加获得知识的过程，是主动对进入感官的信息进行选择、转换、储存和应用的过程。学习是在原有认知结构的基础上，通过把新得到的信息和原有的认知结构联系起来，去积极地建构新的认知结构的过程。

2. 学习包括同时发生的三个过程

布鲁纳认为，学生不是被动的知识接受者，而是积极的信息加工者。学生的学习包括三个几乎同时发生的过程：（1）获得新信息：新知识的学习通常是基于对某事物的了解之上，与原有知识往往有各种各样的联系；（2）转化信息：指新信息被分析和处理，以便在新的情况下使用；（3）评价：指对新知识的一种检验和核对，看自己的理解与概括是否正确，能不能正确地应用。

3. 提供发现学习

发现的学习是指让学生独立思考，使学生通过积极参与的过程发现所学内容的结构、掌握知识的原理。布鲁纳认为，发现学习的方式可以提高智慧的潜力，使外来动机向内在动机转移，帮助学生学会发现试探法，有利于对知识的记忆。

（三）奥苏贝尔认知同化学习理论

奥苏贝尔（D. P. Ausubel）是美国著名的当代教育心理学家，是认知心理学派的另一著名代表人物。奥苏贝尔以认知结构同化论为基础，研究在学校情境中的学生的学习，其学习理论的核心是有意义学习和同化理论。

1. 意义同化学习

所谓意义学习（meaningful learning），就是将符号所代表的新知识与学习者认知结构中已有的适当观念建立非人为的和现实性的联系。奥苏贝尔认为，学习要有价值，就要尽可能的有意义。为此，他区分了接受学习和发现学习、机械学习和有意义学习之间的关系。接受学习（reception learning）是指老师将学习的主要内容以定论的形式传授给学生，学生只需对所学内容加以内化，以便将来再现和应用。发现学习（discovery learning）是指学习的主要内容不是现成地给予学生，而是由学生自己去发现这些知识，然后才是把发现的知识内化、运用。奥苏贝尔认为，接受学习未必是机械的、教师讲授的法，并不一定会导致学生机械地接受学习；而发现学习也未必都是有意义的。学习材料本身的逻辑意义、学习者认知结构具备适当的知识基础、学习者具有积极主动学习的心向是有意义学习的基本条件。

2. 同化理论

所谓同化（assimilation），是指新知识被认知结构中原有的相应观念吸收，新旧观念发生相互作用，新知识获得心里意义，并使原有认知结构发生变化的过程。奥苏贝尔认为同化是有意义学习的心理机制。学生习得新知识主要依赖于认知结构中的先备知识。有意义学习通过新旧知识的相互作用与同化得以发生。新旧知识相互作用的同化模式包括以下三种模式：（1）下位学习（subordinate learning），指新的学习内容类属于学生认知结构中已有的、涉及面较广的概念；（2）上位学习（superordinate learning），当学生学习一种包摄性更广、可以把一系列原有的观念从属于其下的新知识时，新知识便与学生认知结构中原有的观念产生这种上位关系；（3）组合学习（combinational learning），当学习内容与认知结构中原有的概念和知识既不产生下位关系，也不产生上位关系时，新知识在原有知识上外推，便产生组合学习。

三、建构主义学习理论

建构主义（constructivist）是行为主义发展到认知主义以后的进一步发展。建构主义认为，世界是客观存在的，但是对于世界的理解和赋予的意义却由每个人自己决定。人们是以自己的经验为基础来建构或解释现实，人们的个人世界是用自己的头脑创建的，由于各自的经验以及对经验的信念不同，于是人们对外部世界的理解也不同。因而建构主义更关注如何以原有的经验、心理结构和信念为基础来建构知识，强调学习的主动性、社会性和情境性，对学习和教学提出了许多新的见解。建构主义对学习的解释主要有以下观点：

（一）建构主义学习理论的主要观点

学习是一种建构的过程。学习者在学习新的知识单元时，是通过个体对知识单元的经验解释从而将知识转变成了自己的内部表述。在形成自己对知识的内部表述时，不断对其进行修改和完善（也称同化、顺应、平衡），以形成新的表述；学习是一种活动的过程。知识的传递者不仅肩负着"传"的使命，还肩负着调动学习者积极性的使命。对于学习者，存在许多开放着的知识结构链，教师要能让其中最适合追加新的知识单元的链活动起来，这样才能确保新的知识单元被建构到原有的知识结构中，形成一个新的开放的结构；学习必须处于真实的情境中。只有在真实世界的情境中才能使学习变得更为有效。在一些真实世界情境中，学习者的知识结构怎样发挥作用，学习者如何运用自身的知识结构进行思维，是衡量学习是否成功的关键。因此，有人说，情境、协作、会话和意义建构是建构主义的四大要素。

（二）建构主义学习理论的核心特征

（1）积极学习。建构主义认为，当学生是为了用有意义的方式学习教材而对输入的信息进行加工，他们必须主动参与、努力思考，调动学习的主观能动性；

（2）建构性学习。在学习过程中，学习者必须对新信息进行加工并将其与其他信息关联，以便在保持简单信息的同时，理解复杂信息；

（3）累积性学习。学习不是对知识简单的叠加，而是对原有知识的深化、突破、超越或质变；

（4）目标指引的学习。建构主义学习是目标定向的，只有学习者清晰地认识到自己的学习目标并形成与获得所希望的成果相应的预期时，学习才可能成功；

（5）诊断性学习和反思性学习。在建构主义学习中，学习者必须自我监控、自我测试，以诊断和判断自己在学习中所追求的是否是自己设置的目标，有利于更好地根据学习者的需要和不断变化的情况修改、提炼学习策略，使学习者不断朝着专家的方向进步。

四、人本主义学习理论

人本主义是心理学的三大流派之一。人本主义心理学研究的重点是人的本性及其与社会生活的关系。人本主义学习理论主张研究整体的人及高级心理活动，认为每个人都有自我实现的潜能，其理论研究重点是为学习者创设一个良好的学习环境，用自己的角度感知世界，发展出对世界的理解，以达到自我实现的最高境界，它强调学习者个人的自我参与、自我激励、自我批评。对人本主义学习理论产生深远影响的有两个著名的心理学家，分别是美国心理学家马斯洛和罗杰斯。

（一）马斯洛的学习理论

亚伯拉罕·马斯洛（A. H. Maslow）是美国社会心理学家、人格理论家和比较心理学家，人本主义心理学的主要发起者和理论家，他创立了基本需要层次理论，为动机理论的发展做出了杰出的贡献。

人本主义心理学家认为人的成长源于个体自我实现的需要，自我实现的需要是人格形成发展、扩充成熟的驱动力。所谓自我实现的需要，马斯洛认为就是"人对于自我发挥和完善的欲望，也就是一种使他的潜力得以实现的倾向"。正是由于人有自我实现的需要，才使得有机体的潜能得以实现、保持和增强。人格的形成就是源于人性的这种自我的压力。

1. 基本需要层次理论

马斯洛认为个体成长依赖于内在动机，而人类需要的性质决定了动机的性质，人的基本需要从低到高可以分为 5 个层次——生理需要、安全需要、爱与归属的需要、尊重需要、自我实现需要。

2. 自我实现理论

马斯洛认为自我实现的需要是最高等级的需要，自我实现（self-actualization）就是一个人力求变成他能变成的样子，有自我实现需要的人会竭尽所能以实现个人理想和目标、发挥自身潜能、获得成就感。而学生也有自己的内在需求，教师可对学生进行引导以发挥自身潜能。高峰体验（peak Experience）是在自我实现的短暂时刻，个体感受或体验到的一种幸福、愉快的情况，这是人在自我实现的创造过程中，个体能体验到的一种最高、最完美、最和谐的状态，这种体验不仅能给个体带来愉快的体验，还能促进个体的成长。

（二）罗杰斯的学习理论

卡尔·罗杰斯（Carl Rogers），美国应用心理学的创始人，人本主义心理学的主要代表人物之一。20 世纪 60 年代，罗杰斯将他的"来访者中心疗法"移植到教育领域，创立了"以学生为中心"的教育和教学理论，成为 20 世纪最重要的教育理论之一。

1. 罗杰斯学习理论的主要观点

（1）知情统一的教学目标观。罗杰斯的教育理想就是要培养既用认知也用情感的方式行事的知情合一的人。这种知情融为一体的人，他称之为"完人"或"功能完善者"。而要想最终实现这一教育理想，应该有一个现实的教学目标，这就是"促进变化和学习，培养能够适应变化和知道如何学习的人"。（2）有意义的自由学习观。主要包含四个要素：全神贯注、自动自发、全面发展、自我评估。有意义学习关注学习内容与个人之间的关系，它不仅是理解记忆的学习，而且是学习者所做出的一种自主、自觉的学习，能够在相当大的范围内自行选择学习材料，自己安排适合于自己的学习情境。值得注意的是，罗杰斯的有意义学习和奥苏贝尔的有意学习有区别：罗杰斯关注的是学习内容与个人之间的关系；而奥苏贝尔则强调新旧知识之间的联系，它只涉及理智，而不涉及个人意义。因此，按照罗杰斯的观点，奥苏贝尔的有意义学习，只是一种"在预部以上发生的学习"，并不是罗杰斯所指的有意义学习。（3）以学生为中心的教学观。罗杰斯强调要相信学生自己的潜能。教育与教学过程就是要促进学生的个性发展，发挥学生的潜能，培养学生学习的积极性与主动性。

2. 对教师的基本要求

罗杰斯主张用"学习的促进者"代替"教师"这个称谓。教师的任务是要为学生提供学习的手段和条件，促进个体自由地成长。学生中心模式又称为非指导模式，教师的角色是"助产士"或"催化剂"。人本主义教育中的师生关系是平等的、朋友式的。该理论对教师提出了以下几项基本要求：真诚一致，在教学中，要求教师和学生相互间以诚相待；无条件积极关注，教师尊重学生的情感和意见，关心学习者的方方面面，接纳作为一个个体的学习者的价值观念和情感表现；同理心，就是从学生的角度去揣摩学生的思想、情感及其对世界客观的看法和态度，用"我理解你错在何处"的表达方式代替常用的结论性评价和判断，对学生的思想、看法表示理解和尊重。

第三节　教学交互理论

随着以 MOOCs 为代表的在线教育逐渐进入大众的视野，如何为学习者提供高质量的在线学习是所有研究者和实践者密切关注的问题。教学交互是设计在线学习最重要的要素，因为在线学习的质量取决于教学交互。从 20 世纪 70 年代至今，国际远程教育教学交互理论研究的发展经历了起始期、蓬勃发展与理论创新期、社会教育和多元化发展时期三个阶段，形成三个影响力较大的系统性理论。

一、教学交互理论的研究进程

（一）起始期（20 世纪 90 年代前）：教学交互的重要性得到了关注

该时期广播、电视、纸质印刷材料等单向传播媒体是主要的远程教育媒介，学习者以独立学习为主，远程教育者的工作重点是开发合适的纸质材料。此时高辍学率现象突出，使远程教育工作者开始关注教学交互。例如，西沃特（Sewart）提出了持续关注理论，霍姆伯格（Holmbreg）提出了有指导的教学会谈理论。这两个理论的提出使远程教育工作者从关注教师的教转入关注学习者的学，并重点关注如何在时空分离的情况下重构教与学的相互作用。穆尔（Moore）三种核心交互类型的提出是该阶段最重要的理论贡献，为后来交互研究的深入开展建立了理论框架。

（二）蓬勃发展与理论创新期（20 世纪 90 年代—21 世纪初）

随着各种双向传播媒体和技术的兴起，尤其是网络技术的兴起，研究者纷纷探索各种新技术和新媒体在远程教育中的应用，媒体的交互性成了研究者普遍关注的主题，代表性研究成果有：交互影响距离理论、教与学再度整合理论、远程学习交互模式、基于交互的在线学习模式。

此外，研究者对远程教育中教学交互的影响因素、教学交互模式等也进行了深入的研究。由于认识的不断深入和智能技术的发展，教学交互的类型也在发展，从穆尔提出的三种类型交互扩展到学习者与界面的交互，内容与内容的交互，教师与教师的交互以及教师与内容的交互。此时，远程教育研究者开始意识到交互并非越多越好，有研究者因此提出了是否可以互相替代或者存在层级关系。等效交互原理、三个层次的网络学习交互框架、教学交互层次塔，以及在线学习的交互层级等理论应运而生。

除了系统的教学交互理论，以及前面提到的根据教学交互参与要素而划分的交互类型外，很多研究者也从其他视角出发提出了新的分类，例如社会性交互、替代性交互、概念交互、自我交互、有意义交互等，各种交互模式也都在这一时期得到发展。很多研究者开始关注对交互的分析与评价，以及相关的交互策略和交互质量。这一时期还出现了三个分析和衡量教学交互水平的重要成果：亨利提出的由参与、社会、交互性、认知和元认知五个维度组成的分析模型，古纳瓦德纳提出的社会知识建构和协作学习模型，以及加里森等提出的关注认知存在的探究模型。

（三）社会交互与多元化发展时期（21 世纪初至今）

从 21 世纪初开始，随着社会建构主义学习理论的盛行以及 Web2.0 技术和各种社交媒体的发展，对教学交互的研究开始渐进转入新技术带来的新的教学交互的可能，以及如何利用这些技术促进高质量的教学交互的发生（尤其是学生与学生的交互以及学生与教师的交互）。以研究人际交互为主要特征的社会交互成为远程教育教学交互研究最核心的议题。在社会交互研究中，最有代表性的是安德森（Anderson）和德龙（Dorn）提出的网络化学习模式，奥斯特舍维斯基（Ostashewski）和里德（Reid）提出的网络化学习框架以及孙洪涛和陈丽提出的分析 Web2.0 工具的社会交互支持特性框架。网络化学习模式将教学交互研究的核心要素扩展到小组、网络（主要指人际网络而非整个互联网）和集合体，并将其定义为促进学习者与他人进行非正式交互的"起促进作用的新兴组件"。网络化学习框架则把交互的类型扩展到整个网络。社会交互支持特性框架则指出研究者应该从社会联通、信息汇聚、内容生成和协同创新四个维度对 Web2.0 工具的社会交互特性展开分析和研究。

Web2.0 技术的发展促进了教学交互方式和类型的多样化，最典型的特征是交互的类型突破了单一对象为主体，发展到以小组、集合体和网络等多个对象为主体，例如把小组作为整体的交互对象，即学生和小组的交互、小组和小组的交互、小组与学习资源的交互、教师与小组的交互以及学习者与社会网络的交互、学习者与资源集合体的交互和学习者与整个网络的交互等。同时，研究者对社会交互的表述也出现多元化，除"社会交互"一词经常出现外，还有很多研究用"群体交互""同伴交互""人际交互""生生交互"和"师生交互"等表述具体的社会交互类型。

相对于前两个阶段宏观和系统层面的教学交互理论，这一时期对教学交互的研究主题更丰富，内容更具体，研究方法也更多元。对所有研究主题聚类后可以发现，这一时期教学交互研究主题总体可以分为交互分析、交互过程与质量、交互策略与模式、社会交互、人机交互和其他六类，每类又包括多个具体研究内容。在研究方法方面，调查研究、比较研究、实验研究、元研究和质性研究等用于教学交互的研究，并且以比较研究居多，主要表现为不同媒体交互性、在线和面对面教学交互以及跨文化背景的交互比较研究等。

同时，一些研究出现了研究方法不严谨，对教学交互的数量和质量之间的关系假设过于乐观，与教学交互相关的概念混淆不清等问题。针对这些问题，苏孝贞指出，在线学习教学交互研究应该遵循更加严格的标准，并从教学交互的概念、教育与技术的紧密结合开展设计以及评价的信度效度三方面提出网络学习交互设计与评价模型，以规范教学交互相关研究。

二、教学交互理论

国际远程教育教学交互理论研究经过近四十年的发展，形成了三个影响较大的系统性理论，分别是：描述性理论：交互影响距离理论；设计理论：交互等效原理；过程理论：教学交互层次塔。

（一）描述性理论：交互影响距离理论

穆尔的交互影响距离理论作为远程教育的描述性和生成性理论，对远程教育从业者产生了深远影响，该理论指出交互影响距离不是简单的物理距离，而是由物理距离、社会因素等导致的师生在心理/传播上产生的距离。

穆尔通过大量收集支持独立学习的程序与媒体，例如电视、程序教学、计算机辅助教学、电话等，将它们按照对一般化、个性化学习的支持程度分类，然后再按照对师生之间对话的支持程度分类后，指出交互距离受两个因素影响：结构与对话。在结构化程度比较高的课程（或程序）里，师生间对话一般较少（例如讲座式课程），交互影响距离最大。相反，对话增加，结构灵活时，师生之间的交互距离也随之降低。萨巴用公式表征了这一理论和动态系统：交互×距离 (t) ＝ 交互×距离 $(t-dt)$ ＋（结构-对话）×dt。即当结构增加时，交互距离增加，对话减少；当对话增加时，交互距离减少，结构减少。之后他从学习者视角出发，指出交互距离越大对学习者的自主性要求越高。当学习者的自主性强时，对材料的结构化程度要求不高；当学习者自主性弱时，则需要结构化较高的材料。那些对话低的程序，需要学习者较高的自主性，而高对话的程序，对学习者自主性的要求则不高。高自主学习能力的学习者，对对话和结构的要求都不高。因此，交互影响距离理论从二维模型发展为包括对话、结构和自主性三维度的模型。

为了确定该理论的建构效度，很多研究者进行了实证研究。对这些实证研究分析发现，它们只支持该理论的部分结论，且支持这些结论的研究本身也存在问题，它们要么缺乏信度，要么缺乏结构效度，还有一些研究两者都缺。交互影响距离理论还存在着"对话"与"理解""交互距离"与"不理解"之间同义反复的问题。

（二）设计性理论：等效交互原理

等效交互原理是一个和实际教学交互设计密切相关的理论。安德森在教学交互类型不断扩充，研究者对各类教学交互的热情高涨的蓬勃发展与理论创新期，从节约时间和经济成本的角度提出了该原理。其基本思想为：从教学效果和教学满意度方面来说，远程教育各种类型的交互是可以相互转换和替代的。该理论包括两个核心论点，论点一：只要三种交互（学生-教师；学生-学生；学生-内容）中有一种处于较高水平，其他两种交互水平较低，甚至被消除，深入、有意义的正式学习也能得到支持，且不会降低教学体验。论点二：三种交互中超过一种以上的教学交互处于较高水平，有可能带来更满意的教学体验，但这比低交互性的学习序列要花费更多的时间和经济成本。该原理最初只是一个理论假设，提出后激起了对不同类型的交互质量和教学相关的研究，并将其扩展到正式和非正式学习领域。伯纳德等用元分析方法对远程教育领域教学交互研究分析发现：这些研究能较好地证明和支持论点一，但不支持论点二。研究也表明，按照具体情境的交互模式的优先顺序定制课程，有可能给学习者创造更高效的学习环境。

宫添辉美和安德森随后从定量和定性角度进一步将该理论概念化和可视化，指出论点一关注交互的质量，论点二关注交互的数量，并将该原理的相关交互类型进一步扩展到与教师相关的三类交互（教师-教师、教师-学生、教师-内容）中，根据论点一和论点二，提出了论点三和论点四。随着MOOCs的发展，该原理又进一步用于指导MOOCs的设计，指出开放教育时代的正式教育需要建立允许学习者根据自己的时间和经济能力而做相应选择的，具有较高适应性的高水平交互模式。

等效交互原理是一条宏观原理和交互设计的最高原则，它避免了不考虑教师和学习者的时间、经济成本和参与意愿等不切实际的交互设计，为实践者开展务实性的教学交互设计提供了理论支持，同时也符合很多机构与成人学习者在日益忙碌的社会里的学习预期，即花最低的成本和最少的时间达到最好的学习效果。当然，该理论发展也需要在不同的情境中展开深入探索，以提高该理论对具体情境的指导力。

（三）过程性理论：教学交互层次塔

陈丽从建构主义学习理论的视角出发，构建了远程学习教学交互层次塔来解释远程教育教学交互的特征与规律。该层次塔首先针对交互概念针对性不强、不具备教学意义等问题，提出了教学交互的概念，指出教学交互是学习者以产生正确的意义建构为目的，学习者与学习环境之间的相互交流和作用，具体内涵包括学生与学生、学生与教师、学生与物化资源之间的相互交流和相互作用。该研究以黛安娜·劳里劳德的学习过程会话模型为原型，建构了远程教学交互层次塔。该层次塔以媒体为平台，将远程学习的教学交互按从具体到抽象，从低级到高级分为操作交互、信息交互和概念交互三个层次。其中，操作交互指学生与界面的交互，信息交互包括学生与教师、学生与内容以及学生与其他学生之间的交互，概念交互指学生新旧概念之间的交互。丁兴富基于该理论提出了包括"校园教学交互层次塔"和"远程教学交互层次塔"的"教学交互层次双塔"模型，但是该模型在发展原有层次塔的同时，丢失了原有层次塔的直观性。

虽然也有研究者指出该理论存在一些问题，例如信息交互、操作交互和概念交互在概念上有交叉，三类交互其实都是信息交互，将学生与教学三要素的交互统统归为信息交互同一层次有待商榷等，但该层次塔在大家都意识到交互重要，却难以找到头绪，把操作交互等同其他交互的时期，第一次直观、形象、深刻地揭示了远程教育三个层面教学交互的意义及其相互依存关系。换言之，即从教学交互的视角揭示了远程教育中学习究竟如何发生的问题。实践证明，它是指导研究者开展教学交互研究的重要理论基础。国内研究者基于此开展了众多设计与研究，包括网络学习环境、教学支持系统、网络课程、教学交互工具、教学交互评价指标体系的设计、分析与评价，影响深远。

第四节　系统科学方法论

系统科学就是以系统及其机理为对象，研究其类型、性质和运动规律的科学。系统科学地打破了人们过去静止地、孤立地研究某一事物或现象的思想。系统科学通过对整体的研究，进而分析系统中各组成部分的作用和关系，寻求互相联系与影响的规律，从而对这一事物或现象的发展、变化、机理有更准确全面的认识，并实现对这一部分乃至整个系统的有效控制。系统科学是一门方法论层次的学科，包含信息论、控制论、系统论，其三大原理——反馈原理、有序原理和整体原理是教育技术取得优化教育效果的重要理论基础。

一、系统科学的基本原理

从系统的特征出发，研究系统的规律，可提炼和抽象出系统科学的基本原理。

（一）反馈原理

任何系统如果没有反馈机能，就无法实现有效的控制，系统将失去保持动态平衡和自适应的特性。所以，对于一个有明确目的与功能的系统来说，信息反馈是十分必要的。这里的反馈包括内部信息的反馈和对外部影响的反馈。内部信息反馈是系统要素间相互作用时，受作用要素向施作用要素发回的状态信息，这种反馈有助于调整对系统的控制；外部信息反馈是系统中的要素对系统外因素变化的反应，它使人们尽快地掌握环境变化对系统的影响，适时地采取相应措施，调整环境和变化系统自身机能。对反馈信息的正确测定与分析也是十分重要的，对反馈信息的处理方法是使其真正起到作用的关键。

（二）有序原理

系统的结构、功能和层次的动态演变有某种方向性，这使得系统具备了有序特征。系统从初始的简单、无序状态，通过逐步的演变，走向高级、复杂、有序的状态。系统要达到有序，首先必须是一个开放式系统，即与外界有信息的交换，否则，一个封闭的自运行系统，是无法走向有序的。其次，系统必须具有偏离平衡态的能力，这样，在外部作用下，才能发生能量变化，并逐步趋于稳定状态。

（三）整体原理

整体性是系统的本质特征，系统中各要素的自身状态和相互关联形式决定了整个系统的总的功能和效果。因此，研究系统必须从整体出发，考虑到各要素之间的联系与制约，充分认识到任何系统都是有结构的，系统的整体功能不等于各部分功能之和，而是等于各部分功能之和加上各部分相互联系而形成结构产生的功能。

二、系统科学方法论

（一）信息论

信息是事物发出的消息、情报、信号、数据等包含的内容，而不是事物的本身。信息是事物表现的一种普遍形式。信息论是研究控制系统中信息的计量、传递、变换、贮存和使用规律的科学，它就是前面提到的美国科学家香农（贝尔电话研究所）于 1948 年创立的。

在教育领域中，知识、技能、情感与态度等都属于信息的范畴，所以人们也将这类信息称为教育信息。信息论在教育中应用而形成的理论，称为教育信息论。教育信息论是研究教学过程中的"人-人"关系系统（师生间的教学关系系统），教育信息如何传递、变化和反馈的理论，它与教育控制论、教育系统论关系密切。

（二）控制论

控制是通过信息反馈，进行有效的控制和调节，实现既定目的的一种活动。控制论是研究各种系统控制和调节的一般规律的科学。系统的控制和调节都是建立在信息反馈的基础之上的，因此信息和反馈是控制论的两个基本概念，控制论是美国数学家诺伯特·维纳（Norbert Wiener）创立的。

控制论在教育领域中的应用所形成的理论，称为教育控制论，它是研究教育系统中，运用信息反馈来控制和调节系统行为，从而达到既定目标的理论。教育技术实施的出发点和归宿都在于教育最优化。要"优化"，系统除了具备丰富的学习资源外，还必须要有"优化"的教学设计和教学过程，这两者的"优化"关键在于"信息反馈"，有了反馈，才能进行协调，使教学设计有的放矢，不断改进和完善，更适合学生的实际情况。有了反馈，才能使教学过程得到控制和调节。计算机辅助教学，就是通过计算机的及时反馈，进行强化、重复、控制与调整教学信息，来达到预定的教学目标。

（三）系统论

系统论是研究一切系统的模式、原理、方法和规律的科学，它是由美籍奥地利生物学家贝塔朗菲（Bertalanffy）创立的。系统通常是指由相互依存、相互作用并与环境发生关系的各个要素（部分）构成，具有一定结构和功能的有机整体。系统论对系统的定义为："由若干要素以一定结构形式联结构成的具有某种功能的有机整体。"

系统论的核心思想是整体观，任何系统都是一个有机的整体，不是各个部分的机械组合或简单相加。其基本思想方法，就是把研究和处理的对象当作一个系统，分析其结构和功能，研究系统、要素、环境三者的相互关系和变动规律，优化系统的整体功能。整体性、联系性，层次结构性、动态平衡性、时序性等是所有系统的共同的基本特征，也是系统方法的基本原则。

系统论在教育实践中应用所形成的理论，称为教育系统论。教育系统论把教育视为一个系统，其组成系统的要素是教师、学生、媒体等。系统论提倡以整体的、综合的观点来考察教育教学过程与现象，运用系统的方法来解决教育教学问题。也就是从系统的观点出发，坚持在整体与部分之间、系统与外部环境之间的相互联系、相互作用、相互制约等关系中考察、研究系统，以求得对问题的最优化处理。

三、系统科学与教育技术

20世纪五六十年代，教育技术的研究中开始引入系统科学的思想。这改变了过去单一的媒体研究模式，而是将整体教学活动及相关因素放在一起，作为一个有机的系统来研究，使教育技术的各个分支领域融合到一起，形成了新的体系和学科结构，从而孕育了教育技术学新面貌。因此，系统科学的思想、观点和方法对教育技术学的学科形成和发展有着广泛而深刻的影响。今天，系统方法已成为教育技术研究方法的核心。

（一）系统的整体原理

使人们认识到教育系统中如教师、学生、资源等各要素之间协调运动的重要性。在教学设计中，要改变传统的单一"灌输"知识的思路，从整体出发，认真地对学生、媒体、内容加以分析，有效地建立各要素之间的关系，使其协调互动，发挥出系统的整体优势，以实现教学效果的优化。

（二）教育系统必须有反馈机制

对系统反馈机制的要求，促使人们对教育的评价予以足够的重视。反馈信息传递通道的顺畅是保证教育系统稳定、正向发展的前提，而反馈信息的分析方法，即评价方法，是能够正确调控系统运行的关键。因此，对教育系统评价体系的研究是教育技术中重要的内容。

（三）系统的动态与有序原则

揭示了教育系统运动的基本规律，也为正确设计教育系统提供了理论指导。教育系统要实现稳定的发展，必须是一个开放式的系统，也就是说，教育教学活动必须与外界有充分的联系，进行必要的信息交换，而不能是关上校门的教师与学生间发生的孤立作用。同时，教育系统又是一个动态的系统，它是在运动过程中不断变化、调整、适应的过程。因此，对教育系统的设计不能企图寻求一个以不变应万变的理想固定模式，而是要建立一个具有健全完善的调整、适应功能的机制，使教育系统在动态发展中能够保持正确的方向，实现动态稳定。

教育技术的基础理论与相关理论无论在理论上，还是在实践上，都对教育技术的发展做出了很大的贡献。这些理论被用于解释教育教学的现象和过程，随着媒体（信息）技术与设备的不断发展，现代教育技术的实践也是越来越丰富多彩。只有理解和把握基本理论，既积极探索和创新，又不迷失于眼花缭乱的现代设备、理念翻新，才能不断提高现代教育技术的素养和水平，并取得改善教育教学的实效。

参 考 文 献

[1] 易巧云，唐四元．护理教育学［M］．长沙：中南大学出版社，2017．

[2] 朱雪梅，潘杰．护理教育学［M］．武汉：华中科技大学出版社，2016．

[3] 夏海鸥，孙宏玉．护理教育理论与实践［M］．北京：人民卫生出版社，2012．

[4] 姜安丽，段志光．护理教育学（第4版）［M］．北京：人民卫生出版社，2017．

[5] 王治文．现代教育技术［M］．杭州：浙江大学出版社，2011．

[6] 冉新义．现代教育技术［M］．厦门：厦门大学出版社，2012．

[7] 杨卫国．现代世界教学理论选粹［M］．上海：上海教育出版社，2013．

[8] 史崇清．护理教育学［M］．长春：吉林大学出版社，2013．

[9] 张攀，仲玉英．基于加涅信息加工学习理论框架下的小学英语课堂教学设计［J］．现代教育科学，2010（10）：32-34．

[10] 吴国来，张丽华．学习理论的进展［M］．天津：天津科学技术出版社，2008．

[11] 聂宏．护理教育学（供护理专业用，新世纪第2版）［M］．北京：中国中医药出版社，2017．

[12] 李鹰．学习方法概论［M］．北京：新华出版社，1998．

[13] 林海涛．基于格式塔顿悟学习理论的教学实践——以《高等数学》为例［J］．课程教育研究，2015（02）：116-117．

[14] 孙小利，孙枫梅．多元智能理论综述［J］．科教文汇（上旬刊），2009（08）：7-8．

[15] 刘洪涛．开放式学校教育的理论与实践［M］．青岛：中国海洋大学出版社，2017．

[16] 张剑平，熊才平．信息技术与课程整合［M］．杭州：浙江大学出版社，2006．

[17] 李庆运．简论发展性教学理论对我国语文教学的影响和启示［J］．文教资料，2010（10）：65-67．

[18] 黄长健．赞科夫的发展性教学理论［J］．教育文化论坛，2013，5（05）：18-20．

[19] 王春华．巴班斯基教学过程最优化理论评析［J］．山东社会科学，2012（10）：190-194．

[20] 柴玲玲．巴班斯基教学过程最优化理论对我国教学改革的启示［J］．陇东学院学报，2009，20（06）：114-115．

[21] 杜馨．巴班斯基最优化教学理论与基础美术教学中的最优化［J］．亚太教育，2016（21）：121-125．

[22] 温立燕．斯金纳程序教学理论对高中思想政治课教学的启示［J］．科教导刊（上旬刊），2019（22）：143-144．

[23] 颜培君，潘宝城．试论斯金纳程序教学理论对幼儿健康教育的启示［J］．教育现代化，2018，5（45）：364-366．

[24] 张春蕾．斯金纳的程序教学理论探微［J］．科教文汇（上旬刊），2013（244）：93-106．

[25] 赫秋菊．动作技能学习导论［M］．沈阳：东北大学出版社，2016．

［26］黄莺．加涅信息加工理论在教学中的应用——基于中学语文阅读教学过程的研究
　　　［J］．教育观察，2016，5（18）：41-42.

［27］王大顺，张彦军．发展与教育心理学［M］．西安：陕西师范大学出版总社有限公
　　　司，2015.

［28］王婉婷，刘淑华．信息加工学习理论下的大学英语阅读教学设计［J］．开封教育学
　　　院学报，2015，35（5）：58-59.

［29］段晓丹．掌握学习理论指导下的高职英语分层教学改革模式探析———一项基于西部
　　　地区高职学生学习状况调查的实证研究［J］．大学英语（学术版），2014，11（2）：
　　　12-16.

［30］唐瓷，赖麟．现代教育技术基础［M］．北京：中国铁道出版社，2009.

［31］陈瑶．掌握学习理论在成人教学中的应用探究［J］．福建广播电视大学学报，2013
　　　（1）：63-66，85.

［32］乔桂娟，李楠楠．布卢姆"掌握学习"的理论释义与现实启示［J］．教育科学研
　　　究，2018，278（5）：55-59.

［33］刘兴富．现代教育理论选讲［M］．沈阳：东北大学出版社，2009.

［34］楚东杰．结构主义教学论探析［J］．教育教学论坛，2016，257（19）：179-180.

［35］钱丹洁，张伟平．新课改视野下的布鲁纳结构主义教学理论再思考［J］．当代教育
　　　论坛，2011（11）：71-73.

［36］刘勇．布鲁纳的结构主义教学理论在临床带教中的启示［J］．西南军医，2006，8
　　　（4）：93-94.

［37］张桂明，陈富贵，龙宇．布鲁纳的结构主义教学理论对小学英语教学的启示［J］.
　　　滇西科技师范学院学报，2014，23（1）：86-89.

［38］王治文．现代教育技术［M］．杭州：浙江大学出版社，2011.

［39］刘传和，陈届．图书馆知识管理理论与实践（第一版）［M］．北京：海洋出版社，
　　　2007.

［40］薛捷，李岱素．知识管理：理论与实践（第一版）［M］．广州：广东经济出版社，
　　　2009.

［41］陈丽，王志军．［加］特里·安德森．远程学习中的教学交互原理与策略（第一
　　　版）［M］．北京：中央广播电视大学出版社，2016.

第二章 教育技术概述

第一节 教育技术的概念和内涵

21世纪以来，信息技术以空前绝后的速度影响着社会生产的各个方面，同时也对教育领域产生了巨大的影响。信息技术不断为教育事业注入了新的生命力和活力，信息化教育时代的到来对传统教育模式产生了很大的冲击，在此背景下，如何应用信息技术实现教育教学的信息化和最优化，探索信息时代的教育模式，提高教育质量，已成为当今教育研究的热点话题。教育技术就是探索如何应用技术推动教育变革与创新，促进学生有效学习的理论与实践领域，已经成为现代教育不可缺少的组成部分。

一、教育技术的定义

教育技术的概念是美国教育传播与技术协会（Association for Educational Communication and Technology，AECT）于1970年6月25日提出的。其有两种定义方式：一是指传播媒体与教师、课本、黑板等结合共同为教学服务，电视、电影、投影器、计算机等媒体技术和其他"硬件""软件"项目；其次，教育技术超出了任何特定的媒体或设备，是其各个组成部分的总和；是按具体的目标，根据对人类学习和传播的研究，以及利用人力和非人力资源的结合，从而促使教学更有效的一种系统的设计、实施、评价学与教的整个过程的方法。

（一）定义的变迁

美国教育传播与技术协会长期致力于教育技术学的理论研究，是国际教育技术学领域最有影响力的学术团体之一。于1970—2017年先后六次对教育技术进行界定。目前我国使用较多的是美国教育传播与技术协会于1994年制定的教育技术定义（AECT1994）：教学技术是关于学习资源和学习过程的设计、开发、使用、管理和评价的理论和实践。

1. AECT1994定义

（1）学习过程和学习资源的设计，是指为达到既定的教学目标，首先要对学习者进行特征分析、制定教学策略，在此基础上进行教学系统与教学信息的设计。其中包括教学内容的确定、教学媒体的选择、教学信息与反馈信息的呈现方式的设计等。

（2）学习过程和学习资源的开发，是指视听音像技术、计算机多媒体技术、网络技术以及多种技术综合应用于教育教学过程的开发研究。开发的范围可以是一节课、一个新的改进措施，也可以是一个学校教育系统工程的具体规划和实施方案。

（3）学习过程和学习资源的利用，应强调对新兴技术、各相关学科最新研究成果以及各种信息资源的利用和传播，并加以制度化、规范化，以支持教育技术手段的不断革新。

（4）学习过程和学习资源的管理，是指对所有学习过程和资源进行系统的计划、组织、协调与控制，包括教学系统管理、教育信息及资源管理、教学研究及开发管理等。该过程核心在于"管理出效益"，科学有效的管理是教育技术实施和教学过程、教学效果优化的保证。

（5）学习过程和学习资源的评价，是指在注重对教育教学系统的总结性评价的同时，更要注重形成性评价，并以此作为监控质量和不断优化教学系统与教学过程的主要依据。因此，在教学过程中应该及时评估并及时发现并分析其中存在的问题，且应参照规范进行量性的总结好比较，同时及时向学习者反馈在学习过程中学习的情况和效果，以便促使学生能够及时调整学习状态和进度。

2. AECT2005 定义

AECT 在 2005 年重新定义了教育技术（AETC2005）：教育是通过创造、使用、管理适当的技术性的过程和资源，以促进学习和提高绩效的研究与符合伦理道德的实践。

3. AECT2017 定义

AECT2017 年对教育技术的新定义如下：教育技术是对理论研究与最佳实践的探索及符合伦理道德的应用，主要是通过对学与教的过程和资源的策略性设计、管理和实施，以促进知识的理解、调整和改善学习绩效。

4. AECT2017 与 AECT1994、AECT2005 定义的区别与联系

王胜远等人曾通过以下 6 个方面的比较分析了三个定义间的区别和联系。

（1）定义所处的背景与条件不同。首先是依据的理论基础不同。AECT1994 定义主要以认知主义学习理论为基础，以行为主义学习理论为辅，强调程序教学、行为科学以及认知发展阶段规律。AECT2005 主要以建构主义学习理论为基础，以行为主义学习理论为辅。其次是技术基础不同，发表 AECT1994 定义时网络技术和网络教育才刚刚起步，而在2005 年发表 AECT2005 时网络技术和网络教育已经得到了飞速发展。AECT1994 定义的技术基础是当时普遍应用的视听教学设备、计算机辅助教学、语音实验室等丰富的现代教学媒体。多媒体技术对教育产生了深入的影响且飞速发展的多媒体信息技术为教育技术提供了坚实的技术基础。AECT2005 定义提出时互联网技术已经成为人们日常生活的一部分，E-mail、QQ 等社交技术逐渐运用到教育中。AECT2017 定义提出时人类已经迈入了大数据、人工智能的云时代，当然这个时代诞生的新兴科技成为了教育领域重要的技术基础。此外还有实践问题的不同，AECT1994 定义提出前后，传统教学模式受到了计算机等新技术的严峻挑战，这些新技术也使教育者对教育事业的美好未来充满了遐想。在 AECT2005定义提出前后，人们已将计算机技术、网络技术等运用在教育之中，且部分还成立了多媒体教室并在校园内建设了校园网。AECT17 定义提出时，如何实现在技术支持下的"深度学习""优化学习体验""实现学习分析""人工智能辅助认知、学习"成为教育技术关注热点问题。

（2）定义中使用的术语不同。AECT2005、AECT2017 年定义中用"教育技术"取代

了 AECT1994 定义中"教学技术","教育技术"定位的概念是教育,而"教学技术"的概念则是教学。教育指支持学习的各类活动和资源,而教学指的是由学习者以外的人组织的、指向特定目的的活动。教育技术只注重将技术应用在学校教育中,而教学技术包括了技术在教学与培训中的双重应用。从定义中由教学技术到教育技术这一转变,也可看出教育技术涉足的领域不断扩大:从课堂教学的比较狭小的应用范围转向了以教育为核心的多维度探讨,研究对象从学习过程和资源的设计与开发等维度拓展到学习绩效、知识提升以及学习活动的调节等。

（3）定义的研究对象不同。AECT1994 定义的研究对象是学习过程、学习资源。学习过程是指为达到一定的学习结果而进行的活动,包括设计、传递过程,而资源指支持学习的资源,不仅仅是直接用于学习过程中的材料和设备,而且还包括教学人员、教学投资和教学基础设施。AECT2005 定义的研究对象是适当的技术性的过程和资源。技术性指过程和资源都与技术有关,且包括软件技术和硬件技术,具体指物质设备、工具和非物质的方法、技能。过程是为达到设定目标采取的与技术相关的一系列活动和过程。不与技术相关的过程将被排除在研究范围之外。AECT2017 定义的研究对象是学习、教学过程、资源。"促进知识的理解、调整改善学习效果"是 AECT2017 定义有关教育技术目的的阐述,为了促进教育技术达到此目的,研究对象不仅要着眼于学习过程和资源,同样也应该明白教学过程和资源同样会对学习效果产生巨大的影响。教育技术的定义从表述"学习过程"与"学习资源"这两大研究对象转变为"学习、教学过程、资源,以促进知识的理解、调整改善学习效果"这一过程,体现了现代教学观念从以教为中心转向以学为中心,从传授知识转向发展学生学习能力的重大转变。

（4）定义的研究领域不同。AECT1994 定义的研究领域是理论和实践;AECT2005 定义的研究领域是:"理论"和"符合伦理道德的实践";AECT2017 定义的研究领域是"理论""符合伦理道德的应用"。这种从"理论"到"研究"的转变说明了教育技术在研究方法上的转变:即从"循序自然科学规范的探究方向转向对学科内部反思性的实践研究"。关于"伦理",它是指"将符合伦理道德的实践看作教育技术专业成功的核心,教育技术专业如果缺乏对伦理道德因素的考虑是不可能取得成功的"。教育技术在伦理道德方面还存在诸多问题,因此需要在起到纲领性和指导性作用的教育技术定义中强调伦理道德的作用。教育技术的研究领域还从 AECT1994 定义的"实践"、AECT2005 定义的"实践"转变为 AECT2017 定义的"应用"。

（5）研究目的不同。AECT1994 定义中将教育技术的目的定义为:为了促进学习。此定义强调了学习的结果,它认为教学是促进学习的手段。AECT2005 定义重新解释了教育技术的含义,此定义在促进学习的基础上,新增了"提高绩效"这一目的。这一变化体现了教育逐渐从以教师为中心转向以学生为中心,强调提高学生自主权。AECT2017 年定义表述为:"促进知识理解、调整和改善学习及表现。"促进知识的理解是促使有效学习的关键,教育者可通过技术改变知识结构,进而帮助学生对知识能有更好的理解。同时,AECT2017 定义中表述的"调整和改善学习及表现"既表达了促进知识理解这一目的,也表现了促进知识理解的手段。

（6）研究范畴不同。AECT1994 定义对教育技术领域中众多的概念进行了梳理，最终形成设计、开发、利用、管理、评价这五个范畴。AECT2005 定义对教育技术的研究范畴表述为创造、使用、管理。它强调了技术性资源与过程的系统开发与应用过程。AECT2017 定义对教育技术的研究范畴表述为策略性设计、管理和实施，是教与学的过程和资源的系统设计与实践。

二、教育技术的本质与内涵

能否正确认识教育技术，关键在于能否科学地把握它的本质与内涵。教育技术的本质是其区别于其他教育活动的主要特征，是建构教育技术的领域和知识体系的基础，决定着教育技术发展的趋向。教育技术是教育实践的一个特定的组成部分，它是应用教育技术学的理论、手段和方法来分析、解决教与学实际问题的领域。它是按照系统方法的操作程序来解决教学问题的，即按照鉴定需求，寻找问题解决方案的技术流程，来设计、开发、利用、管理和评价有关的教学过程和教学资源。在这个系统化分析、解决问题的过程中，还需要各种相关理论、处理技术（如需求分析技术、数据处理技术、评价技术、系统管理技术等）的支持。李海峰等人曾对 AECT2017 定义的结构和内涵进行了深刻的剖析。

形态：研究与符合伦理的应用；

范畴：理论、研究与最佳方案；

对象：学与教的过程与资源；

内容：策略设计、管理与实施；

目标：提升知识、调节与促进学习和绩效。

AECT2017 定义主要表达了目前及未来教育技术领域所关注的两种研究形态，即研究与应用及其相互作用。"研究"是对教育技术领域中形而上学的探索，是指向主动并且系统地探索、发现与解释理论的过程，如研究方法、教学设计、媒体选择、教育软件设计、教育技术哲学以及方法论等。"应用"是研究成果的实践取向，既关注研究成果对实践作用的价值，又通过应用以检验、修改和完善相关的研究成果。研究与应用的交叉部分表明了一部分研究成果与应用形成了紧密的关系，即研究扎根于应用过程中，应用过程再生成或完善已有理论。当然，研究中也需对教育技术本体进行讨论，例如教育技术哲学、研究方法论和学科的基本原理。应用部分中有些实践是纯粹的使用且并未上升到基本的理论层面，例如软件的使用、硬件的配置与管理等。

"研究与应用"两种教育技术存在形态涉及 AECT2017 定义重点关注的三个研究范畴，包括理论、研究和最佳方案。这三个范畴的确定充分体现了 AECT2017 定义对教育技术的理论创新、开创性探究以及卓越实践方案追求的理想与展望，形成了一个从形而上、调查与探究到追求最佳方案的连续性体系结构，这将对教育技术的学科确立和系统结构发展具有指导性价值和意义。

"学与教的过程与资源"是 AECT2017 定义的研究对象，过程和资源强调学与教语境的形态和物质基础。新定义的研究对象可以细分为学与教的过程以及学与教的资源两个维度，每个维度可以再次细分为教的过程与学的过程及其相互作用、教学资源与学习资源以及教与学相互作用的资源。在定义的研究对象界定术语中，"学"是过程和资源这一研究对象的第一属性抑或根本属性，"教"是过程和资源这一研究对象的第二属性或基本属性。

AECT2017定义的主要研究内容包括策略设计、管理与实施，其属性指向"学与教"的过程和资源。策略设计主要包括学的策略、教的策略、学与教互动策略以及"学与教"的资源选择、使用和评价等相关策略。教与学过程的策略设计充分显示了当今教育哲学中师生关系的新视野，避免了教师为中心或者学生为中心的策略设计弊端，将教育技术策略转向了师生主体间、他者关系以及共生关系的哲学理念上，为教师"教"以及学生"学"的主体能动性策略设计提供了新视野。与"策略设计"相同，"管理"和"实施"的基本指向是以"教与学的过程和资源"为基本对象，是对教与学活动过程的组织与实施。AECT2017定义的主要研究内容使教育技术研究者明晰了当前教育技术的重要研究内容以及研究内容所涉及的领域，强调在"学与教"的语境中讨论相关的策略设计、管理和实施。

AECT2017定义确定了教育技术的根本目的是提升知识、促进学习和提高绩效。提高学习者的高级知识与能力是当今教育技术需要重点关注的问题，应彻底转变那种通过技术实现知识复制、知识呈现以及知识记忆等类型的低水平学习方式，将教育技术应用转向提升学习者的高级知识、深度学习、协作探究等学习式样上，充分体现教育技术在学习领域中的潜能和功效，例如：教育技术如何支持学习者的批判性思维发展、如何促进学习者之间的深度在线知识建构、如何构建用于学习者进行问题探究的虚拟学习环境等。此外，运用技术促进学习是教育技术价值的充分体现，在技术促进学习的设计与实践过程中产生了各种各样的理论观点、学习模式和技术工具，新定义强调了技术促进学习的基本着眼点在于如何对"学与教"的过程进行策略设计、管理和实施，那么技术促进学习的关键则是探讨"教与学"中各个要素、各个环节所需技术支持的节点与功能。只有将技术支持定位于"学与教"活动，才能够促进学习和提升教学绩效。教育技术的构成与内涵可用图2.1表示。

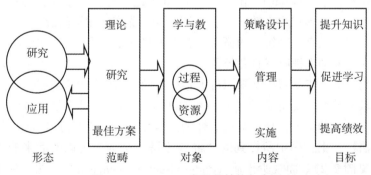

图2.1　AECT2017定义的结构与内涵

第二节 教育技术的起源与发展

一、国外教育技术发展

教育技术在不同国家经历了不同的发展阶段。美国的教育技术产生得最早，至今已有近一个世纪的发展历史。由于其发展脉络清晰完整，影响最大，因此其他国家，如英国、日本、加拿大等均借鉴美国教育技术理论模式。

（一）从不同教学技术发展路径进行划分

大致可将其分为：（1）个性化教学技术发展路径：早期的个别化教学—程序教学—计算机辅助教学为主线；（2）媒体教学技术发展路径：直观教学—视听教学—视听传播路线为主线；（3）教学系统方法发展路径：经验型的教学系统方法—教学系统方法—教学系统开发和设计。

1. 个性化教学技术发展路径

个别化教学是一种适合个别学习者需要和特点的教学。早期个别化教学计划的特点是：学生可以自定学习进度，但只有达到一定的教学要求才能进入下一步的学习，重视课程内容的选择和组织。程序教学即将教学内容按一定的逻辑顺序分解成若干个小的学习单元，编制成教学程序，由学习者自主学习。其特点是：学习步骤小，学习进度自定，积极反应，及时反馈。计算机辅助教学（computer assisted instruction，CAI）经历了行为主义学习理论、认知主义学习理论、建构主义学习理论三个发展阶段。目前的主流指导理论是建构主义学习理论，在该理论指导下，学习者在这种教学系统中既可以进行个性化学习，又可以进行小组协作学习和群体学习，与此同时，计算机可作为认知工具、情感激励工具以及协作交流工具，以此达到导师、伙伴、工具的作用。目前国际上更倾向于使用"计算机辅助学习"（computer assisted learning，CAL）。

2. 媒体教学技术发展路径

直观教学即通过运用真实事物的标本、模型和图片等为载体传递教学信息，进行具体的教学活动。视觉教学（visual instruction）于 20 世纪初在美国出现，是针对长期以来盛行于传统学校教育中的形式主义教学方法、特别是所谓的"语言表达主义"（verbalism）的一种变革，目前并没有一个统一的概念，有学者将其定义为：信息传递主要作用于接受者视觉器官，充分调动人视听感官和想象力的教学手段，通过形象、生动、逼真的画面和影像，为学习者的进一步学习理性知识打下感性基础，从而加快教学进程，降低知识理解的难度，提高教学效率。视听教学（audio-visual instruction）是在视觉教学的基础上发展而来的，在诸多视听理论中，最具有代表性的是戴尔（E. Dale）于 1946 年所编写的《教学中的视听方法》一书，书中所提到的"经验之塔"成为当时以及后来的视听教育的主要理论依据（见图 2.2）。而视听传播（audio-visual communication）的出现使教学从媒体论逐渐向过程论和系统论两个方向发展。

3. 教学系统方法发展路径

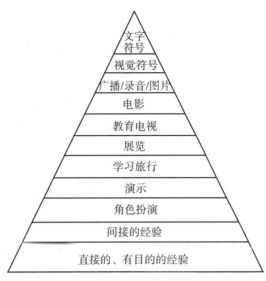

图 2.2　戴尔 1969 年的 "经验之塔"

20 世纪 60 年代初期，"系统化设计教学"模式由加涅（Robert M. Gagne）、格拉泽（Robert Glaser）和布里格斯（L. J. Briggs）等学者提出，该模型将系统论思想与教学任务分析、行为目标和标准参照测试等理论、概念及方法进行了有机结合。从 60 年代中期开始，运用系统方法解决教学问题逐渐成为视听传播领域的重要思想。20 世纪 70 年代，美国的教育技术将媒体教学技术、个别化教学技术、教学系统方法整合为一体，成为一个系统而完整的领域和学科。

（二）从教育技术发展的成熟程度进行划分

1. 视觉教育发展阶段（20 世纪初至 20 世纪 30 年代）

最早使用视觉教育概念的是美国宾夕法尼亚州的一家出版公司。该公司于 1906 年出版了《视觉教育》一书，主要介绍了如何进行照片拍摄、如何制作和使用幻灯片。1910 年，美国出版了第一本教学影片目录，同年，纽约州的罗彻斯特学区开始定期利用电影进行教学。电影开始逐渐成为一种教学工具。直到 20 世纪初期，美国许多学校则开始使用幻灯片、电影等视觉材料辅助教学。随着视觉材料在教学中的广泛应用，学校开始设置视觉教育方面的课程。美国的印第安纳大学、明尼苏达大学、堪萨斯大学、南加利福尼亚大学等学校率先为教师开设了视觉教育的课程，印第安纳大学于 1922 年将其列为学生课程。

2. 从视听教育到视听传播阶段（20 世纪 30 年代至 20 世纪 50 年代）

继视觉教育之后，无线电广播、有声电影开始进入教育领域。美国为了鼓励视听教育的发展，在 1958 年颁布的《国防教育法》中明确表明，支持"幻灯、广播、电影、电视和其他媒体在教学中有效应用的研究和实验"。从此涌现了大批研究者进入教育媒体和技术领域。为了有效开展视听教育工作，许多大学和社区纷纷成立了视听资源中心，主要负责各种视听材料和工具的采购、出租出借等工作。20 世纪 40 年代以后，关于视听媒体的选择、运用、编制、评价和管理的知识逐渐丰富，视听教育逐渐发展为一个专业的研究领域。20 世纪 30 年代至 20 世纪 50 年代，美国掀起了一场视听教育运动，同时也产生了以戴尔（E. Dale）的"经验之塔"理论为代表的视听教育理论研究成果，成为视听教育的理论依据。

20 世纪 60 年代以后，有学者将教学过程作为信息传播过程加以研究，提出了视听传播（Audio-visual Communication）的概念。美国教育协会视听教育分会于 1963 年对其概念进行了描述：视听传播是教育理论和实践的分支，主要研究控制学习过程的信息的设计和使用，具体包括：关于直观和抽象信息的各自独特的和互相联系的优点、缺点的研究，这些信息可以在任何学习过程中使用；将教学环境中的人和设施产生的教育信息结构化和系统化。其目标是有效地运用每一种传播方法和媒体来帮助学生发展全部潜能。与此同时，也开始出现了"教学资源"这一概念，人们逐渐将关注的焦点从原先的视听教育转向整体的教学传播过程和教学系统上来（见图 2.3）。

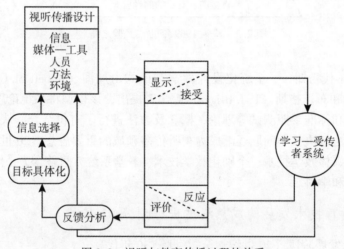

图 2.3　视听与教育传播过程的关系

3. 计算机辅助教育阶段（20 世纪 50 年代至 20 世纪 90 年代）

随着计算机技术的出现，20 世纪 50 年代美国的计算机辅助教育开始兴起。在 20 世纪 60 年代至 20 世纪 70 年代这一阶段，计算机在美国教育领域中的应用逐渐普遍起来。20 世纪 80 年代以后，随着个人计算机的不断成熟与逐渐扩大的应用范围，美国计算机辅助教育开始应用在教学领域，陆续出现了计算机控制下的视盘播放系统、可视广播技术、电子通信会议系统、电子出版物、多媒体教学系统等计算机辅助教育系统。

4. 教育技术迅猛发展阶段（20 世纪 90 年代至今）

随着科学技术的发展和信息化社会的到来，世界范围内的人才竞争、科技和知识的竞争日益激烈，美国政府为了提高国家的科技竞争力，更加重视教育。

多媒体技术与网络技术是教育技术的重要组成部分，虚拟现实、电子出版物和超媒体技术是 20 世纪 90 年代多媒体技术发展的主要方向。计算机网络具有许多优势，如信息传播的双向性、实时性、交互性以及资源的共享性等，这些特点逐渐在教育界引起了重视。基于网络传播技术的远程教育、基于网络资源共享的网上学校和基于网络交互技术的合作学习成为计算机网络教育的三大焦点。

二、国内教育技术发展

我国教育技术产生于 20 世纪 20 年代，起步于 30 年代，以现代电子媒体的教育应用为特征。在我国教育技术的发展历程中，有很长一段时间采用了"电化教育"这个名称。我国的教育技术发展可分为三个阶段：

（一）电化教育的兴起（1919—1949 年）

大约在 20 世纪 20 年代，幻灯、电影、无线电等电子教育媒体开始应用在我国教育之中，这一出现揭开了我国电化教育的序幕。1920 年上海商务印书馆创办了国光电影公司。并上映了一系列教育题材的无声电影，如《幼儿园》《养蚕》等。1932 年，"中国教育电影协会"在南京成立。协会的成立大大推动了电影教育的发展。1935 年江苏镇江民众教育馆将该馆的大会堂改名为"电化教育讲映场"，这是我国最早使用"电化教育"这一名称。1936 年，南京教育部成立了我国首个政府电化教育机构。同年上海教育界创办了首个电化教育刊物。1945 年苏州开办首个电化教育专业。1947 年，我国建立直观教育馆，这是我国大学教育系开设电化教育选修课的开端。由于当时的中国经济不发达，科学技术落后，再加上旧时政府对教育不重视、少投入，致使电化教育始终处于一种自发状态，只是在南京、上海等少数城市的学校和社会教育团体中展开，始终未能大规模推广。

（二）电化教育的初步发展时期（1950—1978 年）

1949 年中华人民共和国成立以后，教育事业得到了党和国家的高度重视，电化教育也得到了更进一步的发展。1949 年 11 月文化科学技术普及局成立了电化教育处，负责全国电化教育工作。这一时期社会电化教育得到进一步发展。先后在北京、上海、天津等地举办俄语广播学校、广播函授大学、电视大学等。且从 1952 开始，先后在北京师范大学、西北师范大学及一些外国语学校开设了"电化教育技术课"，建立电教室及语言实验室，1958 年北京、上海、南京等地相继成立电化教育馆以推动中小学电化教育的开展。

但 1966 年开始的"文化大革命"使我国包括电化教育在内的整个教育事业受到了严重打击。省、市电教馆被撤销，电教设备、资料化为乌有，广播电视教学相继停办，电教工作人员改行。这段时期整个电化教育事业处于瘫痪状态。

（三）电化教育的重新起步与迅速发展（1978 年—21 世纪初）

1976 年，"文化大革命"结束，我国的电化教育也迎来了新的生机。1978 年，邓小平在全国教育工作会议上提出："要制定加速发展电视、广播等现代化教育手段的措施，这是多快好省地发展教育事业的重要途径。"这一年。教育部陆续成立了中央电化教育馆、电化教育局和中央广播电视大学。各个高等院校以及中小学也建立了电教中心、电教室。并且 1978 年开始，我国的高等院校相继置办幻灯机、投影机、计算机等电教设备，还建立了多功能电化教室、语言实验室等。为学校电化教育的发展奠定了基础。1983 年，邓小平提出"三个面向"为我国电化教育的发展指明了前进方向。

（四）21 世纪初至今

随着信息时代的发展，教育信息化的发展日益受到国家的重视。2012 年，教育部印发《教育信息化十年发展规划（2011—2020 年）》，计划用 10 年时间建设具有中国特色的教育信息化体系，使我国教育信息化水平整体上接近国际先进水平。至此，我国教育信息化事业迎来了蓬勃发展阶段，教育技术组织和个人开始积极参与和主导国际交流活动，我国教育信息化的国际影响力也在不断提高。2017 年 10 月，"办好网络教育"被写入党的十九大报告。2018 年 4 月，教育部印发《教育信息化 2.0 行动计划》，标志着我国教育信息化正式迈入智能时代的教育新征程。2019 年 2 月，国务院同时印发《中国教育现代化 2035》和《加快推进教育现代化实施方案（2018—2022 年）》，突出强调了教育信息化在教育现代化的顶层设计和行动方案中所担任的角色。教育信息化的国家政策导向更体现"面向未来"的特点，教育信息化建设形成了稳定的发展模式，并开始进入超前部署阶段。

三、我国教育技术的发展逻辑

赵晨嘉等人认为理论逻辑、学科逻辑、实践逻辑和创新逻辑作为教育技术的内在逻辑，决定了教育技术的内容、结构、模式和动力。

（一）教育技术的理论逻辑——建立教育技术理论体系

1. 教育技术理论体系研究的必要性

学科的理论体系，是指该门学科的概念和联结这些概念的判断通过推理、论证，形成一个层次分明、结构严密的逻辑系统。而理论体系是否具有系统化是衡量一个专业发展是否成熟的重要标准。任何一个学科都有其纵横交错的理论基础，各理论之间更是紧密连接，各个学科形成了各具特色的理论体系，保障其健康发展。

2. 教育技术理论体系的构建

每一门学科都有其自身的理论体系，而其自身独特理论体系构建的前提就是要找到该门学科的逻辑起点，以此形成逻辑结构。对于教育技术学的逻辑起点问题，我国诸多学者均有所研究，并提出多种不同的意见。有的学者曾提出教育技术的逻辑起点是"借助媒体的学习"，这是教育技术在早期（电化教育时期）发展的逻辑起点；也有学者认为教育技术的逻辑起点是"解决教育、教学问题"，这是建立在教育技术在教育领域的功能基础上提出的论点；另外还有专家学者认为教育技术的逻辑起点是"教育中的技术"、亦或是"借助技术的教育活动"。我们可以理解为，在运用教育技术进行教育教学活动过程中，教育是指在丰富的教育学理论基础上，对学生的学习过程和学习资源施加具有促进作用的、能促进教师教学和学生学习的理论与实践的过程；而技术指在这一过程中，使用的对学习过程、学习资源进行设计、开发、利用、管理和评价的手段和方法，以及一切可以对教育起到促进作用的科学技术。

（二）教育技术的学科逻辑——培养教育技术人才

1. 学科建设的完善有助于教育技术发展

教育技术学是以教育技术为研究对象，研究揭示教育技术规律的学科，学科建设的不断完善对于推动教育技术可持续发展具有十分重要的作用。我国在多年的教育技术学学科建设中，建立了从本科到博士生培养的完整模式。但我国教育技术学科略显不足。我国目前存在的问题主要在于本科教育阶段传授冗杂的学习内容，而缺少资源与实践机会；研究生阶段大多教师"重科研轻教学"，将做项目作为培养重点，却甚少培养学生思辨能力。这些问题严重阻碍了教育技术学学科的持续发展。因此，教育技术学学科专业培养模式也有进一步改革的必要。

2. 教育技术学何时晋升为一级学科

教育技术学晋升为一级学科，可为我国教育技术的发展带来新的契机。例如国家扶持增加、学科地位加强、科研经费与可利用资源增多、本科生和研究生培养质量提升等。教育技术学作为跨领域学科，具有其顽强的生命力。作为教育学的二级学科，教育技术学借鉴大量心理学、传播学等学科理论，呈现出与传统教育学不同的生命张力。对于教育技术的发展而言，教育技术学学科的不断发展建设甚至将其晋升为一级学科是行之有效的发展逻辑。教育技术领域专家学者需要以一级学科的标准与要求为目标，提高教育技术学学术水平，明确学科定位，确定学科科学内涵，实现学科理论标准的统一，提高教育技术学学科建设水平，实现教育技术可持续发展。

（三）教育技术的实践逻辑——解决实践中的具体问题

（1）理论联系实践，全面发展教育技术。教育技术是一门理论与实践并重的学科，以促进学习为目标，解决具体教育问题是其实现途径。要从实践活动中对教育技术实现跨越式发展，就要改造升级教育技术实践模式，有秩序、有计划地进行精细化教学活动。由理论脱离实际向理论联系实际转变，运用教育技术理论来指导实践教育活动，改变独尊实践的发展态势，从而在改善教学过程、提高教学效率的基础上进一步发展教育技术理论。同时，应大力加强对教师的教育技术能力培养，不仅要培训教师对教学媒体使用的操作能力、新兴技术应用能力、使用多媒体辅助教学能力，还要培训教师对教育技术理论的认知、对多媒体教学策略的熟练应用、对如何在教学中正确使用教育技术有严格的自我把控能力。

（2）直面教育技术实践教育技术实践最突出的问题就是"重"实践的问题，将实践看得过重，忽视认识论的基本规律，最终会导致发展不平衡，产生研究倾斜实践是人能动地改造物质世界的对象性活动，教育技术实践也并不是单一的，而是包括大量教育技术研究活动、教学活动、学习活动等，这也体现了教育技术实践的复杂性。在这个前提下，直面教育技术实践就显得尤为重要。目前我国教育技术实践的主力还是一线教师，对于他们而言，搞好教学才是主要问题。这就要求教育技术工作者在实践中以研究辅助教学，以批判性的思维来进行实践研究，充分发挥教育技术对教学活动的支撑作用。

（四）教育技术的创新逻辑——教育技术的前行动力

人类的发展来源于创新，任何知识体系要想不断发展必须依靠创新，对于教育技术而言更是如此。在 2014 年后，李克强总理提出"大众创业、万众创新"口号，我国形成一股创新热潮，教育技术界当然也不例外，"创客教育"等新型教育模式蔚然成风，"3D 打印""可穿戴技术""人工智能"等跨领域新兴技术也与教育技术联系起来，越来越多的教育技术热点不断传播扩大。然而在核心科研成果中，取得优势的并不是那些引领潮流的研究热点。教育技术创新需要批判性的思维，将错误的创新思维摒弃、修正，将正确的创新思维进行探究、发扬。

四、我国教育技术的研究现状

（一）理论研究涉猎广泛

教育技术在理论研究方面设计范围很广。注重吸收国外的新理念，注重与新理论的联系，并探索适用于中国国情的教育技术学，研究侧重于运用逻辑分析和解释现象；研究教育技术相关理论、解释学、现象学观点等；关注教育技术学的学科建设及专业发展等。尤其是 AECT2017 年定义出现以后，教育技术学界又开始展开新的探索。

（二）教与学的研究热度不减

教与学的应用研究侧重于各种理论、技术、资源、模式等在实际教与学的过程中的应用。目前研究的重点集中在远程教育、网络教育、翻转课堂、MOOC 等方向；随着教育部《关于中小学普及信息技术教育的通知》、《中小学信息技术课程指导纲要（试行）》、《基础教育课程改革纲要（试行）》、《普通高中技术课程标准（实验）》（信息技术部分）的相继颁布，国内掀起了信息技术教育理论和实践研究的热潮，进而大大推进了我国信息技术教育的发展。

（三）单纯的技术开发转向学习资源和环境建设

技术开发和资源建设侧重于应用理论和技术以提高沟通、学习和绩效而发明和改进途径的而研究包括技术开发、课件制作及资源和环境建设等，政府依托现有公共基础设施，利用云计算等新兴技术建设了国家教育资源公共服务平台，以逐步推动区域教育资源平台和企业资源服务平台的互联互通，共同服务于各级各类教育，最大范围、最大程度地开放共享优质教育资源，促进"优质资源班班通"和"网络学习空间人人通"。教育资源建设研究在今后相当长的一段时间内，仍将是教育技术领域关注的重点。

五、教育技术的目的及价值取向

（一）教育技术的目的

教育技术是由一系列相互联系的研究和实践活动组成的一个整体，即一个系统。一个系统应当具有特定的功能，即目的。目的决定了教育技术作为我国教育事业组成部分的存在的合理性。目的引导教育技术各类专业人员的进行协调一致的活动，促使其利用现有的资源来完成一定的任务和使命。目的是这一领域价值判断的主要依据。教育技术的目的是解决教育教学质量问题。

教育教学问题的表现是层出不穷的，问题的原因有很多：可能是因为国家教育投入不足，如学校师资力量薄弱，计算机数量无法满足个别化学习的需求等；可能是教学过程中表现出来的缺陷，如教学不能做到以学生为本，教学评价方法不适应素质教育要求，教学实验课时在人才培养方案中所占比例过低等；也可能是课程教学质量不达标，如由于某些课程的教学效果不佳，因此其后续课程的教学效率受到影响；课程设置不合理导致不利于人文素质和科学素养的提高；也可能是因为培养的人才不达标，如大学生毕业时未达到毕业要求而无法按时毕业、学位授予率低；或许是培养的人才无法适应经济和社会发展的需求，培养方案的制定缺乏切实的社会需求调查为依据，专业定位和服务面向不清晰。导致毕业生就业困难或毕业生无法满足用人单位的需求。

教育中的技术则运用技术支持教育的各项运作过程。如，学校网络中心为了提高教育管理效率建立校园网；通过建立计算机辅助教务管理系统以便于教师教学管理工作和学生查评教工作。"提高教育质量、提高教学效率、扩大教育规模"的目的是否达到，是从课程的教学效果、教育组织培养的人才是否达到标准及教育单位所培养的人才是否对社会做出贡献和自我实现这几个层面来衡量的。教育技术致力于促进更有价值的学习，使学习者获得解决问题的能力、创新实践的能力、适应环境的学习能力，而不仅仅是死记硬背知识点能力。教育技术有能力缩短教学时间，创造更高效更人性化、个体化的教学。

（二）现代教育技术的价值取向

现代教育技术的出发点是运用技术去解决教育中遇到的实际问题，可是当人们在运用技术去解决教育中遇到的问题时，难免会出现以技术为中心或者是以人为中心的倾向。

1. 技术为中心的倾向

教育技术的价值取向指的是依据自身的价值观念的价值主体，在有关于教育技术的活动中所表现出来的意识指向，教育技术的价值取向对教育技术活动具有重要的导向作用。"技术化"的现代教育技术的价值取向是指在运用技术解决教育问题的过程中，将技术的作用放大，过度地强调技术的重要性，甚至把教育技术仅仅局限在媒体或者是技术上，而忽略了教育的育人性，忽视了人在技术活动中的主观能动性。

其主要表现在以下六个方面：（1）教育技术对硬件过度重视；（2）由于教育技术的趋于技术化，使得教育出来的人才也出现过度重视技能的倾向，从而不利于个人的全面发展；（3）与现代教育技术有关的教材中，较少涉及与信息道德教育相关的知识；（4）在运用教育技术软件制作课件时，存在"炫技"现象；（5）教育的主体更加地重视新技术，而忽略技术的本质在于应用等；（6）在课堂上运用信息技术来讲课时，教师可能会"照屏宣科"，一味地滥用信息技术而不发挥主观能动性，这非常不利于学生的学习效率。

2. 以人为中心的倾向

所谓的"以人为中心"的现代教育技术的价值取向，指的是在运用技术进行的教育活动的过程中，要以学生为中心，以学生的全面发展为本，以全体学生的全面发展为本。"以人为本"的现代教育技术价值取向主要应该注意：教育技术不仅仅能使教学内容更容易被学生理解的同时，也能帮助教育者在进行教育的过程中帮助学生达到更高效的学习实际效果，有助于高职学生快速地模仿和掌握动作要领。比如，在体育方面，由于部分体育教师的动作幅度、动作标准等方面存在不足，影响了学生体育动作的学习，但通过利用多媒体技术的视频、动画和声音等，可以对每一个动作详细地讲解，让学生真正掌握动作的要领。

第三节　现代教育技术

一、现代教育技术

（一）定义

对于现代教育技术的定义存在不同的解释。主要有以下五种：

第一种解释：现代教育技术是把现代教育理论应用于教育、教学实践的现代教育手段和方法的体系。包括以下三个方面：（1）教育教学中应用的现代技术手段，即现代教育媒体；（2）运用现代教育媒体进行教育、教学活动的方法，即媒传教学法；（3）优化教育、教学过程的系统方法，即教学设计。

第二种解释：教育技术涉及范围比较广泛，几乎包括教育系统的所有方面，现代教育技术仅涉及教育技术中与现代教育媒体、现代教育理论以及现代科学方法论——信息论、系统论、控制论等有关的内容。

第三种解释：与一般意义上的教育技术学相比较，现代教育技术学更注重探讨那些与现代化的科学技术有关联的课题。具体表现在它所关注的学习资源是一二十年的信息、传递、处理手段和认识工具，如先进的电声、电视、电脑系统及其教学软件，而这些系统的开发和利用又是与现代化的科学方法——信息论、控制论、系统论的指导分不开的。

第四种解释：所谓现代教育技术就是以现代教育思想、理论和方法为基础，以系统论的观点为指导，以现代信息技术为手段的教育技术。它是现代教学设计、现代教学媒体和现代媒体教学法的综合体现，以实现教学过程、教学资源、教学效果、教学效益最优化为目的。

第五种解释：所谓现代教育技术，就是运用现代教育理论和现代信息技术，通过对教与学过程和教学资源的设计、开发、利用、评价和管理，以实现教学优化的理论和实践。

（二）现代教育技术的特征

1. 从教学规律看

现代教育技术克服了传统教学知识结构线性的缺陷，具有信息呈现多形式、非线性网络结构的特点，符合现代教育认知规律。首先，从建造和形成认知结构方面，现代教育技术的教学系统是基于 M. R. Quilian 的语义网络理论。人类的认知是一个层层相连的网状结构，这个结构中有节点、链等。各节点之间通过链的作用而结成一个记忆网络。现代教育技术教学结构从最初的知识节点出发，逐渐延伸为网状分布的知识链结构，最后形成一种纵横交错的知识结构。学生可以根据自己的实际情况、学习需要来合理规划自己的学习。但是，传统教学知识结构的线性化缺陷，往往会限制学习者多层次、多角度地获得知识信息，而且也限制了他们进行自主学习并只能按照教师固定的教学计划来完成学习。其次，在认知过程方面，现代教育技术教学符合 R. M. Gagne 的认知学习理论，该理论揭示了人类从获取知识到逐渐拥有一定能力的阶梯式发展进展：在传统的教育教学过程中，尤其是在理论教学部分，通常是由感知教材、理解教材、巩固与运用知识几个环节顺序连接的，这样一来形成的时间周期长，不利于学生长时间的的记忆。而现代教育技术则把感知、理解、巩固与运用融为一体，使得学生在较短时间内合理记忆并得到强化，进而可以有效地促进个体主动参与认知结构不断重组的递进式学习过程。

2. 从教学模式看

现代教育技术教学系统既是一个可以进行个别化自主学习的教学环境与系统，同时又是能够形成相互协作的教学环境与系统。不论是传统的电化教育手段，还是多媒体教学系统组成的现代教育技术教学系统，输入与输出手段的多样化使其具有很强的交互能力。多种学习形式交替使用，可以最大限度地发挥学生学习的主动性，从而完成自主学习。与网络技术相结合的多媒体教学系统还可以使学生与学生之间、学生与教师之间不受时间与空间的限制进行互相交流，实现自由讨论式的协同学习，这显然是传统教学模式无法与之相提并论的。

3. 从教学内容看

现代教育技术可以集声、文、图、像于一体，使知识信息来源丰富，且容量大，内容充实，形象生动而更具吸引力。可以为学生创造一个宽阔的时域空间，既可以超越现实时间，生动地展示历史或未来的认知对象，又能够拓宽活动范围，将巨大空间与微观世界的事物展示在学生面前。应用现代教育技术教学系统改变了传统教学方式，拓宽了学生的空间思维。而传统教学方式则依靠文字教材和教师的课堂讲课，强调教学过程由近及远、由浅入深、由具体到抽象的原则。

4. 从教学手段看

现代教育技术的教学系统主要是指多媒体教学系统。多媒体教学系统强调以计算机为中心的多媒体群的作用。从根本上改变了传统教学中的教师、教材、学生三点一线的格局，学生面对的不再是单一枯燥无味的文字教材和一成不变的粉笔加黑板的课堂，呈现在学生面前的是图文并茂的音像教材、视听结合的多媒体教学环境与手段利用网络远距离双向传输的教学系统，所有这一切使得传统教法中抽象的书本知识转化为学生易于接受的立体多元组合形式，使得教学过程与教学效果达到最优化状态。学生在整个学习过程中，充分利用学生的视觉与听觉功能，对大脑产生多重刺激作用，从而使得学习效果显著提高。

二、现代教育技术环境

（一）现代教育技术环境的内涵与特征

1. 现代教育技术环境的内涵

现代教育技术环境是指在教与学的实践活动中，为提高教学效率所设计的系统化的信息技术设施与条件，即实现教学信息呈现与教学资源共享，有利于学生主动参与和协作讨论，有利于信息反馈和教师调控的现代化教学环境。多媒体技术和网络技术的发展以及校园网络的逐渐普及，不仅大大改善了学校的现代教育技术环境，而且还为教师运用现代教育理论、教学模式和教学方法提供了优良的支持平台，这对高素质、创造性人才的培育与成长非常有益。

根据现代教育技术的定义，现代教育技术环境条件应包括以下几个方面：

（1）现代学习资源设计、开发的条件，主要指各种开发环境。

（2）现代学习资源利用的条件，主要指各种应用环境。

（3）现代学习过程设计、开发与利用的条件，主要指新型的教学模式，现代教育技术环境要为创建现代学习过程或新型的教学模式创造条件。

（4）学习过程和学习资源的现代管理与评估条件。

2. 现代教育技术环境的特征

为了满足教育信息化和现代化教学的需要，信息时代现代教育环境的特征主要表现为：

（1）数字化：包括硬件设备、软件平台和信息资源的数字化。实现数字化可加快信息的传播速度和范围，提高信息资源共事的效率。

（2）网络化：以计算机网络技术为支撑，将所有设备和各类信息链接起来，实现信息资源的高度整合和广泛的传播，使原来封闭的校园走向开放与共享。

（3）多媒体化：所有设备都能处理、传输与呈现多媒体信息，教学信息的表征是多元化的。

（4）智能化：设备和软件平台、资源等都具有一定的智能性，学习者能够参与到高度互动和个性化的智能学习环境中，便于探索新的个性化的学习模式。

（5）系统化：硬件和软件的建设应运用系统工程方法从整体效能出发，注重相互之间的协调与配套建设，确保系统功能得到充分发挥。

（6）人本化：软硬件环境建设要以人为本，符合人性化的要求，便于使用与操作，有利于调动学习者的积极性，有利于实施个性化的教学等。

（二）现代教育环境技术的组成与分类

现代教育技术环境按照功能的不同，可以分为两大类：一类是支持教师教学活动和学生学习活动的教学支持环境，是课堂教学活动或学生自主学习活动赖以进行的各种客观条件的综合；另一类是支持教师备课与交流，以为教师和学生提供服务和资源为主的教学资源环境。教学支持环境按照教学环境中所采用的硬件、软件技术及开展的教学活动的不同，可以分为三类：一是以多媒体教学为主的媒体化教学环境，主要包括多媒体教室、语言实验室等。这种教学环境一般通过屏幕投影向学生呈现文本、图片、动画、音频、视频等多媒体教学信息，在实际教学中既可以应用现代信息技术教学手段，又可以应用传统教学手段，教学方法灵活多样，并且构造简单。二是以网络教学为主的网络化教学环境，主要包括多媒体网络教室、校园网、主要指远程教育网，以及支持网络教学的网络教学平台与各类管理与控制软件等。网络化教学环境充分利用多媒体计算机技术和网络通信技术，通过各种信息媒体，如文本、声音、影像和信息交互技术，为学生提供多样化的、丰富的资源，实现双向互动交流，能够为学习者的自主学习和协作学习提供支持。三是以云技术为基础，以互联网为支撑，构建的具有学习空间、个性化学习方式、智能化教学管理、一体化教育资源与技术服务等智慧特征的教育环境，通过以优质资源的共建、共享和先进信息技术的整合应用为中心，实现教育公平，提高教育质量，推动教育教学改革的发展。教学资源环境主要是为教学提供服务和有关资源，主要包括电子备课、电子阅览室、数字图书馆、学习资源中心等。

三、现代教育技术的作用

（一）现代教育技术在教育改革中的作用

处于互联网、大数据的时代，当今时代的教育乃至整个生态都在发生着变化。同时随着社会信息化进程的不断加快，社会对人才资源的要求也越来越高，所以教育单位如何培养符合时代要求的人才，给予人们不断学习甚至终身学习的的机会和条件，就成为教育改革的迫切任务。而现代教育技术作为教育改革和发展的重要动力，在教育变革过程中具有非常重要的推动作用。

1. 现代教育技术促进教育观念及体制的变革

在传统教育中，主要是以教师为中心，以教师传授知识为主体，而学生在整个学习过程中处于相对被动的位置。现代教育提倡要以学生为主体，教师在其学习过程中只是起到主导作用。并且通过多媒体、计算机技术及网络技术等方式可以进行网络教学，实现了学习资源的共享与开放，受教育者可以使用任何电子设备，在任何时间、任何地点自由自主学习，他们可主动通过网络根据自己需要获取任何知识，这种方式能促使学生在学习过程中逐步培养主动学习、自主学习的习惯，树立终身学习的观念。现代教育技术促使教育观念从"应试教育"转向"素质教育"。现代教育技术使得教师和书不再是学生获取知识的唯一来源，现代教育技术的发展使得教师可以借助现代教育媒体达到传递信息的效果，并且在此过程中，教师不仅是为学生提供并传授教育信息，更是为学生设计并打造适合他们的现代教学媒体及教育模式。

2. 现代教育技术促进教育信息化基础设施建设

随着计算机技术、网络技术、通信技术及多媒体技术的快速发展，学校教育的信息化基础设施建设在很大程度上也取得了很大的改进。教育信息化设施带来的声音、图像、视频、动画、虚拟现实等表现方式，使教学方法多样化、知识呈现方式具体化，这都有利于提高教学效率及学生的学习效果。

3. 现代教育技术改变教育的形式

现代教育技术通过教育理念、教学方式等方式发挥一定作用，因此教育技术的发展与进步必将对教育和教学形式产生重要影响。如印刷技术的诞生与使用，彻底改变了知识的传承方法，它可以实现广泛、大面积的传授与教学；广播电视和录音录像技术的应用使教学活动可以不受空间地域的限制，实现远距离的教学；计算机网络技术的出现更是促进了教育形式的多样化，教学工作的简便化，使远程教学成为可能；人工智能、虚拟现实等技术更是进一步丰富了教育形式，使虚拟教学、远程教学、交互式学习成为与传统学习模式相辅相成。

4. 现代教育技术改变了学习者的认知方式和学习方式

现代教育技术通过丰富学习内容和呈现形式，使学习者的认知方式发生了变革。一些不易理解的内容和问题可以借助超文本、多媒体、交互界面、虚拟仿真等教育手段，用比较栩栩如生、简易灵活的方式呈现出来，一方面能使学习者的思维认知方式发生根本改变，也能拓宽知识层面。现代教育技术的发展拓展或延伸了人类学习活动的时空结构，使学习者的学习方式发生了重大改变。例如，学习者可以通过计算机、移动终端和网络进入比如图书馆、公开课网站等各种学习服务平台去主动查询自己需要的知识内容，体会整个学习过程，并可以跨越空间限制，接受更多优秀教师的在线指导，这样一来学生不仅仅只是在校内及课堂上进行学习活动，而是有更广阔的学习空间可以利用。

5. 现代教育技术对学生的影响

（1）提高学生信息素养。

"信息素养"一词由来已久，最早是在 1974 年，由美国信息产业协会主席 Paul Murkowski 提出来的，他把信息素养定义为"人们在解决问题时利用信息的技术和技能"。在当前，人们一般把信息素养界定为个体能够主动地选择、运用信息和信息设备并积极地创新信息的综合能力。信息素养包含有技术和人文两个层面的意义：在技术层面上，信息素养指人们搜索、鉴别、筛选、利用信息的能力，以及在教学过程中有效地使用信息技术的技能；从人文层面上看，信息素养则反映了人们对于信息的情感、态度和价值观，它建立在技术层面的基础之上，涉及独立学习、协同工作、个人和社会责任等各个方面的内容。现代教育技术的目的是促进教学优化，是教师用来帮助学生实现有效学习的工具与方法，是教师将教育理论与实践相联系的纽带。现代教育技术可以说包含了信息素养的成分，信息素养是现代教育技术的基础。在教育领域中，无论是对教师还是对学生来说，具备良好的信息素养是在信息社会中立足的根本，是提升个人竞争力的必要条件，而良好的信息素养基于现代教育技术的开展和学习。因此，开展现代教育技术能有效地提高信息素养。

（2）现代教育技术提高学生科学思维。

所谓科学思维，就是具有意识的人脑对科学事物（包括科学对象、科学过程、科学现象、科学事实等）的本质属性、内在规律及事物间的联系和相互关系的间接的、概括的反映。根据思维材料的不同，可将科学思维分为科学抽象思维、科学形象思维和科学直觉思维。

现代教育技术在教学领域的应用，使教学信息的组织实现了非线性化，使教学信息的呈现方式日益多元化，学习者可以自由地选择不同的学习途径，获得不同的学习效果，这对于发散思维能力的提高十分重要。现代教育技术还可以将文字、图形、图像、声音、动画有机地结合起来，全方位、多视角地呈现在学生面前，这种图文并茂的问题教学法不断地刺激学生的感官，使学生通过大脑各区交替处于兴奋状态，思维充分地活跃起来，激发了学生的学习兴趣，丰富了学生的想象力，拓展了思维空间。此外，现代化教育技术中，虚拟现实能够构造出最佳的课堂讲学环境，能够提供和展示各种趋于现实的学习情境，把抽象的学习与现实有机结合起来进而激发学生的联想能力。

现代教育技术的应用，特别是教学设计技术的应用，可以使教师科学地设计每一堂课，教师会有更多的机会将大量的各种思维训练整合到课堂教学的内容中去，从而使学生形成良好的思维习惯，超越一般思维定势、习惯性的认知方式和传统观念的束缚，形成创造性思维。

（二）现代教育技术对教育的影响

1. 对教育投资的影响

随着现代教育技术的发展，终身学习的理念已根植于全社会人的心中。因此教育经费的消耗已不仅在学校，而是扩大到整个社会。任何一个通过现代教育技术而学习的人都有可能参与教育投资。

2. 对学校教育的影响

现代技术教育一方面可以通过网络使学校之间有机联合且不受空间限制，另一方面它加剧了学校间的竞争。这也促进了教学质量的提升。

3. 对教师的影响

随着教育技术渗入教学过程，学生在选择学习内容、时间等方面更加自由。教师可能不仅是知识的传递者更是学生学习的引导者，应根据教学需要、学习特性等对信息进行筛选、调整，并对学生进行针对性督导。

（三）现代教育技术的意义

现代信息技术的发展和应用，对教育改革和教育现代化进程有着十分重要的作用。现代化教育需要教育技术、手段、设备的现代化，即用现代信息技术等现代科学与技术，将传统的电化教育、教学等活动运用现代科技进行渗透以实现多媒体化、网络化、现代化。因此，学习现代教育技术意义重大，特别是对广大教师很有必要掌握现代教育技术的思想、要善于用现代教育技术的方法来分析和处理教育、教学中的问题。因此，我国也十分重视对在职教师进行现代化教育技术理论的学习和技能培训；同时，部分院校也开设了普及现代教育技术的课程。总而言之，教师须具有现代教育技术的思想观念，掌握现代教育技术的理念和方法，并运用现代教育技术优化课堂教学。

四、现代化教育与教师

（一）教师面临的挑战

1. 信息技术对传统教育理念带来了冲击

随着 2015 年李克强总理在政府工作报告中提出"互联网+"的理念后，"互联网+教育"日益为人们深刻理解和接纳。具体到教育中，是需要建立现代信息技术与教育深度融合的模式，其本质是在尊重教育本质和规律的前提下，利用现代教育技术对传统教学活动各环节进行重整。教师必须深刻理解这种多层面、多环节、多方位的渗透与融合，通过积极的教学尝试和实践，衍生出多样的应用模式，诸如 MOOC 课程、微课程、翻转课堂、混合式教学等。

2. 教学资源更加丰富，需要教师知识技能的扩容

新时期的大学生，对知识的价值取向更加多元化，这对高校教师提出了很大挑战，高校教师不仅需要在知识的广度和深度方面不断扩容，还需要掌握获取新知识的途径和方法。因此，教师在教学准备过程中需要进行更广层次、更深层次的评估和准备，只有抛弃掉单靠教材上课的思维，并借助互联网扩容与掌握知识相关的应用、资讯、前沿等，才能更好地贴近大学生并提高课堂的吸引度。

3. 新教学模式引发角色的转变

传统的教学模式多局限于固定时间、地点进行面对面授课，教师承担着内容传播、教学设计、教学效果评价等多种身份，虽不断提倡且要求做到以学生主体，教师主导，但此种传统的教学模式本身造就了学生多被动式"灌输"，学生的自主选择余地很小，选择途径更少。同时，传统教学模式教师也无法兼顾和体现差别式教学。随着现代教育技术的不断出现，传统的教学模式逐渐被新技术带来的教学模式改变，例如线上线下优势的混合式教学模式就很受学生的欢迎，此种混合式教学模式一方面突破了传统课堂的时间和空间上的限制，另一方面也使得学生的选择更加自主化和多元化，而且更加务实、有效。学生在学习活动中成为了主体，此时，教师则承担着是导学和助学的角色。

（二）现代化教育对教师的信息素养的要求

信息技术对教育具有革命性影响，对教师的专业发展同样也提出了新的挑战。教师既是信息技术教育的接受者，又是信息技术的实施者，这种双重性决定教师不仅要具备所教学科专业知识以满足专业教学要求，还要具备一定的信息素养以满足未来社会学习者的一般要求。信息素养作为教师专业能力结构的新要素，已成为教师专业能力结构的重要组成部分。如何培养适应信息时代的高素质教师，促进教师专业发展创新，已成为教育发展亟待解决的关键问题。

使教师具备获取信息的能力，首先应该提高他们敏锐的文化判断能力，这样才能使他们在这些无穷无尽的信息库中找到最有价值的信息，从而优化教学工作。

教师是否愿意花费时间和精力去培养自身的信息化素养，在很大程度上取决于他们是否具有足够的社会责任感。这在信息时代是不可取的工作态度，同时也会给教师自身以及整个教育工作都带来不好的影响。对于学生而言，教师就是他们学习的榜样，如果教师表现出强烈的社会责任感，勇于承担自己的教育责任，并且积极主动地培养自身信息化素养，那么对学生所产生的积极性影响也可想而知。

管理信息也是在培养教师信息化意识、提高教师信息化水平的基本要求。在这个过程中，教师必须对信息管理工作有个清醒的认识，要善于利用各种信息处理软件，提高自己对信息管理的能力，丰富对信息管理的手段。信息化意识的培养并不是一朝一夕就能实现的，教师必须要做好长时间战斗的准备，有耐心、有恒心。

（三）现代教育技术对教师专业素质的影响

我们从现代教师的基本素质中可以看出，教育技术是教师素质中最活跃的要素之一，

它的主要作用有：

1. 它是连接教师和学生的桥梁

在课堂教学中，教师和学生之间的联系可以通过多种方式来实现，传统的方式主要是通过语言、教科书、板书和挂图等媒体作为中介来沟通教师和学生，它的优点是方便、亲近，通过近千年的使用，已经在师生的潜意识中留下了深深的烙印；但它也有一定的缺点，如呈现信息的方式受时空的限制，有许多教学内容无法用它来进行有效的再现。但现代教育技术就可以克服这一缺陷，通过采用多种现代教学媒体分别对不同类型的教学内容用不同的方式来表达，突破时间和空间的限制，对过程的表达、对活动图像的表现最为有效，从而可以使教育手段实现现代化。

在远程教育中，师生间的联系主要是通过网络、卫星电视等现代教育技术手段来实现的，如果没有现代教育技术，就不可能实现有效的远程教育。由此可见，现代教育技术是师生之间联系必不可少的工具，也是现代教师所必须掌握的一种应用于教育的专门技术。

2. 它是连接教师内心世界与外部世界的桥梁

教师的内心世界与外部世界有很大的差异，学生感觉到的只是内心世界转化为外部世界的那一小部分，人的内心世界是非常复杂的，很难把人的内心感受、情感、情境和思维过程原原本本地表现出来，这就是许多人经常遇到的词不达意的境况，我们常常为出现这种传播障碍而犯愁。传统的教学媒体多少年来一直解决不了这个问题，而现代教育技术可以帮助我们，它可以用图形画面来表达意境，用动画来表达过程概念，用多媒体来表达一些复杂的内容，甚至可以用虚拟现实技术来帮助我们进行表达，这有助于教师表达所思所想，也有助于学生更准确地理解教师所要表达的原意。

3. 它是教师进行学习和科研必备的工具

在信息时代，教师也需要不断地学习，以提高自己的专业知识、教育理论和教育技术水平，学习最新知识主要通过各种网络和多媒体教材两种途径来进行；同时，教师还需要不断地进行科学研究，研究所从事的专业知识、研究教学改革、进行教学改革试验，这些都需要在网络上进行资料查询、资料收集和问卷调查等。显而易见，教师不管是学习还是科研都离不开网络和多媒体，而网络技术和多媒体技术又是现代教育技术的主要内容，作为现代教师必须掌握它们。

4. 现代教育技术是提高教师专业素质的方式

（1）提高教师专业素养。

教师的专业素养指的是教师拥有和带入教学情景的知识、能力和信念的集合，通常是经过正规而严格的教师教育而获得的。教师的专业素养是以一种结构形态存在的。一般来说，一个好的教师要拥有专业知识、专业技能和专业情意三方面的素养。

（2）教师专业发展与教学活动相结合。

传统的教师专业发展方法，通常采用教师培训等形式，如继续教育、专家讲座，等等。而现今教师专业发展的方法采用校本的方式进行。通过采用这种方式，才能使教师的教活动与教师的专业发展活动紧密地结合在一起。现在一系列证明有效的方法有：

① 基于"研究"的教师发展。教师对日常教学生活的一种自觉的多样化的探究活动和过程。它突出强调教师的主动参与和全身心体验，强调对教学活动的意义、价值、运作

方式等不断的解读、选择和创造。

②基于"教学合作"的教师发展。强化教师教学合作的自觉意识，帮助教师提高自我认识，完善人格；帮助教师认识合作的好处，树立"双赢"的思维；形成良好的教学合作氛围，构建教学合作的学校管理机制。可通过同伴互助的方式来进行，同伴互助使教师专业发展不再是一个人的事情，而是学校和集体的事情，可以取长补短，共同发展。

③基于"自主"的教师发展。教学的自主是指基于个体主动意识和能力而自觉地提高自觉，完善自觉，达到作为教师人生意义与价值的自我超越。自主发展的策略可通过以下三点执行：一是观念先行，树立教师自主发展的理念；二是行动支持，建立教师学习发展共同体；三是环境创设，打造教师自主发展的平台。

④基于"教学反思与评价"的教师发展。反思是教师以自己的职业活动为思考对象，对自己在职业中所作出的行为以及由此产生的结果进行审视和分析的过程，反思的本质是一种理解与实际之间的对话，是这两者之间的相互沟通的桥梁，又是教师的理想自我与现实自我的心灵沟通。

五、现代教育技术的发展趋势

（一）教育技术基于教育的发展趋势

1. 作为交叉学科的特点日益突出

作为交叉学科，教育技术融合了多种思想和理论，其理论基础包括教学理论、学习理论、传播理论、系统论等。在教育技术领域中，这些理论相互融合，为促进人的发展而各尽其力。目前，教育技术研究不仅关注学生个体学习，还关注学生之间如何协作、如何基于问题进行综合性学习。此外，教育技术作为交叉学科的特点决定了其研究和实践主体的多元化，通过来自教育、心理、教学设计、计算机技术、媒体传播理论等不同领域的专家和学者的共同研究和实践，开放式的讨论与多学科合作将成为教育技术的重要发展趋势。

2. 更加重视实践性和支持性研究

教育技术作为理论和实践并重的交叉学科，需要理论指导实践，在实践中进行理论研究和创新。信息技术与课程整合、网络教育，乃至终身教育体系的建立等教育技术重要研究领域，都强调对学习的支持，即围绕如何促进学习展开工作，因此人们将会越来越重视教师培训、教学资源建设、学习支持等教育技术实践性和支持性研究。

3. 关注技术环境下的学习心理研究

随着教育技术的发展，技术所支持的学习环境真正体现出了开放、共享、交互、协作等特点，因此适应性学习和协作学习环境的创建将成为人们关注的重点。教育技术将更加关注技术环境下的学习心理研究，深入研究技术环境下的学习行为特征、心理过程特征、影响学生心理的因素等，更加注重学生内部情感等非智力因素，注重社会交互在学习中的作用。

4. 重视学习活动的设计与支持

未来的教学设计将不仅重视学习资源和学习过程的设计，还更加重视学习活动的设计与支持。为了培养具有综合素质的人才，教学设计将越来越关注课程整合，尤其是一般学科与信息技术的整合。在整合过程中，如何设计研究性学习活动、基于实际问题的学习活动、综合性学习活动、协作性学习活动，以便让学生综合应用多个学科领域的知识，是教学设计的重点，也是难点。学生的学习活动设计将更加灵活和弹性化，教师在学习活动中的指导者角色将更为突出，学习活动的设计与支持研究将变得更为重要。

（二）现代教育技术基于技术的发展趋势

1. 多媒体技术

多媒体技术主要指利用计算机对文字、图形、图像、音频、视频、动画等多种媒体进行综合处理的技术。利用多媒体技术，可以对多种媒体进行控制和集成，使各种媒体互为补充、协同作用，使整体的功能比各种媒体功能的总和更强大、更丰富和更有效；此外，它还具有交互性，可以实现人与计算机等的交互。

以计算机为主体的多媒体技术由于具有多重感官刺激、传输信息量大、传输速度快、传输质量高、应用范围广、使用方便、便于操作、交互性强等优点，因而成为教育技术的主流技术。随着多媒体技术在教育中应用的深入以及相关技术的发展，教育教学将朝着教学形式多样化、教学内容可视化、交互便捷化的方向发展。

2. 网络技术

互联网在教育中应用的极速发展和卫星电视网络的飞速发展，使教育技术的网络化趋势日益明显。随着技术的发展，互联网和卫星电视网络这两大网络系统将逐步统一融合，形成真正意义的全球信息网络。此外，随着移动网络技术的迅猛发展，基于网络的教学与学习必将被赋予新的内容和意义。

3. 虚拟现实技术

虚拟现实技术涉及三维图形生成技术、多传感交互技术高分辨率显示技术等技术，其主要特征是具有实时交互性、多感知性、存在感和自主性。虚拟现实是一种仿真的交互式人机界面，它可以创造出身临其境、完全真实的学习环境。这种技术在教学领域，尤其是实验教学领域，有着广阔的应用前景，甚至起着不可替代的作用。

4. 人工智能技术

人工智能技术是信息技术发展的重要方向之一，应用人工智能技术有利于培养学生的创造力和想象力，以及开展素质教育，也为学校的科学管理提供了新的方法与思路。国际上有关组织提出了反映教育技术发展方向的研究课题，包括任务分析和专家系统、个别指导策略与对学习者的控制、学习者模型建构与学习者错误诊断、微观世界与问题求解、人机界面设计、交互技术、过程仿真和实现教育技术革新的方法论研究等，这些研究课题的开展就需要与人工智能技术有机地结合起来。此外，智能教学系统也是教育技术中的重要研究领域，它借助人工智能技术，能够在没有人类教师指导的情况下，帮助学习者获得知识和技能。

第四节　教育媒体

教育媒体是指在教育过程中传递和存储教育信息的载体，它是教育过程中相互作用的要素之一，多种多样的教育媒体具有截然不同的功能，产生不同的教育效果。只有根据学生特点选择合适的教育媒体才能产生最佳的教育效果。

一、教育媒体的分类

教育媒体通常包括资料、照片以及幻灯片、投影、电影、录音、电视、录像、激光视盘、计算机等。按作用于学习者的感知器官可分为视觉媒体、听觉媒体、视听觉媒体、交互多媒体四类。视觉媒体，顾名思义主要作用于视觉器官，包括无声电影、数码照相机、视频软件等；听觉媒体主要作用于人的听觉器官，主要有广播、音频播放器音频软件等；视听觉媒体是指同时作用于人的听觉器官和视觉器官的媒体，主要有电影、卫星电视等、多媒体组合教学系统；交互多媒体，能与用户形成互动，主要有多媒体计算机软件等。教育媒体因其物理性质不同可分为电声教学媒体、电视教学媒体、计算机教学媒体、网络教学媒体四类。电声教学媒体以声音存储信息，主要包括收音机和光盘等；电视教学媒体以图像形式存储信息，如电视机等；计算机教学媒体，包括计算机课件等能与学习者相互作用，开展高效教学；网络教学能够实现跨越时间、空间的限制，可以面对面、一对一的辅导。按其运用现代科技成果的情况，可分为传统教育媒体和现代教育媒体。传统教育媒体，如教科书、黑板（粉笔）、实物、标本、模型、报刊、图书、资料、图表、照片、挂图等；现代教育媒体包括上面提到的视觉媒体、听觉媒体、视听觉媒体及交互多媒体。

二、教育媒体特点与作用

（一）教育媒体特点

与传统教育媒体相比，现代教育主要具有传播性、表现性、固定性、重复性、可控性、参与性的特点。

1. 传播性

传播性是媒体的主要属性。任何教学媒体都是以特定的符号形状将信息传送给受信者的。在科技快速发展的时代，媒体出现各种变革，从以往传统的广播、电视、书籍、报刊等媒介，发展到今天的自媒体时代，可以说发展速度超乎人类想象，且其传播的速度和范围，也日趋增加。从以往的在一个城市覆盖传播，到如今的，在瞬息之间，通过互联网手段，已传至全球，媒体的传播能力有目共睹。

2. 表现性

表现性是指教学媒体表现事物信息的能力。不同的媒体具备不同的表现形式，互相之间相辅相成，合理利用其优势，形成教学关键环节。比如电视、电影，可以提供直观的教学效果，直观、明了，给人以视觉冲击，但其缺点是只能按时间顺序播放，不利于学生仔细推敲关键之处。广播可以提供声音信息，但是，缺乏视觉信号，传播缺乏形象。

3. 固定性

媒体具有存储性，即固定性。这决定了它可以将编辑好的信息存储于固定物质、媒介上，能够在特定时间取出，加以传播、观看。例如书籍记录文字，传播知识，广播记录新闻，电视记录视频等。这种固定性极具优势，对重要知识点加以存储，给学生随时随地观看，无疑增加了学生的学习效率。例如我们可以在等公交、坐地铁时，将存储于互联网的信息取出，查看知识、信息等。

4. 重复性

教学媒体的固定性又决定了其可以在任意时段查阅信息、知识，即体现了媒体的重复性。报刊上的知识可以反复查阅，记录的广播可以随时收听，而电影、电视更可以反复观看，媒体的重复性为我们的生活带来极大的便捷。记录的书籍这供人反复查阅，并加以整理。

5. 可控性

可控性是操作者对媒体控制的程度。比如电影、电视只能按顺序播放，书籍也是按照内容逐一列出知识内容，互相网和计算机的普及，无疑为个性化学习提供了可能，可以随时查看课件，搜索知识信息。所以，可控性高的媒体，必将替代可控性低的媒体，成为未来知识传播的主流媒介，供学习者随时随地学习，充分利用碎片化时间，极大提高学习效率。

6. 参与性

参与性是学习者能够投身学习的机会。例如观看电影、电视，学生可以直观地接受非常具体、形象的画面，在课堂上播放，教师便于组织学生统一观看学习，放映完毕可以马上进入对这一形象事物的讨论中去，可以说学生的参与度大大提高，且具有一定的趣味性，促进学生学习动机。如互联网的应用，学生可以在线学习讨论，各抒己见，选择自己不懂的内容反复学习，极大地扩展了课堂能提供的有限时间。

(二) 教育媒体的作用

1. 使教学信息的传递更加标准化

过去因为教师或地域文化发展水平不同，造成了信息传递质与量上的差异，而现在，学生通过媒体获得相同的教学信息，为进一步学习和发展打下相同或相似的基础。

2. 使提供的经验更加具体化

现代教学媒体主要用视觉、听觉材料等直观地呈现教学信息，使抽象的语言、文字及符号的意义更加明确，使抽象事物的概念更加清晰，防止了过分重视讲述形式的教学。

3. 使教学活动更加生动有趣

现代教学媒体中特技效果、艺术手法及交互性的应用，不仅为学生提供了更加丰富的感知，且新颖多变的学习形式更能激发学生的好奇心和求知欲，从而增加其感知深度，提高了学习的效率。

4. 优化教育教学过程

教学媒体能为学习者创设优化的学习环境，使教学更加具有趣味性，使教学在希望或需要的时空中进行，缩短时间，提高效率，使学生对所学的知识记忆长久。

5. 多媒体教学能够帮助教师提升自己的教师水平

在某种程度上，任课教师的水平都是有限的，但是，基于互联网，其可以检索应用网上以及国内外高水平的教学信息和更为新颖的教学方法，帮助自己设计出更高质量的教案和教学场景，从而极大地提升自己的教学水平。这种提升的方法与传统的提升方法非常不同。在传统的意义上，教师只能通过进修和与老教师的交流提升自己，但是，互联网技术能够帮助教师获得足够多的信息，从而更加有效地提升自己的教学水平。同时，教师还可以通过多媒体技术来更为方便、也更加有效率地制作教案和课堂上的 PPT。这种制作方式的时间成本比较低，也能够为教师节约更多的时间来专注于教学内容的提升。

6. 多媒体教学能够调动学生学习的积极性

在传统课堂上，老师通过在黑板上板书文字，通过自己的讲课传输声音，通过课后的辅导来温习知识。这些授课方式都可能是抽象而乏味的。与传统的教育模式不同，多媒体教学运用了计算机技术、网络技术、图像、音视频等多媒体技术，使得那些传统上静止的画面和可能无趣的声音转变成更为生动的画面和故事，这就使得学生能够寓教于乐，在对所学知识产生浓厚兴趣的同时积极主动地参与到学习当中。而且，与传统的那些短暂性的教学方式不同，而是可重复再现教学场景的。学生对学不会的地方，可以通过课件或网络重新、反复、多次地温习。这就能够充分保证学生理解和学习新知识的兴趣和学习效率。

7. 多媒体技术能够进一步推动教学改革，促进素质教育水平的提升

首先，素质教育要求学生和教师们破除应试教育的误区，从多方面提升自己的综合素质。多媒体教学方式能够让学生通过网络和计算机技术积极地参与到与教师的互动当中，因为学生不再只是在课堂上被动地收听老师传递的信息，而是可以通过自己收集网络信息，自己发现与老师不同的新的知识和理念，从而能够更好地预习接下来的讲课信息。其次，老师可以让学生自己就某一新知识展开研究。这在传统的教育模式中是比较少见的，因为学生收集信息的能力远不如老师。但是，多媒体技术的出现，使得学生们具有了与老师同样的信息收集能力，从而能够自己研究某一新知识，甚至可以对某一新知识做出一种创新性的研究，以自己学的模式代替单纯的老师教的模式，从根本上扭转应试教育的误区。

三、教学媒体的选择和使用

（一）教学媒体的选择与使用

1. 教学媒体选择的依据

（1）依据教学目标。教学目标是贯穿教学活动全过程的指导思想，它不仅规定教师进行教学活动的内容和方式，指导学生对知识内容的选择和吸收，而且还控制媒体类型和媒体内容的选择。以外语教学为例，让学生掌握语法规则和要求学生能就某个情境进行会话，是两种不同的教学目标。前者往往通过文字讲解并捕以各种实例来帮助学生形成语法概念；后者则往往通过反映实际情境的动画和语声使学生在具体的语言环境中去掌握正确的言语技能。不同的教学目标决定不同的媒体类型和媒体内容的选择。

（2）依据教学内容。学科内容不同，适用的教学媒体也不同；即使同一学科，各章节的内容不一样，对教学媒体的要求也不一样。以语文学科为例，散文和小说体裁的文章最好通过能提供活动影像的媒体来讲解，使学生有身临其境的感觉以加深对人物情节和主题思想的理解。对于数理学科中的某些定理和法则，由于概念比较抽象，最好通过动画过程把事物的运动变化规律展现出来（或把微观的、不易观察的过程加以放大）以帮助学

生对定理和规律的掌握。同是化学学科，在讲解化学反应时最好用动画一步步模拟反应的过程；而在讲解分子式、分子结构以及元素周期表等内容时则以图形或图表的配合为宜。总之，对教学媒体的选用和设计应依据教学内容来进行。

（3）依据教学对象。不同年龄阶段的学生其认知结构有很大差别．教学媒体的设计必须与教学对象的年龄特征相适应．否则不会有理想的教学效果。按照皮亚杰的儿童认知发展理论，小学生（6~11、12岁）正好处于认知发展的第三阶段即"具体运算阶段"，其认知结构是"直觉思维因式"；而初中学生（12~15岁）则处于认知发展的第四阶段即"形式运算阶段"，其认知结构属运算思维图式，处于这一阶段的学生，思维能力有了较大发展，且抽象思维占优势地位。但是对初中学生来说，这种抽象思维仍是经验型，还需要感性经验的直接支持；而对高中学生（16~18岁）来说，其抽象思维能力已得到进一步发展，逐渐由经验型过渡到理论型，即能在有关理论的指导下分析处理某些实际问题，并能通过对外部现象的观察归纳出关于客观世界的某些知识。

在进行教学媒体的选择设计时必须充分考虑上述不同年龄段的认知特点，绝不能用某种固定的模式。在小学低年级阶段各学科媒体设计的重点应放在如何实施形象化教学，以适应学生的直观、形象思维因式，因而应多采用图形、动画和音乐之类的媒体使图、文、声并茂；在小学高年级阶段，则要把重点放在如何帮助学生完成由直观、形象思维向抽象思维的过渡，因而这一阶段的形象化教学可适当减少；在中学阶段则应着重引导学生学习抽象概念，学会运用语句符号去揭示事物的内在规律，逐步发展学生的逻辑思维能力。在初中阶段尽管形象化教学仍不可缺少，但是只能作为一种帮助理解抽象概念的辅助手段，而不能像小学那样以形象化教学为主，否则将会喧宾夺主，达不到教学目标的要求——从形式上看很生动、很美观，而内容无助于学生认知能力的发展。

（4）依据教学条件。教学中能选用某种媒体，还要看当时当地的具体条件，其中包括资源状况、经济能力、师生技能、使用环境、管理水平等因素。录像教学具有视听结合、文理皆适的优点，但符合特定课题需要的录像片是不是需获得授权？语言实验室是一种极其有效的外语教学媒体，但并非每个学校都有能力置备。计算机辅助教学前景看好，但除了需要资金购买计算机，还得培训使用人员，若教室不具备遮光设备，连"价廉物美"的投影、幻灯都用不上。

2. 教学媒体选择的原则

（1）基本原则。列举符合要求的媒体；根据教学媒体对于促进完成教学目标或教学目标所具有的特性和教学功能选择和利用媒体，是选择教学媒体的基本原则。

（2）合理利用教学媒体的原则。每一种媒体都具有一定的特性，因此他们的功能也不尽相同。每一种媒体都有自己的长处和短处，他们之间可以互补。当利用一种媒体的长处去实现一个与之相适应的教学目标时，效果自然会比其他媒体好，但是如果用这种媒体去实现另外一个教学目标，也许效果就会比其他媒体差一些。所以，没有一种媒体可以适应于所有教学目标，也就是说世界上没有"万能媒体"。因此，使用教学媒体时，要注意扬长避短，做到物尽其用，充分发挥他们各自的优势。

（3）考虑教学设计过程中其他要素的影响。

选择教学媒体时一定要满足教学目标、教学内容、教学对象以及教学策略的要求。教学媒体是教学策略中的一个因素，所以选择媒体时不但要服从制定教学策略的依据，而且还要注意到教学媒体与其他因素之间相互联系、相互制约的关系。例如，如果已经决定采用集体授课方式，那么就应该选择能够向全班学生展示的媒体，如挂图、幻灯机、投影仪或大屏幕电视机等。借助不同的教学媒体，可以完成不同的教学目标。例如，在外语教学中，如果要纠正学生发音中的错误，就可以使用录音媒体；而要为学生提供一个相应的会话情境，最好使用录像媒体。

（4）考虑媒体使用的环境与实际效果。

教学媒体只有在具体的教学环境中使用才能发挥出它的作用，而其中的环境因素对于媒体的选择和使用往往有限制作用。下面举的几个例子就反映了这种情况：在刚刚开始使用一种新的教学媒体时，如果教师和学生都不熟悉它的使用方法，就可能发挥不出它的功能。这时要么在教学过程中安排学习使用该媒体的时间，要么换成另一种媒体；对于比较昂贵的教学媒体设备，如果学校的教育经费不足也谈不上使用；有些媒体对使用环境有一些特殊要求，例如幻灯和电影要求放映地点的光线比较暗，就需要遮挡光线；选择媒体时，还会受到学校管理媒体水平的限制，因为只有当媒体处于良好的工作状态时，教师才能选择和使用。

教学媒体必须在一定的条件下，才能发挥出它的作用，而且这种作用也是有限度的，所以我们只能利用媒体，而不能过分依赖媒体，更不能用媒体来取代教师的作用。相反，媒体是由教师选择和使用的，其目的是帮助教师顺利地实现教学目标。因此，在使用媒体时，教师应对媒体所传递的信息做一些解释，讲明哪些信息与教学目标有关；哪些无关，引导学生接受有用的信息，而不被一些无关信息干扰。

参 考 文 献

[1] 周树海. 现代教育技术［M］. 北京：北京师范大学出版社，2011.

[2] 张文兰，刘瑞儒. 现代教育技术［M］. 西安：西北大学出版社，2015.

[3] 马池珠，韩晓玲，李国建. 现代教育技术［M］. 北京：高等教育出版社，2017.

[4] 柯清超. 现代教育技术应用［M］. 北京：高等教育出版社，2016.

[5] 张祖忻. 正确认识教育技术：关于教育技术的目的、本质、领域与学科的研究［M］. 上海：上海人民出版社，2015.

[6] 陈喆，雷册渊. 高校视觉教学法实践之实证研究［J］. 贵州师范大学学报（社会科学版），2013（3）.

[7] 萧树滋. 电化教育概论［M］. 北京：北京师范大学出版社，1988.

[8] 徐福荫. 改革开放推动我国教育技术迅猛发展［J］. 教育研究，2009（5）：3-9.

[9] 南国农. 解读信息化教育及其五大支柱［J］. 中小学信息技术教育，2007（2）：20.

[10] 黄荣怀，曾兰芳，余冠仕. 我国教育技术的发展趋势简析［J］. 中国电化教育，2002（9）：13-16.

[11] 张剑平. 现代教育技术：理论与应用［M］. 北京：高等教育出版社，2013.

[12] 吴波，官敏. 现代教育技术教程［M］. 上海：复旦大学出版社，2012.

［13］ 耿楠，王志军．改革开放 40 年我国教育技术国际交流发展脉络与前景展望 ［J］．现代远程教育研究，2019，157（01）：20-31.

［14］ 李海峰，王炜，吴曦．AECT2017 定义与评析——兼论 AECT 教育技术定义的历史演进 ［J］．电化教育研究，2018，39，304（08）：23-28.

［15］ 王胜远，王运武．AECT2017 教育技术定义的评析与思考 ［J］．广东开放大学学报，2019，28（3）.

［16］ 施益华．信息时代下教师信息化素养及培养研究 ［J］．教育现代化，2019（34）.

［17］ 谢歆鑫．现代教育技术下高校教师面临的挑战与对策 ［J］．黑龙江科学，2016（23）.

［18］ 杭莹，隋毅．论现代教育技术的价值取向 ［J］．科技资讯，2017（12）.

［19］ 赵晨嘉．我国教育技术的发展逻辑 ［J］．现代教育科学，2019（8）.

［20］ 李林，刘惠青．试析现代教育技术在教育变革中的作用 ［J］．山西广播电视大学学报，2018，23，111（02）：37-40.

［21］ 耿楠，王志军．改革开放 40 年我国教育技术国际交流发展脉络与前景展望 ［J］．现代远程教育研究，2019，157（01）：20-31.

［22］ 张铭航．多媒体技术在现代教育中的应用研究 ［J］．科教文汇，2016.

［23］ 刘五苟．高校现代教育技术的研究进展 ［J］．课程教育研究，2015（28）：39-39.

［24］ 谢金辰．中国教育技术的现状与发展趋势 ［J］．教育教学论坛，2017，342（52）：227-228.

［25］ 宋光辉，郭红霞．现代教育技术 ［M］．西安：电子科技大学出版社，2015：12.

［26］ 周树海．现代教育技术 ［M］．北京：北京师范大学出版社，2011.

［27］ 张文兰，刘瑞儒．现代教育技术．西安：西北大学出版社，2015.

［28］ 周炜，丰洪微，高芳．现代教育技术 ［M］．延边：延边大学出版社，2010.

［29］ 马池珠，韩晓玲，李国建．现代教育技术 ［M］．北京：高等教育出版社，2017.

［30］ 柯清超．现代教育技术应用 ［M］．北京：高等教育出版社，2016.

［31］ 张祖忻．正确认识教育技术：关于教育技术的目的、本质、领域与学科的研究 ［M］．上海：上海人民出版社，2015.

［32］ 陈喆，雷册渊．高校视觉教学法实践之实证研究 ［J］．贵州师范大学学报（社会科学版），2013（3）.

［33］ 萧树滋．电化教育概论 ［M］．北京：北京师范大学出版社，1988.

［34］ 徐福荫．改革开放推动我国教育技术迅猛发展 ［J］．教育研究，2009（5）：3-9.

［35］ 南国农．解读信息化教育及其五大支柱 ［J］．中小学信息技术教育，2007（2）：20.

［36］ 黄荣怀，曾兰芳，余冠仕．我国教育技术的发展趋势简析 ［J］．中国电化教育，2002（9）：13-16.

［37］ 张剑平．现代教育技术：理论与应用 ［M］．北京：高等教育出版社，2013.

［38］ 吴波，官敏．现代教育技术教程 ［M］．上海：复旦大学出版社，2012.

［39］ 王胜远，王运武．AECT2017 教育技术定义的评析与思考 ［J］．广东开放大学学报，

2019, 28（03）: 78-85.

［40］ 李海峰, 王炜, 吴曦. AECT2017 定义与评析——兼论 AECT 教育技术定义的历史演进［J］. 电化教育研究, 2018, 39（08）: 21-26.

［41］ 胡钦太. 回顾与展望: 中国教育信息化发展的历程与未来［J］. 电化教育研究, 2019, 40（12）: 5-13.

［42］ 张田, 李子运, 吴丽丽. 教育技术 AECT05 定义引入 ethical 的再思考［J］. 中国信息技术教育, 2012（09）: 101-104.

［43］ 赵晨嘉. 我国教育技术的发展逻辑［J］. 现代教育科学, 2019（08）: 151-156.

第三章　护理信息化教学

随着信息技术的不断发展，现代教育进入了一个重要阶段——教育信息化。它的提出与 20 世纪 90 年代信息高速公路的兴建密切相关。1993 年 9 月美国克林顿政府正式提出"国家信息基础设施"的建设计划，也就是"信息高速公路"。其主要内容是发展以互联网为核心的综合化信息服务体系和推进信息技术在社会各领域的广泛应用，特别是把信息技术在教育中的应用作为 21 世纪教育改革的重要途径。教育信息化的概念随之产生，成为全球教育关注的热点。

教育信息化是教育现代化的核心特征与基本内涵，也是我国教育现代化"2035 计划"的主要内容和显著标志，更是教育现代化快速发展的重要途径。2018 年 4 月，教育部发布的《教育信息化 2.0 行动计划》指出，将教育信息化作为教育系统性变革的内生变量，支撑引领教育现代化发展，推动教育理念更新、模式变革、体系重构，使我国教育信息化发展水平走在世界前列，发挥全球引领作用，为国际教育信息化发展提供中国智慧和中国方案。

随着云计算、大数据、移动互联网、物联网等信息技术的发展，护理服务模式和管理模式发生了翻天覆地的变化，而护理教育也需进行相应的调整，不断适应社会对护理人才的要求。近年来，护士教育者在教学中对技术的使用以惊人的速度持续增长，信息化教学改变了护理教学的环境和方式。在这种改变中，学生不仅仅通过老师进行学习，还通过自我创造进行学习。学生们通过创建网站和视频，分析案例并讨论有关护理的更高级别的问题。信息化教育还使学生接触到他们在实践中不会遇到的临床情况，借助技术，虚拟现实环境，弥合了理论与实践之间的鸿沟，使传统案例研究更加现实，让学生参与有意义的学习并发展他们的临床推理技能。

信息化教学在护理人才培养中，大大提高了学生的信息化素养，有助于学生能够积极应对临床信息化工作。但是，目前我国高校教师的信息化能力有限，护生信息化人才培养体系也尚未构建，在护理教育信息化的这条道路上，依旧面临众多挑战。

第一节　教育信息化

一、教育信息化的发展历程

教育信息化是一个过程，从国外发展经验来看，教育信息化经历了三个阶段，这三个阶段分别是：

（一）CAI（Computer-Assisted Instruction）计算机辅助教学阶段

CAI 计算机辅助教学阶段开始于 20 世纪 50 年代。此阶段主要是利用计算机的快速运算、图形动画和仿真等功能，辅助教师解决教学中存在的一些重点、难点。这些 CAI 的课件大多是以演示为主。这是信息技术教育的第一个发展阶段，在这一阶段，一般只提计算机教育，还没有提出信息技术教育的概念。

（二）CAL（Computer-Assisted Learning）计算机辅助学习阶段

计算机辅助学习阶段的发展是从 20 世纪 80 年代中后期到 90 年代中后期，是信息技术教育的第二个发展阶段，在这一阶段，计算机教育和信息技术教育两种概念同时并存。此阶段教学逐步从以教为主转向以学为主，不仅用计算机辅助教师的教，还强调使计算机成为辅助学生学习的工具。例如学生用计算机去收集资料、进行自学、利用计算机讨论答疑和帮助进行学习计划等。

（三）ITC（Integrating Information Technology into the Curriculum）信息技术与课程整合阶段

信息技术与课程整合阶段大约从 20 世纪 90 年代中后期开始。信息技术与课程整合阶段是信息技术教育的第三个发展阶段，在这一阶段，原来的"计算机教育"概念已完全被信息技术教育所取代。此阶段不仅将以计算机为核心的信息技术用于辅助教或辅助学，而且更强调要利用信息技术创建理想的学习环境和全新的学习方式、教学方式，从而彻底改变传统的教学结构与教育本质。

信息技术与课程整合，不是把信息技术仅仅作为辅助教或辅助学的工具，而是强调要把信息技术作为促进学生自主学习的认知工具和情感激励工具，利用信息技术所提供的自主探索、多重交互、合作学习、资源共享等学习环境，把学生的主动性、积极性充分调动起来，使学生的创新思维与实践能力在整合过程中得到有效的锻炼。

二、教育信息化的含义

"教育信息化"这个概念，早在 20 世纪 90 年代就已经出现，然而国外很少使用这个概念，如美国使用的是"教育技术"，它指的是通过创建、使用和管理适当的技术过程和资源促进学习和提高绩效的研究和道德实践。有的国家则使用"信息与通信技术在教育中的应用"（ICT）这一词来指代一种利用信息和通信技术支持、增强和优化信息传递的教育模式。

目前我国学界关于"教育信息化"的概念并没有统一的界定。从目前的研究来看，教育信息化的概念主要有以下几种。

有学者认为，教育信息化指的是在教育过程中比较全面地运用以计算机多媒体和网络通信为基础的现代化信息技术，促进教育系统的全面改革，使之适应正在到来的信息化社会对于教育发展的新要求。而教育信息化的结果必然是形成一种全新的教育形态——"信息化教育"。

也有学者这样解释，"教育信息化是将信息作为教育系统的一种基本构成要素，并在教育的各个领域广泛地利用信息技术，促进教育现代化的过程"。

同时还有学者强调，教育信息化不仅指信息技术在教育、教学中的应用与推广，还包括信息在其中的应用和推广。

如果从国家信息化的概念出发，综合学术界有关教育信息化的解释，那么可以认为，教育信息化是整个国家或社会信息化的一个重要组成部分。它的内涵是将现代信息技术引入教育领域，实现教育信息资源的合理配置、开发和高效利用，在教育领域实现信息社会所特有的组织和管理方式的系列过程。在教学过程中所表现的主要特点是：广泛应用以计算机多媒体和网络通信为基础的现代信息技术。当然，教育信息化的过程不仅仅是一个把信息机器引入教育的过程，还是一个教育思想、观念变革的过程，是一个有效使用信息技术，实现创新人才培养的过程。

三、教育信息化的特征

（一）教材多媒体化

教材多媒体化就是利用多媒体技术，建立教学内容的结构化、动态化、形象化表示。现在越来越多的教材将多媒体技术融入进去，不仅包含文字和图形，还能呈现声音、动画、视频以及模拟的三维空间。

（二）资源全球化

利用网络将全世界的教育资源连成在一起，供广大教育者和学习者共享。

（三）教育个性化

利用计算机的交互性特点，根据学生的不同特点和需求进行个性化教学，是教育的重要组成部分。

（四）学习自主化

在信息化教育背景下，学习者可以根据自己的特点和需要进行自主学习，自行安排和管理自己的学习内容、学习方式、学习时间和学习地点。

（五）学习合作化

合作式学习是当前教育发展的一个方向，在信息化技术的支持下，为学习者进行合作提供了良好的条件。

（六）管理自动化

计算机管理教学（CMD），包括计算机化测试与评分、学习问题诊断、学习任务分配等功能，最近的发展趋势是在网络上建立电子学档，其中包含学生电子作品、学习活动记录和学习评价信息等，电子学档可以支持教学评价的改革，实现面向学习过程的评价。

（七）环境虚拟化

教育环境虚拟化促使教学活动在极大程度上脱离了空间和时间的限制，现在已经出现了虚拟一系列的教育环境，包括虚拟校园、虚拟教室、虚拟实验室、虚拟图书馆、虚拟学社等。

四、教育信息化的内容

教育信息化的核心是教学信息化，只有构成教学的基本要素——人（教师和学生）、教学过程、教学条件等实现了信息化，才能完成教育现代化的进程。

（一）教育环境的信息化

完备的教育信息化环境是实现教育信息化的外部条件和基础。为了实现教育信息化，应该建立一定的信息化环境，它包括对教育信息进行各种有意义操作的硬件环境和软件环境。例如，现代远程教育项目、西部大学校园计算机网络建设工程；又如各学校建设的校园网、计算机教室、多媒体教室等。这些工程、教室的建立及其相应软件的开发是教育信息化的重要内容，它为我们在教育系统中广泛地应用信息技术提供了一定的条件和基础。没有一定的信息化环境，是不可能实现教育信息化的。

（二）教师与学生的信息化素养

在教育信息化的过程中，各种信息设备的使用，对教育系统中各种信息的操作都是通过教师和学生完成的。教师与学生的信息化在教育信息化中占有重要的位置，教师与学生的信息化是指教师与学生应具备一定的信息素养，应基于一定的信息环境，利用一定的信息技术解决生活、工作和学习中的问题。培养教师与学生的信息素养，实现教师与学生的信息化。

（三）教育过程的信息化

教育过程的信息化是指在教育过程中广泛地使用信息技术，用以完善教育过程，实现面向信息社会创新人才的培养。教育信息化的过程中，多种教育信息化的环境，应通过具有一定信息素养的教师和学生，将信息化用于教育、教学的实践过程中，实现教育过程的信息化。教育过程的信息化是教育环境信息化，也是教师与学生信息化的落脚点。教育环境的信息化，教师与学生的信息化，最终应实现教育过程的信息化，即以各门学科教学的信息化实现面向信息社会创新人才的培养，这是教育信息化的根本目标。

五、教育信息化的意义

教育信息化对我国高等教育改革与发展具有重要的意义，它主要表现在以下五个方面：

（一）教育信息化是实现教育现代化的重要条件

教育信息化是教育现代化的重要内容，是完成教育现代化的必要条件，没有教育信息化就不可能实现教育的现代化，教育信息化极大地促进了教育现代化的进程。

（二）教育信息化有利于提高全体公民的素质

教育信息化的实施，使受教育者的学习不受时间、地点的限制，改变了以往以学校教育为中心的教育体系，为全体公民都提供了一个受教育的机会，每个人都可以利用网络、计算机等媒体设备进行学习，可以有效提高我国全体公民的素质。

（三）教育信息化促进了创新人才的培养

教育信息化为素质教育、创新教育的发展提供了一定的环境、条件和保障。学生利用现存的教育信息化坏境，通过数据库，检索所需信息、收集信息、处理信息、创造信息，从而实现发现式学习、基于问题的学习，促成学生对知识的探索和发现，这对创新人才的培养具有重要的意义。

（四）教育信息化促进了教育理论的发展

教育信息化是现代教育发展的一场重大变革，教育信息化的过程就是将信息科学不断应用到教育之中，在这个过程中出现的一些新现象、新问题，需要我们用一些科学理论、方法才能进行深刻的认识并予以解决。在这个过程中出现了一门新兴的学科——教育信息科学。教育信息科学是利用信息科学的理论研究学习过程的一门教育理论学科。

（五）教育信息化促进了教育信息产业的发展

教育信息化就是把信息技术、信息设备和信息内容在教育中广泛应用，在这个过程中很大程度上将会推动我国教育信息产业的发展。目前，我国有上亿的学生，学校数量众多，在学校里广泛地实施教育信息化的同时，也为我国的信息化产业的发展提供了一个很大的机遇。

第二节　信息化教学

一、信息化教学概述

教育信息化是为适应信息化社会的发展要求，营造信息应用环境，整合教育资源，促进和审核教育教学改革，在教学、科研、学习、管理、后勤服务等各方面全面运用和推广信息和信息技术，实现教育教学信息化的过程，其结果必然是形成一种特定的、全新的教学形态——信息化教学。

信息化教学指的是教育者和学习者借助信息技术、信息资源和方法开展的教与学的活动，是师生运用信息技术、信息资源开展的教学活动的总和，是对信息时代的教学活动的一种描述。

信息化教学强调现代教学理念的指导，重视多媒体技术、计算机网络技术、卫星通信技术等现代信息技术在教学中的作用，充分利用教育技术手段和现代教学方法，调动多种教学媒体、信息资源，构建良好的教学与学习环境，并在教师的组织和指导下，充分发挥学生的主动性、积极性、创造性，使学生能够真正成为知识、信息的主动建构者，从而达到良好的教学效果。在信息化教学系统中，随着信息技术的迅速发展，媒体的作用越发突出。媒体的介入，引发了教学内容传递形式、表达形式的变化，引发了教学方式革命性的变化，媒体成为信息化教学系统的重要构成要素之一。

二、信息化教学的特征

从技术上讲，信息化教学的基本特征是教学的数字化、网络化、智能化和多媒体化。数字化使得教育媒体设备性能可靠，使用方便。网络化使得信息资源可共享，教学活动不受时空限制，交流协作容易实现。智能化使得教学行为人性化，人机交互自然化。多媒体化则使得信息多元化，现象虚拟化。

从教学实现过程上讲，信息化教学具有教材多媒体化、资源全球化、教学个性化、学习自主化、活动合作化、管理自动化、环境虚拟化等特点。教材多媒体化是利用多媒体和超媒体技术，使教学内容呈现出结构化、动态化、形象化的特点。资源全球化就是利用网络，使各地的教育资源为教师、学生所共享。教学个性化利用智能导师系统，根据学生的学习特点和学习需求进行教学并提供相应帮助。学习自主化即充分发挥学生学习的自主性，使其成为知识的主动建构者。活动合作化即通过网上协作和计算机协作（计算机扮演学生伙伴的角色）进行学习。管理自动化即利用计算机管理教学过程，包括计算机化测试与评分、学习问题诊断、学习任务分配等功能。环境虚拟化意味着教学活动可以在很大程度上脱离空间和时间的限制。

三、信息化教学模式

（一）信息化教学模式

信息化教学中的教学模式是根据现代教学环境中信息的传递方式和学生对知识信息加工的心理过程，充分利用现代信息技术手段，构建一个良好的教学平台，并调动尽可能多的教学媒体和信息资源开展教学活动。在教学活动中，学生在教师的组织和指导下，充分发挥其学习的主动性、积极性和创造性，真正成为了知识信息的主动建构者。

信息化教学模式从现代教学媒体对理想教学环境的构成角度，探讨了如何充分发挥学生的主动性、积极性和创造性。与传统教学媒体相比，以计算机为主的现代教学媒体具有交互性、多媒体特性、超文本特性和网络特性。而这些特性对于提升学生在课堂教学中的地位具有一定的作用，能够帮助学生对知识进行积极主动的探索和建构，有助于改变学生被动接受知识信息的地位。

（二）信息化教学模式与传统教学模式的区别

信息化教学模式与传统教学模式无论是在教师角色、学生地位、教学方法，还是课程设置、学习行为、合作交流、评价方式都发生了较大变化，如表3-1所示。

表 3-1　　　　　　　　　　**信息化教学模式与传统教学模式的比较**

	信息化教学模式	传统教学模式
教师角色	教学中的导航者、设计者和帮助者	教师是所有知识的来源，即知识的垄断者、传授者
学生地位	学习过程中的探究者，意义建构的主体	知识的被动接受者
教学方法	以启发学生探究为主，包括讨论式、协作式和个别辅导式	教师呈现，学生听，以教师讲授为主，也包括一些讨论式、个别辅导式
课程设置	多元化、多学科，不同学科被整合为一个整体	科目是单独呈现给学生的，单一化、分学科
学习行为	学习是以问题为中心的，培养能力和整体素质，促进高级思维的形成	学习是以事实为中心的，以培养学生对于知识点的熟练程度为主
合作交流	合作学习促进学习和问题解决，信息技术把外界和教师联系起来	合作学习限于形式，学校和社会相分离，很少与外界交流
评价方式	评价是基于学生在解决问题、交流思想、呈现信息、学会如何学习等方面能力的提高，以行为为基础进行综合评价	评价是基于学生记住了多少知识，对学科知识与分类技能进行评价

（三）信息化教学模式的特点

1. 信息源丰富，知识量大，有利于教学情境的创设

现代教育技术手段为课堂教学提供了全新的教学环境，课堂上教学信息变得丰富多彩，信息的来源不再局限于教师和课本。在课堂教学中运用多种媒体，不仅能够扩大知识信息的含量，还可以充分调动学生的多种感官，这在为学生提供一个良好的学习情境的同时，还使得学生能够更好地理解和掌握所学知识。另外，教学媒体的运用，使学生可以从丰富的学习资料和素材中获取所需要的资料，提高学生掌握知识的灵活性。

2. 有利于学生学习主动性和积极性的充分发挥

在课堂教学中引入现代信息技术，尤其是多媒体技术和网络技术后，教学过程的四要素都发生了相应的变化。在信息化教学中，教师不再是知识的传递者，而成为了学生知识获取能力的培养者，学生自主思考能力、自主探索能力和自主发现能力的指导者。教学媒体时而作为辅助教学的教具，时而作为学生自主学习的认知工具。教材既是教师向学生传递的内容，也是学生进行意义建构的对象。在这种新的教学模式中，学生的主动性和积极性都得到了充分的发挥。

3. 实现个别化教学，有利于因材施教

计算机的交互性为学生的个别化学习提供了机会。多媒体技术可以完整地呈现学习内容。在这个过程中，学生可以自主选择学习内容的难易程度和学习的进度，并可以随时与教师和同学进行交流、互动。在现代信息技术所构造的教学环境中，学生逐步摆脱了传统教学中以教师为中心的模式，成为了学习的主动者。在学习过程中，学生能够主动地获取知识，处理信息，能够使自己的个性和特长得到发展。

4. 能够促进学生间的互动互助，有利于学生协作精神的培养

计算机网络的特性，有利于培养学生的合作精神，有助于学生形成良好的人际关系。在网络的帮助下，学习者可以通过互相协同、互相竞争或分角色扮演等多种不同的形式来进行协作式的学习。

5. 有利于学生创新精神的培养和信息能力的发展

多媒体的超文本特性与网络特性的结合，为学生信息的获取、分析和加工能力的培养营造了理想的环境。众所周知，互联网是世界上最大的知识库。它拥有巨大的信息资源，而且这些资源是按照符合人类联想思维的超文本结构组织起来的，特别适合于学生进行"自主发现、自主探索"式的学习，能够培养学生的发散性思维和创造性思维。

第三节　信息化教学资源

一、信息化教学资源概述

教育资源是指能创造出一定教育价值的各类信息资源，即支持教育的所有资源，包括教学资料、支持系统和教学环境等。信息化教学资源是指信息技术环境下承载教育信息的各种资源，也就是指蕴含大量的教育信息，能创造出一定的教育价值，以数字形态存在的教学材料，包括学生和教师在学习与教学过程中所需要的各种数字化的素材、教学软件、补充材料等。

二、信息化教学资源的类型

信息化教学资源的分类根据《教育资源建设技术规范》（征求意见稿），中国目前可建设的信息化教育学资源主要包括 9 类，分别是媒体素材（包括文本、图形与图像、音频、视频和动画）、试题库、试卷、课件与网络课件、案例、文献资料、常见问题解答、资源目录索引和网络课程。另外，还可根据实际需求，增加其他类型的资源如电子图书、工具软件和影片等。

（一）媒体素材

媒体素材是指教学过程中传播教学信息的基本组成元素，包括文本类素材、图形与图像类素材、音频类素材、视频类素材和动画类素材。

（二）试题库

试题库是按照一定的教育测量理论，在计算机系统中实现的某个学科题目的集合，是在数学模型基础上建立起来的教育测量工具。

（三）试卷

试卷是用于进行多种类型测试的典型成套试题。

（四）课件与网络课件

课件与网络课件是对一个或几个知识点实施相对完整教学的软件。根据运行平台可分为网络版的课件和单机运行的课件。网络版的课件需要能在标准浏览器中运行，并且能通过网络教学环境被大家共享。单机运行的课件可通过网络下载后在本地计算机上运行。

（五）案例

案例是指由各种媒体元素组合表现的有现实指导意义和教学意义的代表性事件或现象。完整的教学案例通常包括教学设计方案、教学课件、课堂视频实录和教学反思四个部分。

（六）文献资料

文献资料是指有关教育方面的政策、法规、条例、规章制度，对重大事件的记录、重要文章、书籍等。

（七）常见问题解答

常见问题解答是针对某一具体领域最常见的问题给出全面的解答。

（八）资源目录索引

列出某一领域相关的网络资源地址链接和非网络资源的索引。

（九）网络课程

网络课程是通过网络表现的某门学科教学内容及实施教学活动的总和。它包括两个组成部分：一是按照一定的教学目标、教学策略组织起来的教学内容；二是网络教学支撑环境，包括教学资源（电子教案、媒体素材、课件、试题库、案例、文献资料、常见问题解答库、资料目录索引等）、教学平台（支持网络课程教学活动的软件工具，如网络课件写作工具，多媒体素材集成软件，网上答疑、网上讨论、在线测试系统软件，工具软件，应用软件等）以及在网络教学平台上实施的教学活动（实时讲座、实时答疑、分组讨论、布置作业、讲评作业、协作解决问题、探索式解决问题、联系测试、考试阅卷、教学分析等）。

以上信息化教学资源可以概括成三大类型：一是素材类教学资源，即前面所说的教学素材；二是集成型教学资源，即根据特定的教学目的和应用目的，将多媒体素材和资源进行有效组织形成的复合型资源，常见的形式有试卷、试题库、文献资料、课件与网络课件、专题学习网站、教学软件等；三是网络课程。

三、信息化教学资源的特点

（一）组织的非线性化

传统教学信息的组织结构是线性的、有顺序的，而人的思维、记忆是网状结构的，可以通过联想选择不同的路径来加工信息。因此多媒体技术具备综合处理各种多媒体信息的能力和交互特性，为教学信息组织的非线性化创设了条件。

（二）处理和存储的数字化

利用多媒体计算机的数字转换和压缩技术，能够迅速实时地处理和存储图、文、声、像等各种教学信息，既方便学习，增加信息容量，又能够提高信息处理和存储的可靠性。

（三）传输的网络化

网络技术的发展与普及，特别是各级教育网络的建立，使教学信息传递的形式、速度、距离、范围等发生了巨大变化，从而为网络教育、远程教育、虚拟实验室等新的教育形式的产生和发展奠定了基础。

（四）教育过程的智能化

多媒体计算机教育系统具有智能模拟教学过程的功能，学生可以通过人机对话，自主地进行学习、复习、模拟实验、自我测试等，并能够通过实时反馈，实现交互，从而为探究型学习创设条件。

（五）资源的系列化

随着教学信息化程度的提高和现代教育环境系统工程的建立，现代教材体系也逐步成套化、系列化、多媒体化，这使人们能根据不同的条件、不同的目的、不同的阶段，自主有效地选用相应的学习资源，为教育社会化、终身化提供保障。

四、信息化教学资源的开发原则

（一）教学性原则

信息化教学资源的开发要符合教育教学的规律，符合学生的认知水平，体现学生的认知特点，满足教与学的需要，符合教学大纲的基本要求。因此，信息化教学资源在内容呈现上要脉络清晰、简明扼要，用合适的媒体元素恰当地表现教与学的内容。

（二）原则

信息化教学资源既要生动、活泼、有趣，又不能违背科学的基本原则，更不能迎合低级趣味。因此,信息化教学资源中的各种操作必须规范、准确;选用的材料、例证和逻辑推理必须是科学的、符合客观规律的;所表现的图像、声音、色彩都要符合科学的要求,不能为片面追求色彩的艳丽、声音的悦耳、画面的生动而破坏其内容的真实性。

(三) 技术性原则

信息化教学资源的开发要符合技术质量标准,即图像清晰、声音清楚、色彩逼真、声画同步,运行方便、灵活、稳定,操作方便、快捷,交互性强,导航方便合理,容错性好。开发者要熟练掌握有关技术,力求精益求精。

(四) 艺术性原则

信息化教学资源的内容力求反映自然和社会生活中真、善、美的事物。画面构图要清晰匀称、变换连贯、流程合理。音乐与声音要避免噪音,音乐要与景物、动作相配合,声音要抑扬顿挫,使听者愉悦。光线与色彩要明暗适度、调配恰当,使学习者感到舒适。

(五) 开放性原则

信息化教学资源的开放性主要体现在开发人员的开放性、资源内容的开放性和结构体系的开放性等方面。开发人员的开放性是指教学资源开发人员可以是教师、教育专家、学科专家,也可以是学习者及各类愿意贡献智慧和力量的人员。资源内容的开放性是指既要着眼于学校教育、正式教育,又要兼顾非学校教育、非正式教育,要适应泛在学习的需要。结构体的开放性是指建设的教学资源应该力求立体化、系统化,并能及时更新、补充,具有多样的交互性,实现开放式共享利用。

(六) 创新性原则

信息化教学资源的开发一定要与时俱进,以时代的眼光开发建设教学资源。信息化教学资源创新主要包括理念创新、理论创新、内容创新、技术创新、模式创新、形式创新等。

(七) 经济性原则

信息化教学资源建设力求以较少的财力、物力和人力,开发出高质量、高水平的资源,切忌低水平的资源重复建设,要注意对现有资源的改造和利用,不要为建而建,总之信息化教学资源的开发要有周密的计划,避免浪费。

第四节 信息化教学环境

一、信息化教学环境的概念

教学环境是教学活动四周的一切事物,是影响教育活动的各种情况和条件的总和,包括显性环境和隐性环境两部分。显性环境主要指学校教学活动的场所,包括各种教学仪

69

器、设备，教室内外等的物理设施；隐性环境则包括教育理念、教学氛围、校园文化、人际交往氛围以及心理适应等。信息化教学环境就是运用现代教育理论和现代信息技术所创建的教学环境，是信息化教学活动开展过程中赖以持续的情况与条件，包含在信息技术条件下直接或间接影响教师教和学生学的所有条件和因素。

二、信息化教学环境的构成

信息化教学环境是一个庞大、复杂的系统，通常认为由信息化教学硬件环境、信息化教学软件环境、信息化教学资源、信息化教学人文环境和信息化教学队伍五大要素组成。

（一）信息化教学硬件环境

信息化教学硬件环境是教育现代化的基础，是开展现代教育技术的前提和条件，如多媒体教室、电子阅览室、语言实验室、校园网、移动校园网、智慧校园等。根据教育应用的地理范围，将信息化环境分为教室层次（智慧教室、多媒体网络机房、多媒体语言实验室、课程录播室和虚拟仿真室等）、校园层次（计算机局域网、数字校园、智慧校园）、教育城域网层次和互联网层次四种类型。与传统教学硬件环境相比，信息化教学硬件环境具有电子化、虚拟化、网络化、智能化、集成化和泛在化等特征。

（二）信息化教学软件环境

信息化教学软件环境主要包括各种教学系统平台、信息化教学管理环境及标准规范、信息化教学安全保障体系和信息化教学工具系统等。

（三）信息化教学资源

信息化教学资源是包含教育信息的，以数字信号形式存在或出现，并可供学生使用的信息资源。在信息化教学环境下，教育优势的发挥必须有丰富的信息化教学资源的支持。

（四）信息化教学人文环境

信息化教学人文环境主要包括现代教育思想、理念和意识，教育信息化政策与法规，信息化教学氛围，信息化学习风气，信息化学习文化与道德等。

（五）信息化教学队伍

信息化教学队伍是信息化教学环境中的核心要素，是信息化教学研究开发、应用推广、服务管理、实际应用等各种工作的中坚力量。信息化教学队伍包括信息化教学领导与管理队伍、信息化教师队伍、信息化教学支持队伍。

三、信息化教学环境的特点

信息化教学环境中信息的传递方式和学生对知识信息加工的手段、方法与传统教学环境截然不同。利用现代教育技术手段的支持，信息化教学环境调动尽可能多的教学媒体、信息资源，构建了一个良好的学习环境。在教师的组织和指导下，信息化教学环境能充分发挥学生的主动性、积极性、创造性，使学生能够真正成为知识信息的主动建构者，达到良好的教学效果。

我们知道，以计算机为主的现代教学媒体（主要指多媒体计算机、教学网络、校园网和互联网）的出现带来了传统教学媒体所无法具备的特性：计算机交互性、多媒体特性、超文本特性、网络特性。这些特性能够使学生在课堂上的地位有所改变，使学生能够真正积极主动地探索知识，而不再是被动地接受知识信息，成为知识信息的主动建构者。在这种模式下，教师是课堂教学的组织者、指导者，学生建构意义的帮助者、促进者，而不是知识的灌输者和课堂的主宰。信息化教学环境具有如下特点。

（一）信息源丰富，知识量大

现代教育技术手段为课堂教学所提供的教学环境，使得课堂上信息的来源变得丰富多彩，教师和课本不再是唯一的信息源。多种媒体的运用不仅能够扩大知识信息的含量，还可以充分调动学生的多种感官，为学生提供一个良好的学习情境。

（二）学生学习积极主动

现代教育技术手段的加入，尤其是多媒体计算机和网络的加入，使教师的主要作用不再是提供信息，而是培养学生自身获取知识的能力，指导学生的学习探索活动，让学生主动思考、主动探索、主动发现，从而形成一种新的教学活动进程的稳定结构形式。在整个进程中，教师有时处于中心地位（以便起主导作用），但并非自始至终如此；学生有时处于传递—接受学习状态（这时教师要特别注意帮助学生建立"新知"与"旧知"之间的联系以便使学生实现有意义的学习），但更多的时候是在教师指导下进行主动思考与探索；教学媒体有时作为辅助教学的教具，有时作为学生自主学习的认知工具；教材既是教师向学生传递的内容，也是学生建构意义的对象。可见，这样有利于提高学生的主动性和积极性。

（三）个别化教学，有利于因材施教

计算机的交互性给学生提供了个别化学习的可能，学生可以通过多媒体技术完整呈现学习内容与过程，自主选择学习内容的难易、进度，并随时与教师、同学进行交互。在现代教育技术手段所构造的教学环境下，学生可逐步摆脱传统的教师中心模式，学生由传统的被迫学习变为独立的主动学习，在学习过程中包含更多的主动获取知识、处理信息、促进发展的成分，有利于因材施教。

（四）互助互动，培养协作式学习

计算机的网络特性有利于实现培养合作精神，并促进高级认知能力发展的协作式学习。在网络的帮助下，学习者通过互相协同、互相竞争或角色扮演等多种不同形式来参加学习，这对于问题的深化理解和知识的掌握运用很有好处，而且对认知能力的发展、合作精神的培养和良好人际关系的形成也有明显的促进作用。

四、信息化教学环境建设的功能要求

教育部 1997 年启动了 1000 所现代教育技术实验学校项目，其中对实验学校的教育技术教学环境建设提出要求，即"在项目实施过程中，要结合实际，积极建设好现代教学环境，并从发挥最大效益出发，建立不同功能的现代化教学环境，使这些教学环境有利于开展多种媒体组合教学，有利于教师对教学过程的调控，有利于学生的积极参与和学习主体作用的充分发挥，有利于开展个别化学习，有利于多种学习资源的利用和资源的共享等"。

对教育技术教学环境的功能基本要求是：

（1）有利于开展多种媒体组合教学。如多媒体综合教室，将传统的黑板（白板）和多种现代媒体如幻灯、投影、录音、录像、影碟、多媒体计算机等组合成一个有机系统，大大方便了教师开展多媒体组合教学。

（2）有利于教师对教学过程的调控。这意味着在教学中教师能方便地动手去操作各种媒体，又能方便地取得学生的学习信息去调控整个教学进程。

（3）有利于学生的积极参与和学习主体作用的充分发挥。使学生能利用多种感官，主动获取信息，加工信息，形成自身的知识结构与能力。

（4）有利于开展个别化学习。这意味着提供学习资源的数量要多，传输技术要先进，以便学生根据自身需求进行有效的个别化学习。

（5）有利于多种学习资源的利用和资源的共享。这意味着要建立学校的学习资源中心和信息传输网络，达到资源的共享和充分利用。

学校建设的教育技术教学环境，不一定每个都同时具备上述 5 个有利因素，但起码要满足上述 1~2 个以上的有利因素。在建设中必须结合实际，讲求效益。结合实际，是指教育技术教学环境建设必须根据教学的实际需要和可以投入经费能力的实际。我国地域广阔，经济发展差异很大，各地的教育经费投入也受多种因素制约，因此教育环境建设必须考虑自身的经济能力，从实际出发，去建设合适的项目。讲求效益，是指信息化教学环境必须得到充分利用，用出效果，不能只作摆设，成为参观活动的展品，应付评比。同样教学功能的环境应采用最节省经费的方案，提高功能价格的比值。

第五节 信息化教学设计

一、信息化教学设计概述

信息化教学设计以现代教育教学理论为指导，运用系统的方法，在信息化教学环境的支持下充分利用信息技术和信息资源，科学地安排教与学过程的各个环节和要素，以实现教学过程的优化。定义包含了以下几方面的含义：

（一）强调信息化教学的特征

信息化教学最突出的特点是学的工具，也可作为学生学习的认知工具，信息化教学设

计既要设计教与学的活动，又要设计信息化学习环境。

（二）强调系统方法的运用

教学设计中将教师、学生、教学内容、信息化教学环境等基本要素综合考虑，对要素之间的相互联系和规律进行分析，将教学作为一个动态变化的系统，通过分析、设计、实施、评价的环节，寻找实现目标的最佳方案。

（三）强调现代教育理论的指导

信息化教学是信息时代的产物，在教学形态、教学观念等方面有别于传统教学，从辩证发展的视角分析信息化教学设计，必须运用与之匹配的现代教育教学理论，使理论、设计与实践之间达到精致协调。

（四）强调优化的教学效果

为学生的学习而设计是信息化教学设计的主旨。教师对教学中的各要素和环节进行整合设计，可使教学过程有序且有效。通过教学目标的设计、教学内容的分析、教学策略的选择、学习环境的支持、评价的设计等，系统地考虑了教学中的主要因素，使其合理组合，达到花较少时间获得较大收益的目的，从而实现教学效果的优化。

二、信息化教学设计的特点

与传统的教学设计相比，信息化教学设计由于设计要素的变化显示出以下特点。

（一）以建构主义学习理论为基础

建构主义是学习理论中行为主义发展到认知主义以后的进一步发展。用乔纳生（Jonassen 1992）的话来描述，即向与客观主义更为对立的另一方向发展。建构主义学习理论的基本思想是：学生是积极地建构他们自己的知识的，学生的心理中介来自于外部世界的输入，并且决定着学生将学习什么；学习是心理的积极运作，而不是对教学的被动接受。由于建构主义学习理论强调以学生为中心，所以信息化教学设计也从"以学生为中心"出发，强调培养学生的首创精神和高级思维技能。整个信息化设计过程是非线性的，有时甚至是混沌的。教学的重点是在意义丰富的情境中发展理解，注重信息化的学习环境的创设，懂得教学内容与情境的开发者在信息化教学设计中起着重要作用。

（二）以建立新型的学习方式为宗旨

学习方式是学生完成学习任务过程中基本的行为及认知取向。传统的接受式教学中，学生的基本行为是记忆、理解学习内容，实现知识的迁移，学习是个体的行为，其最大弊端在于学生学习了大量的知识，但在遇到实际问题时却不知道如何解决，课堂学习的知识与现实生活存在脱节现象。信息化教学设计强调学生是学习的主体，并能利用学生已有的经验，在学习环境的支持下通过和学习同伴的协作交流，进行探究发现，通过问题解决建构知识意义。信息化教学设计的宗旨为建立凸显自主性、合作性、探究性等特点的学习方式。

（三）以发展学生的高级思维能力为核心

高级思维能力是以高层次认知水平为主的综合性能力，创新能力、问题解决能力、批判性思维能力、团队协作能力、自主学习能力和元认知能力的培养均可促进高级思维能力的发展。高级思维具有多种能力综合、复杂、反思、调控及多元化标准的特点。信息化教学设计以发展学生的高级思维能力为核心，强调学习环境的设计，在真实复杂的情境中培养学生决策和解决问题的能力，通过主动学习、协商学习、意义建构促进高级思维能力的发展。

（四）以技术作为促进学习的支柱

技术涉及物化技术和智能技术，前者为解决问题或完成任务中运用的工具和设备；后者则指应用的知识、方法、策略和技巧，二者的综合能有效地支持学习。信息化教学设计中强调信息技术作为学习工具和认知工具，技术作为学习工具有演示功能、交流功能、探究功能、管理功能等，学习者通过技术学习可提高学习的效率，支持意义建构。技术作为学习的支柱，可形成信息化教学方法与信息化教学模式。

（五）以投入型学习的设计为关注点

投入型学习是指学习者对学习负责，能够自我控制，选定学习目标并进行自评；他们对学习充满热情，愿意持续学习以便于解决问题、理解和行动。他们富有策略，知道如何将知识进行转化以创造性地解决实际问题。投入型学习还涉及协作，即学习者有意愿、有能力与他人一道工作。投入型学习是一种主动性学习，具有自主活动决策权和学习策略；学习充满交互，具有开放、建构的特征。信息化教学设计强调学习环境的设计，通过丰富的学习资源和学习工具的支持，学习者可以进行基于真实任务的、情境化的、问题解决的学习，主动地制订学习计划，进行决策，教师提供必要的引导和帮助，学习评价基于学习者在真实任务中的绩效表现。这样产生的学习在认知方面采用了深层次加工策略，并且在行为方面和情感方面均有投入。信息化教学设计的关注焦点正是在于提高学生学习的投入程度。

三、信息化教学设计的原则

（一）以学为中心，注重创造能力的培养

信息化教学设计要改变传统教学中学生被动学习、死记硬背、机械训练的学习方式，将教学的重心从教师的"教"转向学生的"学"，将关注教师教学行为的设计转向关注学生学习活动的设计。这种设计中心的确定重塑了师生间的关系：教师是学生学习的促进者与帮助者，发挥引导、监控、组织与评价学生学习的作用；学生是学习的主体，发挥主动、自主、探究与自我调节的作用。这种设计注重学生在真实环境中应用所学的知识，培养创造能力。

（二） 以多种资源支持学生的学习，注重学习环境的设计

学习环境是学习者利用资源生成意义并且解决问题的场所。信息化教学设计强调通过提供丰富的资源和学习工具，创设学习情境，构建学习共同体等环境因素，为学生有效地获取知识和技能、协调地发展智能与个性、促进高级思维能力的发展提供支持。

学习环境是学生可以在其中进行自主学习和探究发现的场所，各种资源不再是支持教师的教而主要用来支持学生的学。在信息化教学环境中学生通过资源工具的支持进行学习，不但能得到教师的指导和帮助，而且学生之间也能进行相互协商和交流，学习得到促进和支持而非控制与支配，学习有了更多的自主权，由此看来学习环境为自主学习、意义建构提供了丰富的给养。

（三） 注重情境对意义建构的作用

情境是与特定事件相关的整体背景或环境，它提供了获得知识的真实世界。学习总是在一定的情境中发生的，在真实的学习环境中获得的知识才能在现实生活中加以运用，认知的过程与情境之间存在一定的依赖性。

为此，在教学中通过创设情境，为学习营造仿真的实际情境，不仅可以激发联想，提供记忆的线索，而且可促进学生参与交互学习的积极性，使学生投入学习，获得知识和技能，以便解决问题或操纵环境。为此情境对于意义建构有着强有力的影响。

（四） 注重协作学习对意义建构的作用

协作贯穿于学习过程的始终，通过协商交流，学生之间共享思想观点，可以对问题有更全面而深入的认识和理解，体现了建构意义的关键特征。协作学习中，为了让他人理解自己的想法，需要清晰的思路和恰当的表达，可以培养学生的语言表达能力；同时也要学会聆听、理解他人的想法，学会相互接纳、欣赏和尊重，可以培养学生的人际交往能力。

信息化教学中通常是以小组或其他协作形式展开学习，以小组共同目标的实现保证和促进学习的互助，每个学习者均承担一定的任务，不仅对自己的学习负责，还要关心和帮助他人的学习，形成积极的依赖关系，并共享他人的知识和背景，共同完成小组的学习任务，实现意义的建构。

（五） 注重对学习过程的评价

传统教学中以教学目标为核心开展教学，关注教学目标的达成程度，通过考试测验等方式进行教学评价，检验学习的结果。信息化教学不仅关注教学结果的评价，更加关注学习过程的评价。评价是教学的有机组成部分，评价活动与学习过程共始终，注重对动态、持续、不断呈现的学习过程进行评价。

信息化教学中强调知识的建构，学习过程涉及知识的发现和应用、学习的监控与调节等高级思维水平的活动，与传统教学中学生对知识的复制、回忆和再认的表现形式相比，更加复杂和多样化，为此在评价中注重采取多元化的评价方法。

评价主体的价值体系在很大程度上决定评价的内容和方法。传统教学评价中评价主体

是教师。信息化教学中的评价主体有教师、学生、家长、教育机构。这种多主体评价可以从多方位、多角度地进行评价，为此信息化教学注重学生自评、互评及教师评价的多主体评价。

四、信息化教学设计模式

（一）信息化教学设计模式的含义

模式是再现现实的一种理论性的简化形式。教学设计的模式是在教学系统设计的实践当中逐渐形成的、运用系统方法进行教学系统设计的理论简化形式。

信息化教学设计模式一方面来源于理论，根据一定的理论提出假设，设定相应的活动和操作程序，在实践中应用并得以检验；另一方面来源于教学实践，将实践经验提升总结，概括为理论的雏形。信息化教学设计模式的特征有：

（1）再现性：信息化教学设计模式是对信息化教学设计实践的再现，准确地描述了信息化教学环境中教学活动的过程和结构。

（2）理论性：信息化教学设计模式是理论性的，代表着一定的理论内容。

（3）典型性：在一定的范围内，信息化教学设计模式具有一定的示范性和代表性，可借鉴和模仿。

（4）简约性：信息化教学设计模式表达为一定的程序化步骤，将信息化教学环境中的各要素及相互关系结构化、简约清晰地表现。

（二）信息化教学设计模式的构成要素

（1）理论基础：任何一种教学模式都是以相关理论为基础的，信息化教学设计模式以建构主义理论为前提和基础。

（2）教学目标：教学模式是针对特定的教学目标而构建的。信息化教学设计模式以促进学习者的高级思维能力发展为目标。

（3）实现条件：教学模式要发挥功效，需要以学习环境各要素协调为条件。信息化教学设计模式表现为师生互动关系、学与教的策略、学习环境要素等形成稳定的结构，在不同的情境中表现为灵活多样的组合关系和程序。

（4）操作程序：教学模式是对理论基础、目标、条件、策略方法和评价的有机整合，是对教学空间要素和时间要素关系的概括。信息化教学设计模式既要反映信息化教学中教师、学习者、学习内容、学习资源等多要素相互作用方式的空间关系，也要反映教学的步骤和教学程序的时间关系。

（5）评价：教学模式都有评价的标准和方法。信息化教学设计模式由于理论基础、目标指向的不同，强调学习过程的评价、高级思维能力发展的评价，多采用动态、多元化的评价。

（三）典型信息化教学设计的模式

信息化教学设计模式定位在教育理论与课堂教学实践的中间连接上，是以先进的教育理论为基础，通过大量的案例、模板、量规等形式，供教师结合自己教学实践进行填空替换的模板等多样化资源，使教师通过各种阶梯或支架，能够模仿、借鉴、运用，或在反复实践的基础上，内化、领悟、迁移、再创造这些资源。

下面主要介绍几种典型的信息化教学设计模式。

1. WebQuest 模式

（1）1995 年初圣地亚哥州立大学的 Bernie Dodge 和 Tom March 开发并定义了 WebQuest 模式：学生充分利用来自网络的信息进行的探究学习活动。这种探究学习活动有以下主要特点：

①有一个明确的主题或问题（可派生出多个具体问题）；

②这样的问题可通过寻求信息而得到解答；

③问题的解答没有唯一性。WebQuest 作为面向问题的探究活动，学生可以从网上得到绝大部分甚至所有需要的信息，重点在于培养学生如何有效地分配时间和使用信息资源的能力，同时提高学生分析问题、综合问题、解决问题和评价问题的思考能力。

（2）一个标准形式的 WebQuest 教学设计包括介绍、任务、资源、过程描述、学习建议、评价和总结七个部分，各部分各有其设计的要点。

①介绍：即对于所"探究"问题的简要描述。在这里，教师需要简要介绍 WebQuest 的大致情况，对活动步骤和背景信息作一个介绍，以进行先期的组织和概述工作。

②任务：对于学生们要做的事情的描述。在这里，教师应该清晰明了地描述学习者行为的最终结果。在 WebQuest 中涉及的任务可以是：一系列必须解答或解决的问题；对所创建的事物进行总结；阐明并为自己的立场辩护；具有创意的工作；任何需要学习者对自己所收集的信息进行加工和转化的事情等。任务必须是可行和有趣的。

③资源：指向网上相关站点的链接及其他有助于学习者完成任务的各类资源。WebQuest 本身要提供一些资源作为上网查找资源的定位点。这些资源包括网络文件，专家的电子信箱或实时会议，网上可查找的数据库，书籍和其他实物文件。

④过程描述：即教师要对指定任务的完成给予指导，说明学生要做些什么和经历几个步骤才能完成任务。

⑤学习建议：教师要对如何组织获得的信息进行指导，可以通过一些指导性的问题，或用时间表、概念图、因果关系图来引导。

⑥评价：创建量规来展示如何评价最终的成果。另外，教师还可以创建一个自我评价表，这样学习者可以用它评价和反思自己的学习。

⑦总结：即对于将要完成或学习事物的简要总结。这是对探究过程的总结，让学习者知道自己学了什么，并鼓励他们将这种方法用于其他领域。

（3）教师在设计 WebQuest 时，除了把握以上要点外，还要了解以下几点：

①WebQuest 可以是小组活动，但组内学习者要分工合作，比如扮演不同的角色，或代表不同的观点。

②WebQuest 可以通过赋予学习者一定的角色，如科学家、侦探、记者，以促进学习者的探究活动。

③WebQuest 可以是某一学科的，也可以是跨学科的，但设计一个跨学科的教学活动

会比单学科更难。

（4）在使用 WebQuest 时可能遇到的难题。

要有效实施 WebOuest 模式，需要一些条件的支持。另外，教师可能会遇到以下一些问题。

①软硬件设施。计算机必须联网，同时需要一个网络服务器放置学生的 WebQuest 学案。

②学生在 WebQuest 单元的学习中，对资源的处理往往会停留在简单的收集、复制、粘贴层次，而不会进行高级层次的分析、整合和加工。在此阶段，教师应该做好引导，可以通过给学生划分子任务和提供资源、提出相应的策略建议或必要的过程指导等方式，加强学生分析、整合和加工资源，从而发展高级思维能力。

③需要综合运用评价量规的制定和评价方式。WebOuest 通常采用量规表来考查学生在教学中表现的不同方面（包括过程、结果、态度、情感等）和评价学生的参与程度。考查的方面多，对量规的要求也就高。但量规的制订又不能太繁琐和复杂，要便于操作，这就形成了一个矛盾。教师如何调动学生参与到评价量规的制订中来，也是需要考虑的问题。

④WebQuest 教学过程与课时的矛盾，也是如何保持教学的连贯性的问题。对于教师来说，处理这样一个矛盾，需要课前准备好某些环节和步骤，如任务和资源环节，并布置给学生利用课外时间来完成。

2. 基于问题的学习（Problem-Based Learning，PBL）

（1）由来和特点。

基于问题的学习最早是 20 世纪 50 年代中期从美国医学教育发展而来，后来被其他领域所采用，如商业教育、建筑教育、法律教育等。有研究结果表明，PBL 能够促进学生对新问题的概念迁移，提高学生对知识的综合运用能力与自主学习能力。随着不断的研究和实践，基于问题的学习也受到基础教育的重视，并逐渐在中小学教学中应用。

（2）教学设计过程。

①创设情境，提出问题。在课堂中创设一个与学生生活密切相关，能够引起学生兴趣的情境。根据教学目的和教学内容的需要创设情境，呈现情境的方式可以是多样的。同时，教师要提出一些引导性的问题，如为什么会出现这种现象？这种现象背后的实质是什么？如何促进和消除这种现象？等等。

②界定问题、分析问题、组织分工。通过进一步分析问题情境，分析情境背后的问题实质。将学生分成小组，小组成员进一步确定需要解决的问题，提出解决问题的假设，明确需要做的事情和确定研究计划后进行小组分工。

③探究、解决问题。首先尝试运用原有的知识解决问题，同时可以通过各种途径（调查、访谈、查阅书籍、上网等）收集相关的信息。将小组收集的信息进行汇总、整理、分析、加工，评价判断信息的有效性、充足性，判断所收集的信息是否能够解决问题。在获取信息的基础上，讨论、交流解决问题的建议、主张和方案。实施解决方案，查看效果。

④展示结果、成果汇总。展示的结果包括小组对解决问题的建议、推论、方案等，也

可以鼓励学生简单阐述自己（或小组）解决问题的过程。在展示之前，可以先将各小组的资料彼此交换和阅读，便于提问和讨论。另外，在成果展示的过程中，教师可以建议学生使用多种方式表现成果。

⑤评价、总结和反思。在成果汇总之后，教师要采用多种方式评价学生，如同伴互评、教师评价、自我评价等。除了评价小组的解决方案，还需要评价小组的合作情况、活动开展的情况、小组成员的表现等。同时，学生要对学习的内容和学习的过程进行反思。

（3）在使用过程中可能遇到的问题。

首先，在基于问题的学习中，学生对整个问题的解决过程需要大量的时间来保证，而课时又很有限，教师在选择教学模式时，往往为了保证全部课程的完成而不予选择基于问题的学习模式。在此建议教师选择此模式时，一方面需要从整体入手，对课程进行知识的整合分析，突出重点，大胆促进迁移；另一方面，教师可以将课前、课中以及课后活动融为一体，使课前与课后成为课堂教学的延伸。但教师也要注意不可过多占用学生的课后时间。其次，如何调动学生在这种学习模式中的主动性和参与度。一直以来，大部分学生习惯了教师给出现成答案，面对问题时不知如何下手。对此，教师要多给予学生指导和支持，多让学生尝试。对于学生的学习过程，也要给予反思的时间和机会，使学生能够不断地回顾和总结所学的知识。而教师自身也要进行必要的恰当的总结。

3. 英特尔未来教育模式

（1）介绍。

英特尔未来教育是由 Intel 公司提供资助的大型国际合作的全球教师培训项目，主要致力于信息技术整合于学科教学的技能与方法的培训。应该说，其教学模式对于中小学信息技术教师自身的教学实践也很有借鉴意义。英特尔未来教育课程呈现模块化结构，主要分为 10 个模块，也可以称作英特尔未来教育模式的设计流程：

①准备单元计划；

②查找资源；

③创建多媒体演示文稿；

④创建出版物；

⑤准备教师支持材料；

⑥创建网站；

⑦建立单元计划支持材料；

⑧整合单元计划；

⑨评价单元计划；

⑩建立单元实施方案。

这 10 个模块贯穿着三条主线，分别是信息技术的使用、教学计划（教案）的设计和评价工具的使用（见图 3.1）。

"Intel 未来教育"教学设计的整个过程模式体现了信息化教学设计思想：要设计以信息技术为支撑的教学过程，让学生能够充分利用信息技术开展学习，包括与专题相关信息的获取与加工、问题解决方法的探索、知识的建构与传播、问题研讨与互动、学习过程的评价等。

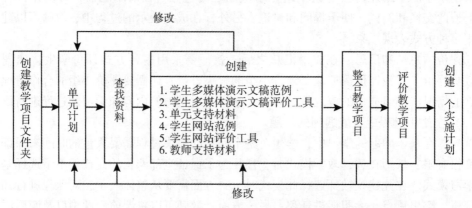

图 3.1 "Intel 未来教育" 教学设计的过程模式

（2）在使用过程中可能存在的问题。

英特尔未来教育模式是近年来美国教育改革发展的一个自然呈现。这些对美国教师来说是习以为常的教学模式，但资源性学习、面向作品集的评价等对于大部分中国教师的习惯思维方式和教学行为方式是一个巨大的冲击，而且对于教师的信息素养、教学观念与信息化教学设计的实践能力都提出了更高的要求，掌握它需要一定的时间，要将其灵活运用并得心应手则需更长的时间。

五、信息化教学设计单元包

（一）信息化教学设计单元包的概念

教学设计单元包是为了实现特定学科单元的教学目标，而产生的信息化教学设计成果。开发的信息化教学设计单元包括信息化教学设计方案、多媒体课件、学习资源、学生作品范例、活动过程模板、评价量规等内容。

（二）信息化教学设计单元包的组成要素

1. 信息化教学设计方案

在进行教学目标、教学内容、学习者特征分析的基础上，选择教学重心和教学策略，设计教学过程，选择辅助教学的媒体，采用自主学习的策略和协作学习策略，设计评价工具，形成教学设计方案，方案的表达形式可以是文本叙述式、表格式等。

2. 多媒体教学课件

多媒体教学课件是为了配合教学内容的讲解或学生的学习而专门设计的，可以从现有课件中选择，也可以对现有的课件进行选编修改和加工，还可以通过教师自己设计制作。多媒体课件除了考虑表现形式的生动直观，最重要的是要科学地反映教学内容，要为实现教学目标服务。

3. 学生作品范例

在教学过程中如果要求学生完成电子作品，教师应事先为学生提供作品的样例，使学生对自己的作品任务有一个整体的认识。范例只起参考和启发作用，鼓励学生创新，表达自己的看法与观点。

4. 学习资源

根据教学内容和学习的主题，提供学习中所用的资源，也可以指导学生进行查找。可以是教师在课堂教授中所准备的学习资源，也可以是支持学生进行探究学习的资源。如果是一系列的网址，需要对其内容进行简要的文字描述。

5. 活动过程模板

在教学过程中，学生可能要进行实验、调查、设计等活动，教师应事先为这些活动的过程及数据记载设计相应的表格、记录单等，使学生在学习的过程中能直接利用这些模板，这不仅为学生的学习提供了帮助，而且使学生的学习结果记录清晰明了。如果模板不能统一样式，也可以让学生自行设计。

6. 评价量规

将针对学习活动评价设计的量规放在信息化教学设计单元包中，可及时记录学习过程中的信息，便于对学习过程与目标进行分析，调整教与学的策略。

第六节　信息化教学的评价

评价是信息化教学的重要组成部分，与传统教学方法相比，信息化教学评价显得更为重要。大量的实践证明，在信息化教学中，教学评价与学生学习效果具有正相关性。

一、信息化教学评价概述

信息化教学评价是为了收集学生所掌握的知识和技能的数据、监测学生的学习行为并不断地改进教与学的实效性，评价可以证实教育者了解教学设计目标是否达到，并为修正教学系统提供实际依据。信息化教学可以采用各种不同的评估形式，比如，电子学档、非正式的考查、传统的竞赛（测验）和考试、自查清单、记分表和评价量规等形式。

二、信息化教学评价与传统教学评价之比较

（一）评价目的不同

信息化评价是基于学生表现和过程的、用于评价学生应用知识的能力。关注的重点不再是学到了什么知识，而是在学习过程中获得了什么技能。评价通常是不正式的，建议性的。传统的教学评价侧重于评价学生结果，以便给学生定级或分类。通过既定标准对学生知识和技能掌握的程度、学习结果进行判断，并依据这种标准对学生所学到的与没学到的进行判断。

（二）评价标准的制订者不同

信息化评价是由教师与学生根据实际问题及学生先前的知识、兴趣与经验共同制订。

其关键点是以学生为主体，教师为主导。传统评价的标准是根据教学大纲或教师、课程编制者等的意图制订的，对团体学生的评价标准是相对固定且统一的。而信息化评价是按照教学目标和学生的学习能力、学习进度等实际情况来制订的，每个学生评价是有差别的，没有团体性评价指标。

（三）对学习资源的关注不同

信息化教学过程中学习资源的来源广泛，特别是互联网介入学习过程，资源丰富，但质量跨度很大，有一流的精品资源，也有一些基本属于垃圾资源。如何选择适合学习目标的资源是教师和学生终身学习的必备能力之一。在信息化教学评价中，对学习资源的评价受到更广泛的重视。在传统教学中，学习资源往往是相对固定的教材和辅导材料，对学习资源的评价相对忽视。

（四）学生所获得的能力不同

在信息化教学中，面对不断更新的知识，指望第三方像传统教学中的教师一样适时地对自己的学习提供评价是不可能的。自我评价成为一个必备的技能，在传统教学评价中，学生的角色是被动的，他们通过教师的评价被定级或分类，并从评价的反馈中认识自己的学习是否达到预期目标，而信息化教学中，是学生之间、教师与学生间、学生自我进行评价，评价是为了定级修正学习的方式和进度。

（五）评价与教学过程的整合性不同

在信息化教学中，培养自我评价的能力和技术本身就是教学的目标之一，评价具有指导学习方向、在教学过程中给予激励的作用。评价融合在真实任务之中，评价是整个学习的不可分割的一部分。在传统教学中，评价往往是在教学之后进行一种孤立的、终结的活动，目的在于对学习结果进行判断。

三、信息化教学评价的原则

（一）适应性原则

信息化教学评价体系必须要适应课程、学科教学的需要，服务学科是目的、是内容，而评价是方法、是手段、是形式。形式要服务于目的，不能为了评价而评价。评价更不能哗众取宠，做一些不切实际的花里胡哨的东西是达不到目的的。

（二）可测性原则

评价是通过指标体系来判断教学目标的达到程度，因此指标体系应该是目标的具体化、行为化，其评价项目和要素具有可观察性、可感受性、可测定性。

（三）系统性原则

信息化教学是在传统教学基础上增加了现代化教学媒体要素，对教师、学生、教学内容等要素产生了重要作用。多媒体教学评价指标体系应体现信息化教学特征，具有关联性、层次性、整体性、目标性，脱离整体对局部进行评价是不科学的、片面的。

（四）实事求是原则

评价指标、评价方法，要从教学单位的实际情况出发，不能从空洞的理论出发，这样才使评价具有可操作性，符合于教学原理的要求，也使教师可以参照执行，否则评价会脱离实际、流于形式。

（五）科学性原则

评价体系在适应教学需要、实事求是的前提下，要符合教育科学、教育技术、教育规律和学习理论的要求。不能随心所欲，不能违背科学。

（六）定性与定量相结合原则

信息化教学评价应尽量采用量化指标，由于教学评价有许多内容标准具有模型性，以达到准确、标准。为便于控制、操作，在量化评价的基础上，不便于量化的指标可采用一些定性评价。

（七）指导性原则

评价指标的设计应对教师的教学具有一定的指导作用，帮助其改进工作，不断提高教学质量。

（八）结构合理原则

信息化教学评价体系的结构要符合教学的特点和要求，能全面而完备地反映信息化教学的情况。

四、信息化教学评价分类

信息化教学评价方法包括诊断性评价、形成性评价和终结性评价方法，利用计算机实现了评价的自动统计分析和评分功能。为了更好地运用评价方法，下面对诊断性、形成性和总绪性评价进行比较，如表3-2所示。

表 3-2　　　　　　　　　　诊断性评价、形成性评价和总结性评价的比较

评价类型	诊断性评价	形成性评价	总结性评价
评价时机	在单元、学期或学年教学活动开始前	在教学活动开展过程中	在学期、学年或全部课程结束后
评价作用	评定教学准备	评定学习效果	评定学业成绩
评价目的	了解学生特征，合理安排教学活动	调整教学方案，改进教学方法与过程	证明学业成绩，预测后继学习能力

评价类型	诊断性评价	形成性评价	总结性评价
评价重点	认知、情感和素质	认知能力	学习结果
评价手段	摸底测验、学籍档案、调查分析等	平时作业、单元测试、日常观察等	期末测验、年终考试、学业考试等
评价内容	学生的智能基础、生理和心理特征等	课程和单元教学目标的完成情况	课程和学科教学目标的实现情况

五、现代信息化教学评价的常用方式

随着教育科学和信息化教学的发展，在教学评价上，出现了许多新的评价方式，现代信息化教学的常用评价方式有电子学档、评价量规、学习契约、评估表概念地图和表现性评价等。

（一）电子学档

电子学档（E-learning portfolio）是电子学习档案袋的简称，是指信息技术环境下，学习者运用信息手段表现和展示学习者在学习过程中关于学习目的、学习活动、学习成果、学习业绩、学习付出、学业进步以及关于学习过程和学习结果进行反思的有关学习的一种集合体。主要内容包括学习作品、学习参与、学习选择、学习策略、学习反思等材料，主要用于现代学习活动中对学习和知识的管理、评价、讨论、设计等，主要由学习者本人在他人（如教师、学伴、助学者等）的协助下完成，档案的内容和标准选择等必须体现学习者的参与。

电子学档应该包括下列元素：学习目标；材料选择的原则和评价量规；教师和学生共同选择的作品范例；教师反馈与指导；学生自我反省；清晰合适的作品评价量规：标准和范例。在完成电子学档时，还必须收集以下重要材料：①所选择内容学生的参与情况；②选择材料的标准；③判断材料优劣的标准；④清晰、合适的作品评价标准和评价量规；⑤学生自我反思的依据。综上所述，作为一种完整的电子学档，一般包括学习者五大类型的信息。

（二）评价量规

评价量规是一种结构化的定量评价标准，它往往是从与评价目标相关的多个方面详细规定评级指标，具有操作性好、准确性高的特点。

1. 评价量规的设计

一般量规都具有评价要素、指标、权重、分级描述这几个基本构成要素，但这并非是一个机械的规定，有时量规可能缺少权重或等级描述，而且形式也可能是多种多样。有的量规没有采用表格形式，而是用项目符号引领以标明各项标准，也有的量规中给出了最高（优）标准，而并不写明其他（中、差）标准。设计并使用的量规完全视实际情况的需

要，不必拘泥于形式。在教学实践中可以根据实际需要选择或者创造符合需要的量规形式。

2. 量规评价主要指标的确定

（1）主要指标应该与学习目标紧密结合，如要评价学生的电子作品时，可以从作品的选题、内容、组织、技术、资源利用等方面确定其主要指标。

（2）主要指标要尽可能用简短的词语进行描述。

（3）主要指标一般是一维的，一个有效量规中的每个主要指标通常是一维的，它可以分解成几个二级指标，但却与其他一级指标并列构成了评价的主要方面。

（4）所确定的主要指标整体要能够涵盖影响评价要素的各个主要方面。

3. 设计评价指标的权重

对所选定评价要素的主要评价指标进行综合权衡，为每个主要评价指标分配权重，并对量规中各结构分量的权重（分数）进行合理设置。结构分量的权重设计与教学目标的侧重点有直接的关系，并与评价的目的有关。反映主要考察目的的结构分量，权重应该高一些。如对学生电子作品的评价，如果教师的主要目的是教会学生学习制作电子作品的有关技术，那么赋予技术、资源利用结构的分量的权重应该高些；如果教师的主要目的是让学生通过电子作品展示自己的调查报告，那么赋予选题、内容、组织等结构分量的权重则应高些。其中，某个一级主要指标的所有二级主要指标权重之和应等于该一级指标的权重。

4. 描述评价的具体要求

在设计描述评价的具体要求时，应该使用具体的、可操作性的描述语言，避免使用概括的语言。如在评价学生的信息收集能力时，"学生具有很好的信息收集能力"就会显得含糊，而"从多种电子和非电子的渠道收集信息，并正确地标明出处"这样的描述就显得明确得多。语言描述上具有可操作性是量规最宝贵的特质之一。

（三）学习契约

也称为学习合同，是学习者与帮促者（专家/教师或学友）之间共同协助并拟订的书面协议或者保证书。它确定了学生学习的目标、达到目标的方法和策略、学习活动进行的时间、完成活动的证据及确认这些证据的标准等，是组织、实施、监测和评价学习活动的依据。

1. 学习契约的特点

（1）由师生共同制订的学习计划、学习评价等方面的书面协议。所以学习契约允许学习者控制自己的学习进程，尊重学生自己的学习风格，满足学习者个性化发展的需求。

（2）由于学习者自己参与了学习契约的制订，了解自己的学习任务，因而有助于学习者在学习过程中根据契约的内容随时进行监控和评价自己的学习效果，保持积极的自律，也能激发学生的学习动机和学习热情。

2. 学习契约的基本组成要素

（1）学习目标；

（2）学习资源与策略；

（3）完成学习目标的证据；

（4）评价证据的标准及工具；

（5）完成学习目标的时间表。

3. 学习契约的操作步骤

（1）诊断学习需求，界定学习目标；

（2）确定学习资源与策略；

（3）教与学双方协定如何评价学习结果，确定并选择评价的标准和工具；

（4）按照契约进行教学，教与学双方共同对学习过程及学习效果进行检查。

（四）评估表

评估表是以问题或评价条目组织的表单，恰当地设计可以帮助学习者通过回答预先设计好的问题来产生某种感悟，有效地启发学生的反思，从而增强他们的自主学习能力，达到提高绩效的目的。评估表非常适合借助计算机和互联网进行自评，并能实现自动化和远程化评价。

（五）概念地图

概念地图既可以作为学习工具，又可以作为评价工具。作为学习工具，概念地图能够构造一个清晰的知识网络，便于学习者对整个知识架构的掌握；作为评价工具，可了解学生的学习进展和内心思维活动的情况，从而给出及时诊断。概念地图评价方法主要有以下三个步骤：

1. 知识引出

知识引出是指评价者采用某种方式使被评价者表现出他们对某些概念或概念间关系的理解。就概念地图评价来说，评价者可以提供某些概念，然后要求被评价者依据这些概念联想其他概念，并对那些联想到的概念进行筛选、归类。排序以及链接；评价者也可以要求被评价者只是针对所提供的概念进行归类、排序及链接，而不要求联想其他概念，来表现出被评价者对所提供的概念之间的关系。

2. 知识表征

知识表征是指以某种方式将被引出的知识表征成结构性的知识组织形式。就概念地图而言，就是运用恰当的链接语词将一些概念链接起来形成一幅网状结构图。

3. 知识表征评价

知识表征评价是通过某种评定规则（计分系统）或与标准图加以比较，来评价制作的概念地图，从而评价学习者的知识表征。

（六）表现性评价

表现性评价通常也称绩效评价，它是通过观察学生在完成综合性或真实性任务时的学习表现来判断其发展过程和结果的评价方法。学生必须自己创造出问题解决方法或用自己的行为表现来证明自己的学习过程和结果，而不是填空或选择答案。评价者必须观察学生的实际操作或记录学业成果，评价必须能使学生在实际操作中学习知识和发展能力，如护理学中常用的在高仿真护理模型上模拟疾病的护理操作评价等。表现性评价的常用方式有演示实验（操作）、调查报告、项目完成、口头描述与情景模拟等。主要的步骤有以下几步：

1. 明确评价目标和标准

可以按照评价重点选择侧重过程或侧重结果的评价。

2. 设置表现性任务

选择学生比较熟悉的护理临床情境或现实问题作为任务，让受评价者完成，任务设计必须切实可行，要保证学生能有足够的时间、空间、材料和资源完成任务。

3. 收集信息资料

收集学习者的表现信息资料，可以采用多种收集方法，常用的方法是使用行为评价量规表来观察并记录学习过程的系统化信息，并与日常教学中的非结构化观察有机结合。

4. 形成评价结论

应参考多方面评价资料，从多维度、多层次对学生表现进行综合评价，定量评价和定性评价相结合，要关注学习过程，更要关注学习结果，结合学生自身的因素和环境因素，以发展的观点指出学生的优势和不足，并提出有针对性的改进建议。

以上信息化教学的评价方法各有优缺点，在应用中，可以按照评价的目的和对象，选择一种或多种进行评价，在同一次评价中，方法在选择上要尽量少，以方便操作，杜绝为评价而评价。

第七节　教师的信息化教学能力

一、教师信息化教学能力概述

教学是一个复杂、多因素、人与人互动的社会实践活动，从不同的角度理解就会产生不同的教学形态。20 世纪 90 年代，南国农先生从信息技术的视角考察教学过程，提出了"信息化教学"概念，成为研究教师信息化教学能力的起点。随着时代进步与科技的发展，教师信息化教学能力的内涵不断演进发展。

21 世纪初，诸多学者从信息技术建构教学环境的视角对原有教师教学能力的内涵进行了扩展，其中以顾小清教授提出的五维信息化教学能力和国际培训、绩效与教学标准委员会（IBSTPI）提出的教师能力标准（Instructor Competencies）最具代表性。21 世纪初期，世界各国政府纷纷出台国家教育信息化发展战略，促使教师信息化教学能力逐渐扩展为面向教育教学系统资源的设计、开发、利用、管理和评价的教育技术能力，其间成果以美国推出的国家教育技术能力标准（NETS）和我国的中小学教师教育技术能力标准（CETS）最为典型。近年来，随着互联网技术的不断发展，数字时代教师教学能力的变革与创新开始受到关注，教师信息化教学能力的研究开始更加注重教师理解驾驭信息、利用信息技术开展高效学习和展现数字化公民道德意识与责任等问题。联合国教科文组织（UNESCO）2012 年发布的"教育信息与通讯技术能力框架"与国际大学与图书馆研究协会（ARCL）提出的"高等教育信息素养能力标准"成为开展当下有关教师信息化教学能力研究的重要依据。

二、教师信息化教学能力的知识体系

信息化社会中教师教学能力的知识结构具有明显的层次性。依据教学中对教师教学能力的不同要求，教师信息化教学能力的知识可以分为三个层次。

第一层次的知识是教师信息化教学能力的知识基础，具体知识内容包括：（1）学科知识，主要指教师所从事学科专业的知识、概念、理论、方法以及相关联的学科理论内容等，是教师从事学科教学的专业知识准备；（2）一般教学法知识，主要指教学的一般性原理、策略和方法等，可以完成教学的准备、教学的实施、教学的管理、教学的评价以及对教学目标和教学过程的认识等，以促进教师教学和学生学习的一般性的教育教学知识；（3）学科教学法知识，主要是学科知识和一般教学法的综合，这也是舒尔曼提出并得到广泛认可的知识，涉及对学科知识的表达、传输以及呈现等，以方便教与学的过程；（4）教学技术知识，主要指广义上教学媒体和教学手段的应用知识，既包括教科书、粉笔、黑板、模型、教具等使用的技能，当然也包括幻灯、投影、广播、电视、计算机、互联网等应用的硬件知识与技能。

第二层次的知识是教师信息化教学能力的知识主体，具体知识内容包括：（1）信息化学科知识，主要指教学技术与学科知识相互融合后的知识，教学技术使学科知识以信息化的方式更方便、更灵活地表达、呈现与扩展。当然，也可以根据具体的学科内容选择合适恰当的教学技术；（2）信息化教学法知识，主要指教学技术与一般教学法融合后产生的新知识。教学技术介入教学过程后，教学中的要素发生了变化，在教学技术的作用下，既会巩固拓展原有的教学法，也会因此产生一些新的教学方法，如网络环境下的探究式教学、协作教学以及基于信息技术环境的情景教学等。

第三层次的知识是教师信息化教学能力的最高知识要求，具体内容包括信息化学科教学法，主要指教学技术与学科知识、一般教学法融合后产生的一类特殊的知识，是教师信息化教学能力的最高知识要求，也是教师信息化教学能力发展中，教师获得知识的最高境界与追求。这类知识已经超越了学科知识、教学法知识、教学技术知识的各自内涵，是三类知识的融合与动态平衡，可以在具体的学科教学中，运用合理恰当的教学技术，创设适合学生学习的信息化教学情境，拓展教师的信息化教学，以更好地促进教师信息化教学能力的发展，促进学生信息化学习能力的发展。

教师信息化教学能力的知识核心，则包括教学技术知识、信息化学科知识、信息化教学法知识以及信息化学科教学法知识四个方面。

三、教师信息化教学能力的能力结构

知识是能力的基础，知识需要转化为能力。能力是知识的目的，是运用知识解决问题的能力。能力的体现既要综合运用知识，又要分析解决具体问题。教师的信息化教学能力，是信息化教学能力知识体系与信息化教学实践的有机统一。教师的信息化教学能力可以划分为六种子能力：信息化教学迁移能力、信息化教学融合能力、信息化教学交往能力、信息化教学评价能力、信息化协作教学能力，核心是促进学生信息化学习能力。

（一）信息化教学迁移能力

教师信息化教学迁移能力的实质主要有两个方面：一是不同信息化教学情境中的教学适应能力迁移，即横向迁移；二是信息化教学知识技能的转化迁移，即纵向迁移。教师信息化教学迁移能力是教师信息化教学能力的基础能力，也是教师信息化教学能力可持续发展的重要条件。

信息化教学纵向迁移能力（转化迁移）主要指教师将学习获得的知识技能应用于解决信息化教学中的实际问题，应用于现实的信息化教学活动中的能力。教师通过学习所获得的信息化教学知识与技能，需要将其应用于实际的信息化教学情境中，解决现实中的各种信息化教学问题。对于信息化问题的有效解决，就需要通过迁移，从这个意义上看，迁移也是信息化教学知识技能向信息化教学能力转化的关键。通俗地说，就是学以致用。

信息化教学横向迁移能力主要指教师将一种信息化教学情境中的教学经验创造性地应用于其他新的信息化教学情境中的能力，是教师对原有信息化教学能力结构的拓展与延伸。在信息化教学情境中，教师对教学情境的把握、教学活动和教学方式的策略选择、教学媒体的应用、教学活动的程序等，都要依据自身的相关教学经验和借鉴他人的成功做法。通俗地说，就是举一反三、触类旁通。

（二）信息化教学融合能力

信息化教学融合能力具体包括三个方面的子能力：①信息化学科知识能力，即信息技术与学科知识的融合能力。信息技术与学科知识相互融合，会形成学科知识的新形态。原有学科知识形式的新呈现、内容的新拓展，是需要教师将学科知识信息化的一种能力要求。②信息化教学法能力，即信息技术与一般教学法的融合能力。是信息技术与一般教学法相互融合后，形成的一类新的知识类型，需要教师具备将信息技术与一般教学法融合，同时还需要教师能够驾驭信息化情景中的一些基本的教学原理、方法与策略等。③信息化学科教学法能力，即信息技术与学科教学法的融合能力。信息技术与学科知识、一般教学法相互作用形成的一种特殊知识形态，需要教师具备教学技术知识、学科教学法知识，当然更需要教师将教学技术与学科教学法融合的能力。只有将信息技术与学科内容知识、教学法相互融合，发挥各类知识内容与各种方法策略的优势，才能使教师在新的学科知识形态和新的学科教学方法与策略的基础上，实现教学效率和效果的有效提高。

（三）信息化教学交往能力

信息化教学交往能力，是指教师和学生在信息化教学情境中，彼此交换思想与感情，促进师生间的交流与沟通，以实现学生能力发展为重要目标的一种教学能力形式。信息化教学交往能力是教学活动中师生的信息化互动，是信息化的教学交往实践，体现了教学中教师与学生之间的关系。信息化社会中的教学既是知识、技能的传授，更是学生学习能力发展的促进，因此需要教师与学生间有效地交往。信息化教学中的教学方式体现出选择化和互动化的特点，相应地，学生的学习方式也走向了合作、对话、交流、探究与实践等。教师的信息化教学交往能力包括课堂信息化教学交往能力和虚拟信息化教学交往能力。

在课堂信息化教学情境中，教师要与学生实现信息化的交流与沟通，实现与学生的平等对话。教师也要对学生的信息化学习过程进行指导，让学生在信息化环境中学会学习。教师还要对课堂的信息化教学活动合理协调，保证课堂信息化教学活动的有序顺利开展，既有对学生学习的协调，也有对教学活动序列的协调。教学协调能力，是教师课堂信息化教学交往得以有效进行的保障。

虚拟信息化教学交往能力，是指在虚拟的信息化教学情境中，教师与学生的教学交往能力。信息化教学交往能力，在更多意义上指的是虚拟信息化教学交往能力，在虚拟的学习环境中，师生之间的有效教学交往是保障学生学习顺利开展的前提条件。在内容上，虚拟信息化教学交往能力，主要包括教师为学生提供虚拟学习环境中的学习支持，监控学生在虚拟学习环境中的学习行为，对学生学习中遇到的各种问题，能够通过虚拟的学习环境提供尽可能的帮助。在形式上，虚拟信息化教学交往能力，主要包括教师与学生个体之间的虚拟信息化教学交往、教师与学生群体之间的虚拟信息化教学交往、学生与学生之间的虚拟对话交流与合作交往等，实现多元化的信息化教学交往。

（四）信息化教学评价能力

教师的信息化教学评价能力，主要是指教师对信息化教学和学生的信息化学习做出合理的价值判断，调适信息化情境中的教学行为，规范指导学生的学习行为，以实现教学过程的优化。信息化教学评价，既关注对教师的教学评价，更强调针对学生的发展和学生整体素质提高的评价；既关注结果的评价，更强调过程的动态评价。信息化教学评价体现出发展的、全面的、多元的、动态的特点。教师的信息化教学评价能力可以分为两类：学生信息化学习的评价能力和教师信息化教学的评价能力。

学生信息化学习的评价能力。信息化社会中的教学评价，既要关注学生个体的发展和个体的差异，同时也要关注信息化情境中学生创造性的学习能力和综合素质的提高；既要关注对学生信息化学习中知识技能的评价，也要关注对学生信息化学习中实践能力发展和情感培养的评价；实现从单一的评价方式向促进学生全面发展的评价方式的转变。学生信息化学习的评价具有很强的导向性，强调以促进学生信息化学习能力的发展、创造性实践能力的提高为评价的主要价值取向。

教师信息化教学的评价能力。关于教师信息化教学能力的评价，关注以促进教师有效教学为目的的教师信息化教学质量评价，是相对注重结果的评价，更加强调以促进教师专业发展为出发点的发展性评价，以帮助教师不断提高自身的教学能力和相关业务水平，实现针对教师信息化教学的过程性动态评价。

（五）信息化协作教学能力

传统意义上的教师协作教学，一般是指教师在备课、教学观摩、教学活动、科学研究等方面的有效协作。信息化社会为教师协作教学提供了可能，拓展和延伸了教师协作教学的能力。信息化社会中，教师需要发展信息化教学协作能力与信息化教学集体智慧，需要利用数字化网络资源与同事、专家合作，打造基于信息和传播技术的集体教学知识和多元化的集体教学能力，以支持学生的有效学习和创新能力的发展，同时促进教师自身的职业发展。有关教师信息化教学协作能力的相关研究，各个国家目前已开始广泛关注，也是当前教师信息化教学能力发展研究的新领域，是各国对教师相关教育技术能力的新要求。

（六）促进学生信息化学习能力

信息化社会对教师的教学能力提出了新要求，学生相应的学习能力也发生了变化。以往的相关研究注重信息化环境中，有教师有效教学能力的提升和对于教师专业发展的促进。目前，人们更多地把研究的问题聚焦于学生的能力发展方面。也就是说，教师教学能力的发展是为了促进学生学习能力的发展，从各个国家的有关教师教育技术能力标准的要求中，能看到这种变化趋势。我们也认为，教师信息化教学能力的发展，是为了促进不同学习风格和策略的学生信息化学习能力的发展。换句话说，虽然关注的是教师的信息化教学能力的发展，但发展这种能力的目的是促进学生信息化学习能力的发展。因此，我们在关于教师信息化教学能力的结构图中，将"促进学生信息化学习能力"放在了其他教师信息化教学系列子能力中间，其他子能力的发展是为了促进学生信息化学习能力的发展，是为了促进具有生命活力的人的全面和谐发展。

四、教师信息化教学能力特点

教师的信息化教学能力，是教师在教学过程中，运用信息技术开展教学活动和完成教学任务的一种重要的特殊能力，它是由一组能力组成，包括若干子能力。教师信息化教学能力是建立在教师信息化实践知识基础之上的，要在一定的信息化情境中形成和发展。教师信息化教学能力主要的特点有：

（一）信息化教学能力的复合性

信息化社会对教师教学能力的要求，已不再局限于单一的传授知识和技能。教师的信息化教学能力既有传授知识、技能方面的能力，也有教学技术、技术化的知识内容、技术化的教学方法、技术化的协作教学等方面的能力要求；既有促进教师教学能力发展方面的能力，还包括促进不同学生信息化学习能力发展的要求；既有初级的信息化教学能力要求，又要具备更高层次的信息化教学能力素质。传统社会中教师的教学能力同样具有复合性的特点，但信息化社会中，由于信息技术要素的动态介入，使得教师的信息化教学能力更为复杂多样。尤其是现代社会教学信息来源多元化、学习资源环境数字化，使得教师的权威地位以及在教学中应发挥的作用发生了很大的转变。在信息化的学习环境中，对教师驾驭教学的能力提出了更高要求，期待教师的教学能力素质趋向于更加全面化的发展。教师不仅要有信息化教学知识内容的传授能力，更要具备促进不同学习风格和不同学习策略的学生实现信息化学习的能力，使因材施教在信息化社会中得以真正实现。因此，信息化社会中，教师信息化教学能力呈现出综合化、多层次化的特点，具有明显的复合性特点。

（二）信息化教学能力的关联性

教师信息化教学能力是由一系列子能力构成的，但各个子能力又是相互联系、相互影响、相互作用、彼此关联的。首先，基本的教学能力具有能力发展的基础性。教师的信息化教学能力是建立在一定的教学能力基础之上的，如驾驭学科教学内容的能力、一般教学法的相关能力、基本的教学技术能力等，都是教师信息化教学能力发展的基础能力。其次，信息化教学的相关学科内容能力、信息化学科教学法相关能力等的形成与发展，也是教师将教学技术、学科教学内容以及学科教学法融合的过程，体现出能力形成与发展的融合性特征。最后，信息化教学能力发展中不同阶段的能力素质具有一定的递进性。教师的信息化教学能力素质，在不同的信息化教学能力发展阶段有不同的侧重。信息化社会中教师的各种教学子能力，只有通过在动态的发展中寻求新的平衡与协调，才能良性动态地形成与发展。

（三）信息化教学能力的发展性

首先，为了适应不同的、复杂的信息化教学情景与信息化教学实践，以满足不同的学习对象的不同学习发展与能力要求，需要教师信息化教学能力动态地形成与发展，以适应动态发展变化的要求。其次，信息化社会中，信息技术更替周期逐步缩短，由此而形成的信息化学科教学与相关的教学方法，也同样需要不断发展变化，以满足相关教师教学能力变化发展的需求，适应新技术、新工具、新方法带来的变革。正是由于信息技术的时代发展引起信息化教学能力的动态更新与发展，所以需要教师主动适应这种动态变化的发展。再次，课程教学的改革与发展也需要信息化社会中教师能力的调整与改变，以适应教学改革与发展对教师能力结构提出的新要求，需要教师动态调整与发展完善自身的教学能力结构。最后，信息化社会中，教师自身的专业发展本身也是动态的、终身的。

教师的专业化成长，需要教师在不同的职业发展阶段，不断完善和发展自身的教学能力结构。教师信息化教学能力的发展是有指向的，指向教师信息化教学智慧的创造，这种发展是终身的。

（四）信息化教学能力的情境性

教师信息化教学能力的形成与发展需要一定的信息化教学情境实践，是在一定信息化教学情境实践中呈现出来的一种特殊的能力形式，具有明显的情境性特点。同一教学对象、同一教学内容，在不同的信息化教学情境实践中开展的学习活动，需要教师有不同的信息化教学能力去适应，以达到开展相应教学活动的目的。教师信息化教学能力不能脱离一定的信息化教学情境中主体实践的体验而单独存在，教师信息化教学能力的体现与发展，必须是在一定的信息化教学情境体验中完成的，没有信息化教学情境的实践性体验，就不会有教师信息化教学能力的发展。教师不仅要具有适应不同信息化情境中主体实践体验的能力要求，更重要的是，教师需要将不同信息化情境中教学的知识能力素质迁移到其他相关的信息化教学情境中，从而促进教师信息化教学实践能力的发展。

五、教师信息化教学能力发展策略

教师信息化教学能力发展的促进策略，可以从宏观策略、中观策略、微观策略三方面分析。其中，宏观策略是促进其发展的外部环境条件，中观策略是促进其发展的方法论，微观策略是促进其发展的内部系统和直接条件。

（一）宏观发展策略

宏观层面的教师信息化教学能力发展策略，主要是促进其发展的外部环境条件策略，主要包括：社会发展的需求、国家政策的保障、教育改革的引导、学校组织的支持以及教师成长的动力。

1. 社会发展的需求

人类已经从工业时代步入信息时代，信息技术影响和改变着人们的工作、学习和生活方式。现代社会已经是一个高度信息化的社会，信息社会的一个重要特征，就是信息量激增，知识更新周期缩短。教育的信息化是社会信息化的一部分，教师又是教育信息化的重要关键环节。信息技术融入教育领域后，教学的方式、学习的方式、教育信息资源、教学环境以及人们的思维方式等发生了巨大变化。教师要适应信息化社会的发展与变化要求，就必须主动实现其自身角色转型、提升自身的能力素质。教师信息化教学能力的发展，是信息时代对教师的能力要求，也是信息技术深入渗透教育的发展需要。信息化社会对教师能力发展的期待，要求教师在学习学科专业知识、懂得一般教学法和学科教学法的同时，还要熟练掌握教学技术的知识与能力。在此基础上，要求发展成为教师的信息化学科知识、信息化教学法知识和信息化学科教学法知识。在信息化教学实践中，逐步生成为教师的信息化教学智慧。从这个意义上看，教师的教学技术能力是教师信息化教学能力发展的技术基础，教师的信息化教学知识和信息化教学实践是主体，信息化教学智慧是归宿。

2. 国家政策的保障

教育信息化是当今教育发展的潮流与趋势，世界各国都十分重视教育信息化的发展。从专门针对信息化社会中的教育规划、教育改革方案，到教育信息化基础设施、教育信息资源、教师信息技术与能力培训等，从国家政策层面给予教师的信息化发展以支持与保障。从国家政策保障的层面看教师信息化教学能力的发展，既要重视教师教育技术能力中相关教师信息化教学能力的明确要求，动态调整教师相关能力标准的规范，又要重视对教师相关能力的培训、考核与认证。但仅仅这些是远远不够的，国家政策层面应该更加重视教师信息化教学能力发展的经费投入。教师信息化教学能力发展是多层面和终身化的，尤其是教师的自主学习和教学应用实践的策略，十分重要。因此，国家也应该从相关政策上鼓励、支持，并有效保障教师信息化教学应用实践。

3. 教育改革的引导

为了适应信息化对教育以及教师能力提出的挑战，培养信息化社会所需的、适应时代要求的高素质人才，各国相继推行了教育教学领域的改革，以适应信息化社会对人才培养的挑战与要求。应该说，教育教学改革在课程体系、实践教学、教学方法策略等方面，已经有了很大的改革与引导。我国在基础教育的相关改革也获得了很大发展，这也直接引导了对教育教学评价的价值取向。在我国，存在教师教育的改革落后于基础教育课程改革步伐的现象。在教师相关信息技术能力培训中，这种现象尤为突出。从教师信息化教学能力发展的角度分析，美国和新加坡教师信息技术能力培训标准的这种价值取向变化，强调了教师信息化教学能力发展的目的是要促进学生信息化学习能力的发展。从这种价值取向的变化看，教师有关信息技术能力的培训，相应的教学评价就不能仅仅局限于教师信息化教学能力的提升，而更应该把相关教师能力标准、教师的相关教学评价以及相关科学研究的目光，及时转向信息化社会中学生的发展。

4. 学校组织的支持

学校是教师教育教学活动的场所，也是教师教学能力发挥的平台。促进教师信息化教学能力发展的所有外部条件中，学校是最直接的促进因素。教师信息化教学能力的发展需要来自学校层面的理解、支持、引导、帮助，要在学校形成一种能力发展的氛围，这样才会有利于促进教师信息化教学能力的发展。学校相应的信息化教学基础设施建设和教育信息化资源的设计、开发与准备也是必不可少的。学校既要完善基本的教学设施建设，也要加大对信息化教学基础设施的配备力度。

在职教师的相关信息技术应用培训，是教师信息化教学能力发展阶段性促进的重要环节。学校可以鼓励，甚至是有计划地安排教师参与相关的信息技术能力发展项目培训，或专门针对本校学科教师的实际情况，组织教师参与培训。学校有责任引导、组织学科教师开展信息化教学的研讨、观摩，开展教师间的信息化协作教学，包括信息化教学集体备课、集体讨论、集体教学研究等。学校既可以组织面向本校教师的信息化协作教学交流，也可以利用网络等方式，促进不同学校、不同地区，甚至是不同国家的相关学科教师，开展教学交流与对话。既可以是教师间的协作交流，也可以是教师与学生、教师与专家的交流对话。充分的教学协作与交流，有利于教师信息化教学能力发展的经验共享。

（二）中观发展策略

教师信息化教学能力的发展，也需要一定的方式、方法和策略，也就是要有促进其发展的方法论，即教师信息化教学能力发展促进策略的中观层面。在这一层面中，促进教师这一能力发展的关键环节是职前培养、教学实践、在职培训、协作交流、自主学习。教师信息化教学能力发展中观层面的促进策略，主要表现在职前培养与在职培训相结合、传统方式与网络在线相结合、技术知识与实践应用相结合、自主学习与协作交流相结合等方面。

1. 职前培养与在职培训相结合

教师信息化教学能力发展是一个系统的过程，发展的过程从静态走向了动态，从封闭走向了开放，从单一走向了多元，从传授走向了协作，实现了从阶段性教师培训到终身能力发展的观念转变。应该说，职前培养与在职培训都是教师信息化教学能力发展的重要促进环节，是不同能力发展阶段的台阶或锚点，不应将其割裂开来，要将职前培养与在职培训紧密衔接。世界各国对职前教师，也就是对未来教师的培养都很重视，是从教师能力源头上入手的。如美国等一些国家，相关教师教育技术能力标准主要针对的是未来教师，而我国则主要针对的是中小学在职教师。职前教师和在职教师在能力发展方面的侧重点不一样。职前教师主要以技术知识、技能的学习和模仿为主，虽然也有一些教学实践环节，如教学实习等，但总体上要以教师信息化教学知识和技能的获得为主。在职教师主要以知识、技能在新情景中的动态应用实践为主，当然也包括一些技术知识、技能的学习。教师信息化教学能力的知识体系，是教师信息化教学能力的基础，而后者又是前者的目的。

2. 传统方式与网络在线相结合

世界各国教师相关信息技术能力发展项目的经验是，在开展面对面的培训方式的同时，相继开展了网络培训的方式，实现了传统方式与网络在线的有机结合。信息化社会中，获取学习信息资源的渠道已经多元化，教师信息化教学能力发展的知识获取、教学经验分享、教学研讨、协作教学等，都可以通过网络在线的方式来实现，实现与传统方式的有机结合。

3. 技术知识与实践应用相结合

教师信息化教学能力的技术知识，职前教师主要通过系统学习的方式获得，在职教师则主要通过自主学习、参与培训等方式获得。教学技术知识要转变为教学应用能力，就需要重视教师的实践教学环节。职前教师可以在学习中体验模仿，通过积极参与教学实习，强化对技术知识的实践应用转化。在职教师的教学实践，是将所学教学技术知识转化为应用能力的重要环节和有效方式。

4. 自主学习与协作交流相结合

在信息化社会，需要教师既具有自主学习的意识，也具有自主学习的能力，以适应社会发展变化和教师专业成长的需要。自主学习是教师成长的重要动力，教师可以自由选择、自主控制，自主学习贯穿于教师专业发展的始终。教师信息化教学能力发展的开放性、动态性、终身性，都需要教师具有自主学习的能力。信息化社会的教师协作交流，既包括教师同行间的教学交流、教学观摩、教学研讨等，也包括教师与学生、教师与专家的交流对话。信息化社会中，教师既要能够实现面对面的协作交流，也要发展虚拟的、远距离的、跨时空的协作交流的能力。教师的信息化协作教学，能有效共享集体的知识、经验与智慧，形成教师信息化教学的共同体。

（三）微观发展策略

微观策略是促进教师信息化教学能力发展的内部系统和直接条件。自主学习、教学实践、协作交流，是教师个体促进能力形成与发展的集中体现。微观层面的促进策略，集中体现在教师以自主学习为主的知识积累、以教学实践为主的应用迁移、以协作教学为主的对话交流等方面。

1. 以自主学习为主的知识积累

教师的自主学习是职业发展生涯中必不可少的，是促进教师信息化教学能力可持续发展的基础条件和动力源泉，是教师专业发展的内驱力。教师自主学习的目的就是要实现技术知识积累，促进教学，促进学生的发展。在职前教师学历教育的系统化学习中，需要学习理论知识；在职教师的阶段性培训中，也需要学习理论知识并能够实践应用，以实现教学能力的提升；在教师的协作化教学中，同样需要交流对话、相互学习，共同提高。信息化社会中教师的自主学习，是一种过程，也是一种方式，更是一种能力。自主学习，使得教师在信息化教学能力不同发展阶段获得的离散知识更具系统化，使得信息化社会中教师的专业发展更具动态化、可持续、终身化。因此，教师的信息化教学能力的可持续发展，需要教师实现以自主学习为主的知识积累。

2. 以教学实践为主的应用迁移

教师的信息化教学实践，绝非是简单的技术性教学实践，而是实践中有反思，反思中有智慧。在形式上，教师信息化教学实践似乎仅仅是"躯体的"，但它显然是教师教学技术知识、技能在具体情景中迁移应用的体现，是一种"理论化的实践"。因此，教师要以教学实践为主，在不同的信息化教学情景中，实现信息化教学融合与信息化教学交往，在实践中反思，在反思中成长，最终实现教师信息化教学智慧的生成与创造。

3. 以协作教学为主的对话交流

教师的信息化协作教学能力，是其信息化教学能力的重要子能力。协作化教学能力，集中体现在教学观摩、教学研讨、协作交流、协作科研等方面，有利于促进教师信息化教学能力的整体提升与发展。帕尔默指出："任何行业的成长都依赖于它的参与者分享经验和进行诚实的对话，同事的共同体中有着丰富的教师成长所需要的资源。"教师的信息化协作教学，实现教师间的相互交流、相互促进、相互提高，有助于教学经验交流、教学资源共享，有利于促进教师信息化教学能力的发展。教师的信息化协作教学能力，既包括了教师同行间的协作交流，也包括了教师与专家、教师与学生的交流对话等；不仅仅是指面对面的交流对话，更突出信息化环境中的协作教学与对话交流。信息化社会中，强调教师以协作教学为主的对话交流的发展策略，则更具发展的时代性。

第八节　信息化教学在护理中的应用

信息化教学是指应用现代信息技术，通过教育信息、教育环境、教育活动的数字化，对教育资源实行有序管理和充分共享，推动教育模式、教学方式和学习方式发生根本变革，实现教育现代化的一系列过程。信息化教学具有开放的教学环境，民主、协作的学习氛围，新型的师生关系等特点，是推进素质教育和创新教育的必然趋势。在护理专业教学中开展信息化教育就是将教学内容转化为数字化信息，并在数字化的环境中实施各种教学活动。护士教育者在教学中对技术的使用以惊人的速度不断持续增长。当前信息技术与教育教学已深度融合，慕课、微课、翻转课堂等新课形式发展很快，新知识、新技术的加入使得护理教学发生了翻天覆地的变化。

一、信息化教学环境在护理人才培养中应用的条件

（一）计算机网络技术

计算机网络技术是通信技术与计算机技术相结合的产物，主要指按照网络协议，将地理上相对分散，具有独立功能的多台计算机借助通信线路和各种通信设备连接起来，并按照事先设定好的网络协议而开展的一种数据通信和数据贡献系统技术。计算机网络技术实现了将视频、音频、图片、文字等各种数据信息进行安全传输。另外利用计算机网络技术还能够有效实现数据库管理员、教师、学生及医院相关人员的信息共享，可以有效对教学环境和医院环境的数据进行分析和处理，以便实施远程的实时教学等，这也正是当前无线网络技术、蓝牙技术等被广泛应用于护理人才教育的关键所在。

（二）搜索引擎技术及信息检索技能

当下的护理人才培养是以医学护理相关的信息为主要研究对象，以医学护理信息的运动规律及应用方法为主要研究内容，以现代化计算机为主要工具，以解决广大医护人员在处理医学信息过程中的各种问题为主要研究目标的一门新兴学科。同时，在学习与应用的过程中，涉及的医护信息涵盖临床医学、基础生物医学、认知学、生物工程学、流行病学、生物统计学、信息管理学、计算机科学（含硬件、软件）等多学科，信息量巨大。在教学过程中，要对大量源数据进行检索、提取，进而整理出有效信息，因此也要求在教学过程中，授课教师必须具备专业的搜索引擎使用技术及医学信息检索技能，并将其传授给学生。现代信息化教学环境需要提供强大的信息数据库，作为护理人才培养的教学资源。

（三）虚拟现实设备及配套软件系统

随着科技的进步和人才培养观念方式的改变，信息化虚拟仿真的教学方式渐被广泛采用，用学生感兴趣的方式更能激发学生对于知识的渴望。信息化虚拟仿真教学系统就是这种教学方式的体现，用时下学生感兴趣的虚拟技术。在计算机中重现护理教学的知识和技能，并能让学生在计算机上自己动手进行护理技能操作，以达到资源利用最大化、节约教学成本、提高教学质量以及极大地减少在护理技能训练实际操作中产生的大量医用垃圾等目的。

（四）熟练掌握相关信息技术的管理人员和教师

随着各种信息化硬软件条件的完善，具备高度信息化的教学环境已经不是问题，而熟练掌握信息技术的管理人员和一线授课教师，已经成为了是否促进护理人才培养教育发展的必备条件之一。近年来，大家推广建设的信息化医学实训基地、信息化医学虚拟教室等，都需要配备相关的日常运维人员和授课教师。

二、信息化教学在护理中的应用

（一）慕课（MOOC）

慕课是一种新兴的大型开放式在线课程模式，是一种新型的在线开放教育形式，实际上就是一种"大规模在线开放课程"（Massive Open Online Course），是一个免费的在线教育模式，任何人都可以免费注册并使用。它本质上是网络在线教育的一个新的发展，与传统意义上的在线教育相比，它有一个显著的特点是更加关注学生的学习，学生可以通过MOOC在很大程度上实现自主个性化学习。

慕课实质上是低成本、高质量、可广泛应用的在线微型课程。一般都是著名教师主讲的短小视频片段，人们可以在不同国家和地区随时查看、互动，有的还提供学分认证以及就业推荐等服务。其基本思想是把世界上最好的教育资源传播到地球上的每一个角落。

1. 发展历程

MOOC 开始于 2008 年，当时加拿大的远程教育大学项目向互联网受众开放了一个 25 名学生的课堂课程，2400 名非学分非付费学生报名参加了这第一次大规模的网络公开课。早期的 MOOC 强调互联网资源，强调通过互联、协作和创新来学习；他们需要参与性的读写能力，也就是说，能够为讨论版、博客、维基和其他社交网络活动做出贡献。此外，学生需要推理、创造力、批判性思维和分析的技能，以建立学习者所需的连接性。2011 年，斯坦福大学（Stanford）的机器人技术教授塞巴斯蒂安·瑟恩（Sebastian Thurn）在 Udacity 的一个平台上推出了美国第一个大规模在线公开课（massive open online course）。Coursera 是一家盈利教育技术公司，从同年开始提供课程。斯坦福大学（Stanford University）旗下的 edX 平台也在 2012 年跟进。这些平台上的第二代 MOOC 使用了与认知行为理论相关的传统教学实践，并在一个更结构化的在线环境中呈现，使用了视频授课、作业、计算机生成和评估测验。Rodriguez 建议将强调联通主义的 MOOC 归类为 cMOOC，将强调基于行为认知学习理论的更传统的学习形式归类为 xMOOC。2012 年后的 MOOC 大多是 xMOOC。2013 年，在教育部大力推动下，中国慕课建设开始起步。北京大学、西安交通大学和清华大学与 Coursera 和 edX 合作，推出了 MOOC 平台。国内学堂在线、中国大学 MOOC 等核心慕课平台相继上线后，中国慕课用户规模开始飞速增长。2014 年，国内慕课用户仅 150 万人，2015 年增长至 575 万人，增长速度高达 283%。2016 年 10 月，中国教育部在线教育研究中心发布 2016 中国慕课行业白皮书，国内慕课网站用户规模已突破 1000 万人。2018 年，教育部认定推出首批 490 门国家精品慕课。2019 年，教育部认定推出第二批 801 门国家精品慕课并提出了《中国慕课行动宣言》。

国外护理教育者基于慕课为学习者提供了良好的学习环境，积极引入慕课进行护理教育教学改革，顺应了护理专业特色的发展。德雷克塞尔大学最先将慕课应用于护理和其他健康相关专业领域，并根据专业特点，针对性开设《可持续健康饮食》慕课课程，护理相关的慕课课程得到护生广泛的认可。自 2013 年以来，中国的护理慕课也不断探索，《护理科研》《社区护理》《内科护理学》《外科护理学》《护理学基础》等众多优秀资源上线，改变了我国护理高等教育的现状，为护士提供了获得更多理论知识、技术的途径和机会。

2. 慕课的特点

（1）开放。开放是慕课的首要特征，开放意味着公开、民主和自由的科学精神，所有人都具有利用慕课学习的权利。即使学习者在人口、地域、经济和文化等方面存在着差异，知识仍然应该由人类共同创造和免费共享。因此，不管是任何人，只要有上网条件，就可以免费选择所需课程进行学习，不附加任何条件。只有当你需要学分或课程结业证书时，才需要交纳一定的费用。

（2）大规模。大规模是慕课开放性的具体体现。慕课与传统授课不同，不限制注册人数，来自世界各地的学习者都可以自由参与到自己喜爱的课程学习之中。2013 年，全球最大的慕课平台 Coursera 的注册用户已超过 500 万人，在线课程 450 门，加盟院校有 90 多所。

（3）在线。在线是指学习是在网上完成的。学习者可根据自己的情况，自行安排学习时间。根据学习者在学习过程中最佳注意力时长一般在 10 分钟左右的特点，研究者把慕课的课程视频切割成 10 分钟甚至时间更短的"微课程"。"微课程"分为三类：其一是 PPT 式"微课程"，这种微课程是按照 PPT 自动播放功能制作成的课程视频；其二是讲课式"微课程"，它是把讲课教师讲授的教学模块制作成课程视频，形成"微课程"；其三是情景剧式"微课程"，它是用情景剧的模式设计教学内容，并制作成课程视频。学习时，学习者在遇到难以解决的问题时，可以进行在线交流，从而找到解决问题的办法。

（4）透明。慕课的设计要以市场的需求作为依据，学习者可以通过投票的方式对慕课的教学质量进行评估，这就使得高校的课程与教学质量突破了校园的范围，而成了全国甚至全世界的事情。慕课在很大程度上体现了以学习者为中心的教育服务理念，重在强调学习者的学习。这一做法对以教师的课堂讲授为中心的教学模式提出了挑战。现行的课堂教学模式多以教师的讲授为重点，教师对课堂教学活动具有绝对的控制权，学生只能被动地接受教师的指令和讲授的内容。而慕课的革命性在于强调学习者自主学习的权利，这种变化是与慕课的本质特征相互关联的。

3. 国外慕课平台

（1）edX（https：//www.edX.org/）是一个非营利的平台，由麻省理工学院和哈佛大学投创立，并由这两个机构支持该项目的运作，目前，拥有超过 2000 万名学习者。当前，edX 提供哈佛大学、麻省理工学院、加州大学伯克利分校、韦尔斯利学院、乔治城大学以及得克萨斯州等大学和医疗机构的网络课程，来自全球的学习者只要掌握了这些课程的内容，便可以获得由 edX 和提供该课程的大学颁发的证书。

（2）Coursera（https：//www.coursera.org/）是一个以营利为目的的公司，该公司由一些商业投资者投入 2200 万美元建立。创建者是斯坦福大学计算机科学系的两位教授。目前，Coursera 共有来自 28 个国家或地区的 142 所高校和公司的近千门课程，涉及计算机科学、数学、生物学、人文科学、社会科学、医学、工程学以及教育学等学科，注册用户数百万。

（3）Udacity（https：//www.udacity.com/）诞生于斯坦福大学的一个实验，是由斯坦福大学教授 Sebastian Thrun 和 Peter Norvig 创建的营利组织，该组织也吸引了商业公司约 2100 万美元的投资。目前，Udacity 共有 19 个高校及公司加盟，提供 200 多门网络课程。这些课程将包含衡量课程掌握程度的积分系统，当学生在一门课程中的积分达到一级时就可以获得证书。另外，一些课程还提供大学学分，不过这需要学生支付一些费用。

（4）Udemy（https：//www.udemy.com/）创建于 2010 年，是由商业公司投资 1600 万美元开发的一个平台。与 edX、Coursera、Udacity 不同，任何个人或组织都可以在 Udemy 平台上开设课程。Udenmy 目前提供 40000 多门课程，涉及各个学科，注册学生数超过 1100 万。Udemy 一直不断地吸纳各行各业（不局限于高校）的专家在该平台上教学。课程可以免费也可以收费，如果收费，平均每个学生学习一门课程需要缴纳 20~200 美元的费用，课程费用由教师自己决定，课程证书通常以主讲教师个人的名义颁发给考核过关的学生。

（5）P2PU（https：//p2pu.org/）创建于 2009 年，由 Hewlet 基金和 Shutteworth 基金提供经费支持。P2PU 的理念主要有开放、社区以及同伴学习（peer learning）。例如，其机械学课程就集中反映了上述理念：课程没有专用的平台，内容选自现有开放学习网站，包括麻省理工学院开放课件的内容、Open Study 的社区、Codecademy 的练习，并将这些内容松散地集中发布在邮件列表中供大家学习；没有教授或大学来组织，靠电子邮件传递课程进度表。在 P2PU 上，任何人都可以进行自己的教与学，所有课程都是免费的，但 P2PU 不提供学分认证。

（6）Khana Aademy（https：//www.khana cademy.org）是另外一个知名的免费在线学习平台，它是一个由比尔和梅琳达·盖茨基金和谷歌等公司提供经费支持的非营利性教育组织。目前提供了超过 100000 段视频讲座，每段视频约 10 分钟，内容涉及从幼儿园到大学各个层次，学科涵盖数学、物理、生物、化学、计算机科学等众多学科。同时，网站还提供有练习和持续的评价、教师在教室或学校中使用的工具包、指导者（如父母、教师、教练等）使用的工具面板以及游戏奖励机制（奖章和积分）。

4. 国内慕课平台

（1）学堂在线（https：//next.xuetangx.com/）是清华大学于 2013 年 10 月发起建立的慕课平台，是教育部在线教育研究中心的研究交流和成果应用平台。目前，学堂在线运行了来自清华大学、北京大学、复旦大学、中国科技大学，以及麻省理工学院、斯坦福大学、加州大学伯克利分校等国内外一流大学的超过 2300 门优质课程，覆盖 13 大学科门类，其中有 37 门护理课程。

（2）中国大学 MOOC（https：//www.icourse163.org/）是由网易公司和高等教育出版社联合建立起来的慕课平台，于 2014 年 2 月成立。这个平台涵盖了国内 985 高校的重要课程，是国内慕课平台中课程数量最多的一个，其中护理课程数量高达 200 有余。在中国大学 MOOC 上的每门课程都有老师设置的考核标准，当学生的最终成绩达到老师的考核分数标准，即可免费获取由学校发出主讲老师签署的合格/优秀证书（电子版），也可付费申请纸质版认证证书。获取证书，意味着学生达到了学习要求，对这门课内容的理解和掌握达到了对应大学的要求。

（3）好大学在线（https：//www.cnmooc.org/home/index.mooc）是由上海交通大学和百度公司合作开发建设的一个慕课平台。这个平台所提供的慕课课程已经覆盖了全国的主要高校，其中一半左右是中西部地区的高校。这在促进我国高校教学资源的优势互补以及推动西部高校建设等方面起到了重要的推动作用。目前，"外科护理学"和"母婴护理学理论与实践"课程已在好大学在线平台上线。

（二）电子图书

将教学内容转化为数字化信息，设计制作丰富的数字化护理资源库，如构建网络课程、建设电子版教材等，这是信息化教育的基础和核心。

1. 方便学生按需学习的教学资源库建设

为了方便学生按需学习，方便教师数字化教学资产的积累和共建，数字化教学资源库建设将包括护理课程相关的扩充知识（包括趣味性、实用性、前沿性的内容）、学前知识、多媒体素材（包括文字、图片、图形、动画、音频、视频）、多媒体课件及优秀教学案例、电子教案、题库、电子文献（包括图书、期刊）、双语素材、最新研究素材等。其中，课程的信息化建设是教学资源信息化建设的重点，是信息化教学的主要支撑点之一。

实现图书资料电子化、教材多媒体化、课程网络化、管理自动化，让学生可以根据自己的学习需要，从数字化护理资源库里获取所需的学习资源。

2. 数字化可即时更新的电子版教材建设

为了方便学生进行研究性学习，及时了解科学发展的最前沿动态，构建护理信息化平台，逐步建设护理基础课程、护理专业课程的电子版立体化教材（包括理论课教材、实验教材、信息指导、习题库），让教师可以在教学内容的组织上实现可即时更新，让教师教学内容的更新能够跟上教育和科学的快速发展。

（三）护理在线培训及考试体系

1. 自动组卷考试系统

随着计算机应用的普及，利用计算机建立试题库和相应的自动抽题组卷系统成为可能。国内使用试题库管理系统软件建立的急救护理学标准化试题库，实现数分钟内试题自动抽取、自动组合、自动形成急救护理学试题试卷及答案，大大提高了出卷的速度。由于所有题目均出自试题库，对每名学生而言是公平的。由于出卷人与授课教师、阅卷教师不同，可以杜绝授课教师的偏向。如果由教学主管部门来操作，不但可以考查学生的急救护理学课程学习情况，也可考察任课老师的教学质量，真正地实现了教考分离，实现了考试的公正性。

2. 临床护理无纸化考试系统

随着计算机网络与通信技术的迅猛发展，基于网络的远程教育、开放式网上虚拟学校等先进的教育方式已成为人们关注的热点。根据临床需要，我国开发了临床护理无纸化考试系统。通过对实习生、在职护士等不同层次人员的训练、考试使用，该系统已取得了满意的效果。临床护理无纸化考试系统的功能是在计算机上进行考试，即由计算机按主考者要求，依据教学大纲和课程培养目标，从已建立好的题库中自动抽取试题组卷，参考者根据屏幕上显示的题目用键盘输入答案、考试结束、计算机自动阅卷、自动统计成绩、自动进行成绩及试题答对率分析等。

3. 网上在线考试系统

为了信息能够共享，护理考试系统借鉴了目前国内先进的在线考试系统模式，使用动态服务页面+结构化查询语言服务技术建设"基于万维网平台"的护理专业在线考试系统。它包括系统开发方法、系统体系结构、动态服务页面技术、数据库系统、护理专业在线考试系统的需求分析、数据库设计、题库的建立、部分代码的设计及实现和在线考试系统的数据加密、自动组卷等关键技术及解决方案。

（四）微课与翻转课堂

1. 微课

微课又名"微课程"，是"微型视频网络课程"的简称，它是以微型教学视频为主要载体，针对某个学科知识点（如重点、难点、疑点、考点等）或教学环节（如学习活动、主题、实验、任务等）而设计开发的一种情景化、支持多种学习方式的在线视频课程资源。"微课"的核心组成内容是课堂教学视频（课例片段），同时还包含与该教学主题相关的教学设计、素材课件、教学反思、练习测试及学生反馈、教师点评等辅助性教学资源，它们以一定的组织关系和呈现方式共同"营造"了一个半结构化、主题式的资源单元应用"小环境"。因此，"微课"既有别于传统单一资源类型的教学课例、教学课件、教学设计、教学反思等教学资源，又是在其基础上继承和发展起来的一种新型教学资源。

一般人对微课的误解是易把它理解为课堂实录片段，以为微课就是一段短小的教学片段。其实不然，应当是"麻雀虽小，五脏俱全"。微课制作的方式有多种多样，可以是PPT，可以用手机收集录像，也可以用各种录屏软件录制。微课的生命力在于创意，没有创新的微课完全失去了微课的意义。微课要突出"微"，以"微"见长，其长度一般不要超过 5 分钟。

2. 翻转课堂

"翻转课堂"一词是从英语"flipped class model"翻译过来的术语，又称为"反转课堂式教学模式"。传统的教学模式是教师在课堂上讲课，布置作业，学生课堂上接受知识，然后课后练习，完成知识巩固。在"翻转课堂式教学模式"下，学生在课前完成知识的学习，而课堂变成了教师与学生之间、学生与学生之间互动的场所，包括答疑解惑、知识的运用等，通过这个过程，学生完成知识的巩固和应用，从而达到更好的教育效果。翻转课堂核心理念是课堂由教师主导的"先教后学"向学生主导的"先学后教"翻转。教师角色由传统的知识传授者向学习活动的参与者、引导者和合作者转变；由传统的教学支配者、控制者向学生的组织者、促进者和指导者转变。只有课堂的翻转才能真正实现教师角色转变。课堂翻转与其说是课堂教学方式的反转，毋宁说是教师的教育观念的翻转和升华。

3. 微课与翻转课堂的关系

传统课堂教学中，知识传授是通过教师在课堂中的讲授来完成，知识内化则需要学生在课后通过作业、操作或者时间来完成的。在翻转课堂上，这种形式受到了颠覆，知识传授通过信息技术的辅助在课前完成，知识内化则在课堂中经教师的促进与同学的协助而完成，从而形成了翻转课堂。真正意义的翻转课堂需要网络环境和数字化学习资源和平台的支撑，课前学生通过手机、计算机、平板电脑等终端在网络中学习课程。在一些无网络化环境中，无法提供信息化、数字化学习环境和学习资源，学生不能通过终端进行网络学习。利用微课成为实现课堂的翻转的有效途径之一，在这样的环境下，可以先把微课学习环节搬到课堂上，根据翻转课堂理念先让学生通过微课对教学的重点、难点进行自学，然后，在课堂上通过教师的指导、学生间的协作学习，完成知识的巩固和内化，实现先学后教的课堂反转。这种翻转课堂的效果受到一定限制，并不是理想的翻转课堂，只能是权宜之计，要做到真正理想的翻转课堂，必须有信息化的教学环境和教学资源。

（五）模拟教学

当今护理教育的发展处于急剧变革阶段，模拟教学在培养卫生专业人才方面是一种有效的教学策略，已经成为护理专业学生做好临床实践准备中的一个重要环节。20 世纪 60 年代早期，Bitzer 开发了世界上第一个计算机仿真护理技能培训程序，研究证明计算机辅助仿真教学的方法比传统方法节约了 2/3 的时间，直到 1976 年 Bitzer 依旧领导着伊利诺伊斯大学的计算机教育研究实验室，继续她的计算机辅助护理教育课程的开发。之后，计算机辅助护理教育有了很大的发展，当今许多发展中国家护士学校的仿真人身上进行的急救操作培训就是一个例子。

模拟教学是一个动态的过程，为学生创造一个仿真的、直观的、安全的临床环境，通过案例分析、角色扮演、虚拟仿真模拟等方式促进学生积极参与，结合反馈、评价和反思的途径，将理论与实践有效结合。国外发达国家的护理院校模拟教学的开展起步较早，从早期进行操作技能方面的培训发展至今，模拟教学已被广泛用于护理专业，形成了比较成熟的护理模拟教学体系。

1. 模拟教学在护理教学环节中的应用

美国国家护理委员会（National Council of State Boards of Nursing，NCSBN）公布的一项权威研究结果表明，多达50%的具体临床经验可以用模拟来替代。模拟教学被认为是护理教育的重要组成部分。国外诸多护理院校在模拟教学的应用及成效方面进行了深入研究。近年来，模拟教学已融入护理教学的各个环节，包括早期接触临床教学、理论及实训、培训与考核等。模拟项目涵盖各个不同层次的护理课程体系，包括基础护理、健康评估、成人护理、急危重症护理、精神科护理、社区护理、母婴护理、老年护理、传染病护理、灾难管理、姑息护理等。模拟教学不仅可以促进学生的理论和技能相结合，还进一步促进学生认知、情感等方面能力的提升。毫无疑问，基于模拟的学习是一种有效的教学策略，可以帮助护理专业学生做好临床实践准备。

2. 模拟教学在专业间协作的应用

2010年，国际医学教育专家委员会在 *Lancet* 杂志上发表报告指出，21世纪应加强跨专业教育。2013年，世界卫生组织（WHO）提出专业间的模拟协作作为一种教学手段，将改善医疗卫生行业学生之间的交流与协作，并为毕业后的跨学科团队合作做好准备。在世界卫生组织提出相关指南后的近几年的时间里，跨专业模拟教学发展最为迅速，美国、英国、加拿大等国家在跨专业模拟教学领域中处于领先地位。专业间的模拟合作有助于加深不同专业的学生对自身职业的理解，既充分发挥了跨专业教育的人际互动对学习者认知发展的促进作用，又弥补了模拟教学中学生只专注于自身领域的不足，有助于培养和训练学生的合作意识和态度，增强沟通与合作能力。专业间模拟可以为医疗卫生专业教育者提供一种有效的手段，使未来的从业者能够进行有意义的合作。

3. 模拟教学促进学生专业技能的提高

早期的模拟教学主要用于在相对安全的环境中传授学生的动手技能。近年来，随着护理专业的不断发展及模拟教学的日趋成熟，模拟教学在提高学生的沟通能力、批判性思维能力、护理诊断及优先次序能力、解决问题能力、团队合作能力等专业软技能方面起到较好的促进作用。加强护理专业学生专业软技能需要护理教育工作者加以重视。帮助护理专业学生发展这些无形的、高水平的软技能对护理教育工作者来说是一项持续的挑战，也是当下护理教育的热点。

近几年，国外诸多护理院校尝试开展角色扮演等模拟教学（如同伴导师模拟法、情境短剧、模拟游戏）来促进护理专业学生治疗性沟通、人际互动、移情、倾听、团队合作等专业软技能的提高，并逐步将其纳入护理教育课程。尤其在精神科护理学的教学过程中，角色扮演开展得比较广泛。精神科护理学是一门强调运用沟通技巧发展治疗护理关系的学科。护理专业学生在与精神病患者沟通时，往往表现出焦虑和缺乏信心。模拟教学可促进学生在模拟环境中练习和熟练运用沟通技巧，提高学生在与精神病患者进行交流时的自我效能感。通过模拟教学，学生在角色扮演的过程中体验不同角色的感受，获得换位思考、提高对不良认知和行为的识别能力，通过实际的扮演和练习形成新的行为模式，从而在面对真实事件时，可以灵活应对。

4. 虚拟现实模拟在护理教育中的应用

模拟是对真实生活情景的基本特征的再现。尽管护士教育工作者努力模仿现实，他们发现护士生经常不能把一个虚拟的模型看作一个真实的病人。因此，学生经常经历从学习实验室到真实病人环境的转换是十分困难的。为了更好地促进这一转变，模拟教学逐步从实验室延伸至虚拟互联网实验室，以计算机技术为基础的虚拟现实模拟（virtual reality simulation，VRS）作为一种新兴的教学策略，在国内外护理教育领域得到广泛应用。美国 Immersion Medical 公司研发的 Cath Sim 静脉穿刺训练系统、瑞典 Melerit MedicalAB 公司研制的基于便携式计算机的男性导尿模拟器 urecath（Melerit Urecath Vision）、Por-tACath 注射虚拟模拟系统等虚拟模拟系统已广泛应用于基础护理技能训练；美国林登实验室建成的虚拟社区 Second life 被广泛应用于精神心理护理、灾难救护等专科护理；挪度医学公司与威科医疗合作研发的护理临床思维训练 vSim 软件在培养护理专业学生临床思维能力的训练上取得较好的效果。基于网络的虚拟模拟教学的优越性已得到越来越多的肯定，很可能在未来十年的护理课程中占据重要位置。

三、信息化教学对护理教育的意义

（一）信息化教学促使传统护理教育内涵变迁

传统护理教育的教室由桌椅、讲台、黑板、模型等教育设施组成，现在增加了投影机、视频展台、屏落、录音录像设备、电视、计算机等设施。传统的教材主要是纸质载体，现在增加了图片、音视频等多媒体载体、网络课程、虚拟人体等多媒体数字化教材，这使以往枯燥抽象的课堂讲授变得生动和易于理解。一些无法窥及的人体结构呈现在我们面前，一些无法完成的人体操作可以通过虚拟实验室得以实现，从而使护理教学更直观，护理操作更逼真。

（二）信息化教学促使护理学教学方式转变

信息化融入护理学教育系统之后，促使护理学教学方式发生了质的变化，敦促教师积极运用信息技术，为学生创造了现代化的教学环境。在现代信息技术环境下，丰富多彩的多媒体课件和网络世界为学生提供了如鱼得水的学习机会。大多数的学生对电子课程和网络课程的学习表现出极高的兴趣。而教师在教学实践中角色也将有根本性的改变，教师不再是学生学习的唯一知识源，教师不能简单地把传授已有的护理学知识作为主要目的，更应着跟于拓宽学生的专业视野，传授护理学信息获取渠道，培养学生获取护理学专业信息和自主学习能力，以加深对知识的理解程度和应用能力，更能培养其创新能力。

（三）信息化教学提高了护理教学的效果

护理学教育的内容有其特殊性，侧重于理解、记忆和技能操作，传统的纸质教材艰深抽象，使人望而却步。现代化的教学手段使得用传统教材难以讲解清楚的、抽象的护理学知识能直观、立体、形象地展现，使以往无法在课堂进行展示的护理学操作技术通过影音资源呈现，并能通过虚拟现实的方式模拟操作。从而使护理学的教与学过程由线性变为多维、单向转为互动、呆板变得生动。有效缩短学生的认知过程，激发学生的主动性和创造性，优化了教学过程，提高了教学效果。

总之，信息化教学将对传统的护理学教学产生巨大影响，以往的方法已不能满足现代护理教学的要求，信息化改革将改变护理学教育的内涵，优化其教学过程，提高教学质量，并促进教学方式的改革，催生新的护理学教学模式。目前，护理学信息化教学设计理论与实践还比较匮乏，需要在实践中不断地探索和总结。积极实践护理学教学信息化对探讨新的教学理念、培养新的教与学的思维方式、寻找教学改革的创新点有重要意义。只有通过不断探索和改革，才能跟上信息时代的快速发展，培养高质量、高素质的护生，为医院输送一流的护理人才。

参 考 文 献

[1] 李志河，潘霞，刘芷秀，等. 教育信息化 2.0 视域下高等教育信息化发展水平评价研究 [J]. 远程教育杂志，2019，37（6）：81-90.

[2] 瞿堃，钟晓燕. 教育信息化概论 [M]. 重庆：西南师范大学出版社，2012.

[3] 洪文峰，李凤来. 信息化教学的理论与实践 [M]. 长春：东北师范大学出版社，2005.

[4] 韩锡斌，葛文双. 中国高校教师信息化教学能力调查研究 [J]. 中国高教研究，2018（7）：53-59.

[5] 顾申. 军队院校护理专业信息化教学改革的初探 [J]. 解放军护理杂志，2008，25（9）：64-65.

[6] Oermann, Marilyn H. Technology and Teaching Innovations in Nursing Education [J]. Nurse Educator, 2015, 40（2）：55-56.

[7] Chiou S F, Su H C, Huang E W. The Application of Information and Communication Technology (ICT) in Nursing Education [J]. Hu li za zhi The journal of nursing, 2017, 64（6）：5-11.

[8] 夏海鸥，孙宏玉. 护理教育理论与实践 [M]. 北京：人民卫生出版社，2012.

[9] 谈益芬，胡丙兰. 基于 PubMed 数据库的护理模拟教学研究热点分析 [J]. 中国医学教育技术，2019，33（6）：642-647.

[10] Weiner, Elizabeth E. Supporting the Integration of Technology into Contemporary Nursing Education [J]. Nursing Clinics of North America, 2008, 43（4）：497-506.

[11] 曹世华，章笠中，许美芳. 护理信息学 [M]. 杭州：浙江大学出版社，2012.

［12］沈小平．新编当代护理学（上）［M］．上海：复旦大学出版社，2018．

［13］唐君．高校英语信息化教学研究［M］．北京：中国国际广播出版社，2018．

［14］徐燕，伏振兴，李兆义．信息技术与现代教育手段［M］．宁夏：阳光出版社，2018．

［15］雷体南，汪家宝．现代教育技术教程（第3版）［M］．武汉：华中科技大学出版社，2016．

［16］中公教育教师资格考试研究院．信息技术学科知识与教学能力（初级中学）（2013最新版）［M］．北京：世界图书北京出版公司，2013．

［17］张福高，张霞霞．现代教育技术［M］．成都：电子科技大学出版社，2017．

［18］李馨．信息化教学设计的理论与模式研究［M］．长春：东北师范大学出版社，2015．

［19］黄贤明，梁爱南，张汉君．"互联网+"背景下高等教育信息化的改革与创新研究［M］．长春：东北师范大学出版社，2018．

［20］殷旭彪．当代教育信息化理论与实践研究［M］．北京：中国书籍出版社，2018．

［21］马启龙．信息化教育学原理［M］．兰州：甘肃人民出版社，2017．

［22］刘义兰等．现代护理教育［M］．北京：中国协和医科大学出版社，2002．

［23］易巧云，唐四元．护理教育学［M］．长沙：中南大学出版社，2017．

［24］朱雪梅，潘杰．护理教育学［M］．武汉：华中科技大学出版社，2016．

［25］李冬梅．护理教育学［M］．沈阳：辽宁大学出版社，2013．

［26］乔立恭，高武．信息化教育基础自构建学习理论［M］．宁夏：阳光出版社，2017．

［27］王继新，左明章，郑旭东．信息化教育 理念、环境、资源与应用［M］．武汉：华中师范大学出版社，2014．

［28］孙启美．信息化的教育技术与模式［M］．长春：吉林人民出版社，2004．

［29］徐福荫，王志军．教育信息化与教育技术人才培养模式创新2011［M］．北京：北京交通大学出版社，2012．

［30］教育部教育信息化战略研究基地（华中）．中国教育信息化发展报告2013［M］．北京：人民教育出版社，2015．

［31］解继丽．教育信息化促进教学改革的保障体系研究［M］．昆明：云南大学出版社，2015．

［32］丁婧．教育信息化功能标准初论［M］．北京：教育科学出版社，2013．

［33］惠驿晴．信息化发展阶段护理教育观念的更新与思考［J］．管理观察，2019（33）：149-150．

［34］陶洁．教育信息化与高职护理教学融合的实践［J］．科教导刊-电子版（中旬），2019（7）：87-88．

［35］刘玉婷，何香君．探究教育信息化背景下的高职护理学基础教学改革［J］．现代职业教育，2019（20）：120-121．

［36］吴龙，张睿，李婧杰，等．护理继续医学教育信息化管理平台的建立与应用［J］．中国数字医学，2019，14（1）：98-100．

［37］ 黄婷婷．翻转课堂融合信息化的基础护理学课程 混合式教学实施策略研究［J］．中西医结合护理（中英文），2019，5（10）：185-188.

［38］ 李发恩，赵洪侠，何冰，等．"互联网+"教育信息化视域下护理专业教学改革探究［J］．现代职业教育，2018（23）：49.

［39］ 董瑞，张玲娟．信息化时代现代教育技术在护理教育中的应用研究［J］．速读（上旬），2018（4）：9-10.

［40］ 王明弘，丛壮，童川，等．信息化教学提升护理本科人才质量的研究［J］．管理观察，2019（13）：131-132.

［41］ 徐巾惠，赵亚．评价信息化教学在国内外护理教学中的应用效果分析［J］．实用临床护理学电子杂志，2019，4（18）：188，192.

［42］ 邓菲菲，邓辉．信息化背景下以问题为中心标准化患者及情景模拟教学法在急救护理实践教学中的应用研究［J］．山西医药杂志，2018，47（22）：2730-2732.

［43］ 梅燕．信息化教学在护理专业中的探讨［J］．医学信息，2015（35）：8.

［44］ 徐莉霞．信息化背景下护理教学质量管理的实践与思考［J］．卫生职业教育，2015，33（24）：37-38.

［45］ 李琳波，康凤英，贺建霞，等．我国护理信息化发展现状及其局限性思考［J］．护理研究，2018，32（11）：1687-1690.

［46］ Skiba D J, Connors H R, Jeffries P R. Information technologies and the transformation of nursing education［J］. Nursing Outlook，2008，56（5）：225-230.

［47］ Sowan A K, Idhail J A. Evaluation of an interactive web-based nursing course with streaming videos for medication administration skills［J］. International Journal of Medical Informatics，2014，83（8）：592-600.

［48］ Victoria N, Mary L, Christopher J G. The impact of eLearning on health professional educators' attitudes to information and communication technology［J］. Journal of multidisciplinary healthcare，2015，1（8）：75-81.

［49］ Swigart V, Liang Z. Digital resources for nursing education：Open courseware and massive open online courses［J］. International Journal of Nursing Sciences，2016，3（3）：307-313.

［50］ 彭歆，贾会英，梁靖，等．慕课在护理教育中的应用现状［J］．护理学杂志，2017（8）.

第四章　护理教育

随着科技的发展和人们生活水平的提高，医疗需求日益增长。医疗服务对象由病人逐渐拓展至全人类，满足人们的医疗需求、保障人们身体健康、攻克环境和疾病的重重威胁一直是整个医疗行业前进的方向和努力的目标。护士作为医疗行业中的重要组成部分，其角色地位日益提升，职业范围不断扩大，在这个全球健康的大背景下，护士的价值和需求都得到了前所未有的体现。

社会对于护理工作者的需求不仅仅体现在数量上，更多的是对于护理工作者素质和能力的需求。大力发展护理教育，提供丰富的教学资源，培养高质量、高水平的护理工作者是社会进步和发展的必然要求。本章对护理教育的发展、现状及现存的问题进行详细介绍，进行国内外的对比，总结我国护理教育的特点与不足，以及在全球化的背景下，我国护理教育发展的方向。

第一节　"教育"和"护理教育"

教育随着人类社会的产生而产生，与人类文明相伴相行，人类之所以能发展到今天，教育的贡献是不可磨灭的。抑或说，教育是人类历史长河得以延续和蓬勃发展的基石。教育是有目的地培养社会人的活动，作为社会成员，我们每个人都接受过或多或少、或这样或那样的教育。生命伊始，教育便开始了，自此相伴一生。教育有很多种方式，也存在于生活的方方面面。小到咿呀学语，大到整个国家，乃至整个世界有条理、科学性的教育体制。我们每个人都是教育的受益者，也是教育的实施者。每个人都因为教育而使自身的素质和能力得到了提高，每个人也都往往会从不同的角度看待教育，对教育有着这样或那样的看法和评价。然而，教育究竟是什么？这个问题看似简单，以至于每个人都能从自己的主观感受和生活经历出发说出对教育的理解和看法，但要确切而客观地回答"教育是什么"，并不是一件容易的事情。由于教育的普遍性和常态化，教育被很多人从自己的角度进行定义，仁者见仁，智者见智，导致了教育定义的歧义和泛化。对教育准确而客观地加以定义和认识，是教育工作者进行教育的前提，也为教育相关体制和法规的改革奠定基础。本书着重于现代化护理教育的形式和内容。技术的革新和发展为教育的发展创造了新的途径和方式，但这所有的一切，都应是建立在对教育正确的理解之上。无论是传统教育还是现代化的信息教育，其立足点，也将是对教育这一概念的恰当认识。因此，在开始学习本章内容的时候，首先弄清楚"教育"这一基本概念的含义是至关重要的。

一、教育概述

(一)"教育"概念的界定

1. 历史上大教育家们对"教育"概念的界定

"教育学之父"夸美纽斯(J. A. Comenius):教育就是把一切事物教给一切人的全部艺术。

18世纪法国启蒙思想家卢梭(J J. Rousseau):教育就是要让儿童的天性获得率性的发展。

19世纪英国实证主义哲学家斯宾塞(H. Spencer):教育是为受教育者未来的美好生活做准备。

20世纪美国实用主义哲学家和教育家杜威(J. Dewey):教育不是为未来的生活做准备,教育就是生活本身,"教育即生活"。

2. 一些权威书籍对"教育"概念的界定

《中国大百科全书. 教育卷》:凡是增进人们的知识和技能、影响人们的思想品德的活动,都是教育。

《中国教育百科全书》:广义的教育指的是一切增进人们的知识、技能,影响人们的思想,增强人们的体质的活动。至于狭义的教育该书未指出。

《教育大辞典·总论》:教育传递社会生活经验并培养人的社会活动。通常认为,广义的教育,泛指影响人们知识、技能、身心健康、思想品德的形成和发展的各种活动。

《美利坚百科全书》:从最广泛的意义来说,教育就是个人获得知识或见解的过程,就是个人的观点或技艺得到提高的过程。

从"教育"的这些定义中不难看出,对"教育是什么"这个问题,至今还没有一致的看法。我们认为,虽然上述这些定义都有其合理之处,都在一定程度上揭示了教育的内涵,但还不够完善。主要的问题在于它们的外延过于泛化,从而难以将教育与其他社会活动区别开来。因为人在任何活动中都可能获得知识、技能,任何活动都可能对他的思想品德或身心健康产生一定的影响,如参加生产劳动、科学研究、文艺演出等,但这些都不能被称为"教育活动"。教育活动是以影响人的发展为直接目标的,其专门职能就是影响人的发展。换句话说,其他社会活动也会影响人的发展,但这不是它们的直接目标。生产劳动的直接目标是获得物质产品,科学研究的直接目标是获得科研成果。对这些社会活动来说,影响人的发展只是它们的"副产品",是它们间接的或派生的目标,而不是它们直接的目标,只有教育才是以影响人的发展为直接目标的。比如,"抗洪救灾"是大规模的社会实践活动,可歌可泣的英雄事迹、排险堵漏的知识经验、繁重持久的体力劳动,都无疑会对人们的德、智、体诸方面产生教育影响,但我们不能因此便把"抗洪救灾"称为"教育活动"。

教育的概念可以从广义和狭义两个层面来界定。广义的教育是指在人类的生产与生活活动中,凡是有意识地增进人的知识和技能以及影响人的思想观念的活动;狭义的教育是人类发展到一定历史阶段才产生的,主要指学校教育。学校教育是指教育者根据一定的社会要求，由专门机构、专职人员承担的，有目的、有计划、有组织地促进入学者身心发展的活动。

教育是以有意识地影响人的身心发展为首要目标的社会活动。教育的本质是培养人的活动，它与其他社会活动有着本质的区别：首先，教育活动的对象是人，包括各年龄段的人；其次，教育的首要目标是影响人的身心发展，人类社会的各种活动都有其直接的目的性，教育的直接目的则是影响人的身心发展，期望学习者的身心能在教育活动的影响下发生预期的变化；最后，这种影响是有明确意识的，并以此作为自身的首要目标。需要注意的是，教育活动的影响结果有正、负两个方面，不是所有的教育活动都对人的身心发展产生积极的影响，也存在消极落后的教育活动。

3. "教育学"概念的界定

与对"教育"这一概念的界定呈现出的多样性不同，对于"教育学"这一概念，在我国出版的教育学教科书、百科全书和词典中，绝大部分都将其界定为：教育学是研究教育现象、揭示教育规律的科学。在这一定义中，强调了教育学的研究对象是"教育现象"和"教育规律"，其学科性质为"科学"。然而，这一定义还存在不够完善之处。据叶澜先生的见解，"'教育学'一词在不同的语境中有不同含义：或作教育科学的总称解，或作一门单独的学科名称解，或作为一门课程解"。根据这一见解，可以得出以下结论：首先，作为教育科学总称的教育学从学科归属上属于带有人文学科特点的社会科学，它的研究对象是教育现象，目的在于揭示教育规律。其次，作为单一学科的教育学是教育学科体系中的一个组成部分，它主要是对教育与社会、教育与人的发展的相互关系以及学校教育的各个方面进行研究；研究的目的既是从理论上充实教育科学，更主要的是为学校教育实践提供理论和规范指导。最后，作为课程的教育学是一个师范院校的学生必修的专业基础课程，它的内容主要是有关教育的理论阐述和学校教育教学的若干规范，其目的不是"揭示教育规律"，而是向学生传授有关广义教育的理论知识和学校教育的实践规范。据此，可以得出"宏观""中观"和"微观"三种"教育学"的定义。

宏观：（作为教育科学总称的）教育学是以教育活动为研究对象，以揭示教育规律为宗旨的社会科学。

中观：（作为单独学科的）教育学是一门对教育与社会、教育与人的发展的相互关系以及学校教育的各个方面进行研究的教育科学。

微观：（作为专业课程的）教育学是以广义教育的理论知识和学校教育的实践规范为主要内容的课程。

4. 现代教育的一般原则

所谓教育原则，是人们在总结教育经验的基础上，根据一定的教育目的和对教育规律的认识而制定的指导整个教育工作的根本性准则。

（1）人道性原则。

教育的人道性原则，主要是指教育过程中教师应爱护学生的生命，关心学生的幸福，尊重学生的人格、尊严和权利，使教育过程和教育目的充满仁爱和人道精神。

①满足学生作为人的正常而合理的需要。

要关怀学生的幸福，满足学生作为一个人的正常而合理的需要，尊重学生的人权，这是贯彻教育的人道性原则的重要前提。根据著名心理学家马斯洛的观点，作为一个幸福的人，或者说，一个人要产生幸福感，必然会产生多方面、多层次的需要。一个学生在学校，不仅会产生接受教育的需要，也会产生生存的、安全的、友谊的、尊重的乃至自我实现等方面的需要。合理满足这些需要是尊重学生人权的具体体现，可使学生产生幸福感，对教育和教育者产生亲近感，从而保证教育过程的正常进行和学生的健康发展。

②尊重学生的人格和尊严。

教育必须把人当作人、当作主体来看待，反对一切蔑视人、只把人看作某种"手段""力量"的说法和做法。在现代人学思想中，人格和尊严是连在一起的，尊严实际上就是人格尊严。人不仅是有人权的动物，也是有人格尊严的动物。在教育过程中，尊重学生的人格尊严主要是教师要在灵魂深处真正确立师生人格平等的观念，摒弃居高临下、盛气凌人的"教师爷"作风，禁止体罚、变相体罚和侮辱学生的教育方式。当前在我国，教育者"目中无人"，把学生不当人看、侵犯学生人格尊严、剥夺学生合法权益的现象还在一定的范围内存在，有的学校还很严重。

③创造旨在培养人性的留有余地的学校生活。

日本在 1976 年提出："今后学校教育的首要目的是，培养青少年成为具有丰富人性的人"，并"为此强调了精选教育内容、削减课时的要求"。我国学校教育特别是基础教育中的"满堂灌""题海战术""节假日补课加班""时间加汗水"，以及一道题做五遍、一个错字罚抄一百遍等现象，不仅本身不人道，也侵占了培育和萌发学生人性和人道精神的时空。

④有意识地培育学生的人道精神。

教师具有人道精神，并且用人道精神对待学生，是培育学生人道精神的前提。同时，还要有意识、有计划地对学生进行人道主义教育，特别是要在各科教学中积极地、创造性地渗透诸如爱护人的生命、关怀人的幸福、尊重人的尊严和权利、热爱和敬畏自然以及责任感等方面的教育。

⑤向学生提出严格而合理的要求。

尊重学生并不意味着放任学生，放任学生恰恰是对学生的不尊重，尊重必须与严格要求相结合、相统一。马卡连柯认为："当我们对一个人提出很多要求的时候，这种要求也就包含着我们对这个人的尊重。"

（2）个性原则。

教育的个性原则，主要是指教育过程中要尊重学生的差异性、独立性和自主性，并有意识地培育学生的个性。

①端正对个性的认识。

由于我国的文化和教育明显的"非个性化"传统，长期以来教育者对个性都持有一种偏见，有些人甚至一提到个性就会产生一种莫名的恐惧感，似乎个性就意味着无拘无束、随心所欲；还有些人，表面上赞成和鼓励个性，实际上是不希望自己所管的人有什么个性的。当然，个性有健康和不健康之分，教育所提倡的无疑是健康的个性。所谓个性，从心理学角度讲，通常是指个人所具有的比较稳定的、有一定倾向性的特征的总和，包括能力、性格、动机、兴趣、意志、情绪等。从哲学角度讲，人的个性就是人的个体性，就是人和他人的不同特征，包括生理、心理的和社会的特征的总和。尊重个性，一是要尊重人的能力、性格、动机、兴趣、意志、情绪等方面的个体性、差异性和独特性；二是要尊重个体的独立性和自主性。但是，在某些学校教育中，所谓"文质彬彬""安分守己""顺从""稳重""规矩""听话"，一向被视为"成熟""懂事"而备受推崇；而"有棱角""出格""异想天开"等却往往被视为"不成熟""不懂事"而横加排斥。这样培养出来的人往往严重缺乏个性。

②培养学生的自主性。

自主性包括独立思考、自主选择、承担责任三个方面。自主性也是个人自由的重要方面。在西方正统的理论中，自由大致有三方面的含义：一是个人有做自己愿意做的事情的权利；二是个人必须为自己的行为后果承担责任；三是任何个人的自由不能以妨碍和侵害他人的自由为前提。在自主性中，选择和责任是紧密相连的。一个人不能或不愿承担责任，就不能给予他选择的权力；反过来，做出选择，就要为自己的选择负责，承担选择的后果。自主性并非想怎样就怎样。一个人的自主性有两个侧面或两个层次：浅层的、对外的一面是自立的意识和能力；深层的、对内的一面是自我教育和自我约束的意识和能力。也就是说，自主性强的人，不仅自立自强，而且能够通过自我教育，不断超越自我，使自己变得更高尚。

③处理好集体与个人的关系。

中国传统教育的主流是儒家教育。儒家文化是伦理性文化，其几乎所有的意识观念的产生都是以伦理为起点、为核心的。儒家文化的理想是将个体消融在社会群体之中，以社会规范人性。从总体上看，我国教育在传统上是轻个性、重集体的，其实，一个不尊重自我的人，往往也不会尊重他人和集体，一个不知道珍惜自己合法权益的人，往往也不知道维护他人和社会的利益。重集体、社会而轻个人与重个人而轻集体和社会一样，都是不恰当的、错误的。马克思曾告诫过我们，切不可把社会与个人、集体与个人对立起来。如果一个社会或一个集体不能容纳个人和个性，那么这个社会和这个集体就只是一个虚假的社会和虚假的集体，在这其中，社会、集体和个人都不可能有什么活力。

④培养学生的特长。

个人特长是个性的一个重要表征。特长发展主要是相对于平均发展和一律化而言的，它的核心是人的素质构造的独特性，主要体现在三方面：一是人的素质在各要素因子发展的多方面性上应有一定范围和程度上的个人独特性，即不同的个人在全面发展的范围和程度上应该是有个人特点的；二是人的素质各要素以及各要素因子在其结构组合上应有个人独特性，同样的要素和要素因子，其结构组合不同，个人的发展面貌也就不同，而这种结构组合应该是有个人特点的；三是人的素质的各基本要素（如德、智、体、美）之间在发展水平上也应允许有适当的不平衡，并以此来表征个人发展的特长。

（3）创造性原则。

教育的创造性原则，主要是指在教育过程中要珍爱学生的好奇心，尊重学生的主体性，把培养学生的创造性放在极其重要的位置。

①培养学生强烈的好奇心。

创造素质包含许多成分，其中最重要的成分之一是好奇心。好奇心是人类普遍的一种心理现象，在创造性思维中具有触发催化的作用，从而成为人创造性活动的内驱力之一。好奇心是发挥想象力的起点，是创造力的萌芽。中国学生创造欲和创造力较低。深究而论，一个重要原因就是上一代在教育下一代时过多地压抑了孩子的兴奋度，由此断绝了好奇心生成的心理之源，导致创造欲低下，遂使创造力成了无源之水。

②培养学生的冒险精神。

纵观历史，审视现实，古往今来几乎所有伟人志士都有可贵的探索未知世界的冒险精神。冒险，对于立志成才者，是必不可少的一种素质，也是创造性活动的一种必不可少的动力。科学的进步在很大程度上取决于科学工作者的冒险精神。譬如，"解剖学之父"——比利时名医维萨里，曾冒着被警方逮捕、杀头的危险，偷尸解剖，仔细研究人体的各部分构造，终于成为世界上第一个正确描写人体结构的专家。将"雷电和上帝分家"的富兰克林，不畏宗教势力的淫威，不怕触电身亡，于1752年2月的一天，在雷电交加的情况下，利用风筝做了一次震惊世界的接引"天电"的实验，从而揭开了被涂抹上迷信神话色彩的雷电之谜。可见，冒险能促使人们形成强烈的事业心，并为事业成功不惜牺牲现有的利益乃至生命。坚持真理、勇于开拓和敢为天下先的冒险精神极为可贵，为人类进化和社会发展所不可缺少。冒险是创新的孪生兄弟，没有它就难有创新的勇气，就只能是患得患失、谨小慎微、逆来顺受、从众跟风，不可能有什么作为。当然，"冒险"绝非"蛮干"，更不是胸无点墨的异想天开，还必须要有严谨的科学态度和科学精神，大胆想象，小心求证。

③培养学生的自信心。

自信心是创造性思维的保证。"有志者，事竟成。"经常怀疑自己的人是很难成功的，相反，所有的创造者、发明家、有成就者，都是在某方面自信心很强的人。日本发明学会会长丰泽氏曾说过："搞出发明创造的首要'秘诀'，就是认为创造发明并不难。"一个人如果在心理和精神上输了，就难以在行动上取胜。相反，行动上虽然失败了，跌倒了，但精神上仍不垮，就能再站起来，重新前进。由此可见，自信心是保证创造力的精神武器。

④鼓励学生全面发展。

人的素质的全面发展，是发展创造性能力的重要基础。创造学揭示，任何创造性才能，都是人的知识、智力、能力、道德、审美、意志、身体等多方面素质所形成的合力。就其中最重要的知识、智力和能力而言，创造性所包含的因素也不仅是局限于某一专门领域的知识、智力和能力，而是多方面和多层次的。有人对美国1311位科学家做了5年的调查，结果发现，有突出成就的很少是只精通一门专业的专才，而多为以博才取胜的通才。可见，人的素质的全面发展，是个人获得创造性才能和取得杰出成就的重要条件。

⑤给学生创造丰富多彩的表现其创造力的机会。

个性心理学家兰克认为，健康的个性就意味着具备成为一个独特性的个人的勇气，意味着具备在各种不同的领域内都能有所发明创造的勇气。健康的个性必须包括某种表现自己的能力，某种独立自主而非盲从地行动的能力。这种"表现自己的能力"，这种"独立自主而非盲从地行动的能力"，正是创造力得以诞生的前提。由此可见，给学生提供表现创造力的舞台，是培养学生主体性、创造性的内在要求。

（4）活动性原则。

教育的活动性原则是指通过教育活动使受教育者接受教育影响和获得主动发展。

①联系实际问题。在可能和必要的情况下，教育过程应从学生感兴趣的实际问题着手并通过学生的实际活动来展开师生间共同的分析和解决问题的活动，这样既容易激发起学生的探索兴趣和学习动机，又容易取得较好的教育效果。

②开展丰富多彩、生动活泼、深层内在的教育活动。只有在丰富多彩、生动活泼和深层内在的教育活动中，学生才有可能得到比较全面和主动的发展，人的潜能才有可能得到比较有效的开发。因此，学校必须在开展教育活动和加强活动教育上花大力气。

③多让学生自主活动。学生的活动尽管必须要有教师的引导，但这与尽量放手让学生自主活动并不矛盾。在学生的自主活动中，不仅能培养学生的自主意识和自主能力，而且有助于培养学生的意志力和敢于探索的积极态度，形成主动探索的心理倾向，从而培养学生的活动意识和活动能力。

④加强师生之间和学生之间的交流和碰撞。传统教育活动主要是教师向学生传递信息的单向过程，缺乏师生之间和学生之间的交流和碰撞，没有形成思想、知识、情感、能力交流和碰撞的网络，信息量小，信息传播效率低，学生很容易对教育活动产生厌倦和懈息。而活动教育则不仅注重以活动激发兴趣和动机，还以群体间思想与经验交流的方式让学生表现他们的个性和才能，使他们互相启发，产生更多的探索愿望，形成自信、自主的精神。同时，同学之间的交流还有助于破除以自我为中心的态度，养成容纳不同意见的习惯，从而使谦虚与自信相结合。

⑤提高教师的组织才能。在传统教育过程中，教师习惯于唱"独角戏"，尽管辛苦，但并不需要多大的组织才能就能组织好这种单向传播系统。活动教育则不然，这种教育传播网络提供的是一种"智能环境"，其中教师的重要性不仅没有被削弱，而且更为重要，教师必须具有很强的组织能力，才能组织好这种复杂多变的教育活动。在这种教育网络中，教师既是教育过程的领导者（给予活动更有效的指导）、群体的推动者（推动学生群体内的相互作用和自我表达），又是中立的主席（控制教育程序而不包办学生的活动）和顾问（当学生需要时提供帮助）以及观察者。

（5）民主性原则。

教育的民主性原则，一是指教育机会的平等；二是指教育内部人与人关系的平等。前者主要指学校要对社会全体成员开放，使他们不受社会阶层、经济状况、家庭地位、宗教信仰和性别差异的限制，在法律上都享有均等的受教育权利，同时也指在学校教育过程中学生享受教育资源机会上的均等；后者主要指教育部门领导者与被领导者关系的平等，以及教师和学生之间关系的平等。

①增加教育机会。扩大教育规模，推进各级各类教育普及或大众化的程度，是增加教育机会，进而逐步实现教育机会均等的重要条件。增加教育机会不仅有助于逐步实现宏观意义上的教育机会均等，也有助于推进微观意义上的教育机会均等，有利于实现学校教育过程的民主化。比如，高等教育的大众化不仅扩大了高等教育机会，而且会在一定程度上缓解中小学教育的升学压力，有助于中小学教育面向全体学生，遏止学生过度分化的现象，从而有助于学校教育过程中学生享有教育资源的机会均等。

②教育面向全体。学生面向全体学生，是教育尤其是基础教育和义务教育的宗旨之一，是教育过程民主化的根本性标志，也是保证教育过程中学生享受教育资源机会均等的

重要前提。尽管社会是分层的，教育也具有社会筛选功能和选拔人才的职能，但在面向全体适龄青少年的义务教育阶段，不应过分人为地把学校和学生分成三六九等，更不应对弱校和后进生采取歧视和遗弃的不公正态度。多年来，由于政府部门没有处理好这个问题，导致教育资源配置校与校之间差距过大，教育经费分配严重不公，中小学不仅被分成了三六九等，而且一边是良性发展，一边是恶性循环，强校越来越强，弱校越来越弱。这种面向少数学生的教育严重违背了举办重点学校的初衷，违背了教育机会均等的教育宗旨。由于种种社会性的客观原因，加之许多学校办学思想不够端正，在学校内部，学生之间的差异又被不断人为地扩大，不同学生在享受教育资源上机会和权利严重不平等。当然，教育面向全体学生，力求教育资源分配的公平和公正，并不是要求教育者必须无差别地对待有差别的学生，不是要求政府部门必须平均分配教育资源，而是要求恰当地处理好面向全体学生与因材施教的关系，处理好重点与非重点学校的关系。

③把教师的主导地位与学生的主体地位结合起来。师生关系民主化，既不是传统教育的"教师中心"，也不是所谓现代教育的"学生中心"，而是把二者尽可能统一起来，提倡师生关系平等，尊师爱生，充分发挥师生双方的能动性。就我国教育的现状来看，推进师生关系民主化的当务之急还是提高和保证学生在教育过程中的主体地位与合法权益。

④提倡启发式教育。启发式教育是教育民主性原则在教育过程中的重要体现，也是激励教师树立教育民主观念的重要途径。启发式教育的重要前提就是师生关系的平等和教育氛围的民主，否则，学生可能就会启而不发。启发式教育不是一种具体的教育方法或教学方法，而是一种古已有之但仍有现代意义的教育思想。一切教育方法，运用得好，都应该具有启发性，启发教育可以渗透在各种教育活动中。譬如，不能认为提问就一定是启发式，讲授就一定是注入式。启发式教育要求的是师生双边活动，特别是要把学生的思维活动调动起来，而不在于形式上是讲授还是问答。一堂课从头问到底，如果这些问题对学生思路没有开启作用，也不能叫启发式，这种"满堂问"与"满堂灌"并无实质区别；反之，即使一堂课从头讲到尾，只要这种讲授对学生思路有开启作用，能引发学生积极的思维活动，那么这种讲授就是启发式的。必须认识到，启发式教育的实质是调动学生的主动性，特别是思维的主动性，而不是一些外在具体做法。

5. 我国高等教育的发展趋势

21世纪，人类已经进入知识经济时代，知识经济时代的到来对未来的教育教学方向产生巨大的影响。随着我国经济的发展和社会的转型，工业社会逐步进入信息化社会，知识已成为最重要的资本和财富，成为国家兴衰的关键因素。21世纪高等教育的发展有六大趋势，一是大众化、普及化，二是社会针对性，三是多样性和灵活性，四是进一步国际化，五是信息化，六是工业化。(唐卫忠，2019)

（1）大众化、普及化的趋势。在新世纪，发展中国家很容易受到流行教育的影响。首先，经济发展的积极倾向为人们打开了教育、社会正义和终身学习的大门。所有这些重要因素都是在推进高等教育的发展。其次，信息和通信技术的发展、教育的普及给所有人带来新的机会，特别是接受过和正在接受着高等教育的社会群体。

（2）进一步加强高等教育的社会使命。在新世纪，世界各地区和各国之间面临着各种严峻的挑战，教育更不例外，教育必须更有效地运作，使资源得到调动和扩大其职责，为人类和社会整体服务。为了达到大学教育的目的，有如下四项任务。

第一，在保护、扩大和传播知识的传统教义、研究等任务中，仍会有不同的方式。

第二，文化和伦理的使命。高等学校以其文化的特性，促进传播和发展文化价值，让文化的多样性可以得到发挥。

第三，实现为人类和社会服务的重要使命，以此开创更美好的社会和人类的未来新道路，并指出和塑造这种未来模式。

第四，与职业建立更紧密的合作。当前各行各业都需要高水平人才，世界经济全球化、现代化，科学技术的进步会推动高等教育与职业界长远观点的关系，广泛的观察、分析、预测和准备新就业机会的涌现等将形成新的形式，满足社会和经济变革的需要。

（3）多样化和灵活性趋势。多样化是发展我国高等教育的大势所趋，在有效推动主流化进程方面取得了很大进展。

①办学主体多种多样。改革学校办学后，近年来我国政府供应系统的大学高等教育机构显然已经在高等学校不是一枝独秀了。以国家为主要办学力量，积极发展民办高等教育、私人办教育、企业办教育、公民合作办学、公立高校转制、中外合作办学等多种形式的办学模式。

②不同形式的学校教育，不同形式的教育机构。目前，中国不仅有更高的教育程度的公共教育，而且也出现了优秀的高等教育的私人机构以及高等职业学校考试。教育的多样性、文化的目标是一个有多层结构的系统。据高等学校组织的报告，有些教育机构有教员的培训、训练等。

③目标培养的多样化。培养目标是一个有多层结构的体系。依照高等学校的组织结构划分，有学校培养目标、院系培养目标、学科专业培养目标。依照学历层次分，有专科教育目标培养、本科教育目标培养、研究生教育目标培养。目标培养的多样化，肯定会导致高校人才培养模式的多样化。

④质量标准多样化。根据不同类型学校的不同教育目标，制定一系列的质量标准，以高质量方式提供教育质量和应用，并应以多样化为基础及高等教育的多样化开发促进高等教育期间的传播和推广。

（4）国际化趋势。教育越来越国际化是教育发展的方向所在。首先，教育国际化正在成为教育和研究全球化的反映。经济和政治一体化的过程、日益相互联系的多种族文化、现代通讯、消费者市场的全球性质以及全球化的国际环境都得到了加强。而国际社会环境的全球化将进一步促进教育的国际化。教育的进一步国际化反映工作人员的流动程度，也就是说，学生、教师、科学家和管理者在国际环境中学习、科学研究、生存和交流。其次，教育越来越面向国际化、国际科学研究和国际合作。就像科学和研究一样，知识的普遍性、深化、开发和传播也是通过国际科学的共同努力实现的。全世界经济发展的一体化决定了教育的国际化。高等教育的国际化随着时间、社会、个人和教育的发展而扩大，对全世界教育的需求正在发生变化，这是教育发展的战略以及对高等教育本身的全面深化。改革和调整教育的国际发展方向，是实现高等教育国际化发展的必由之路。教育国际化是发展教育的理念，教育的理想是为世界上所有国家和地区树立榜样。教育国际化是指以教育改革与发展为背景，接受国际教育与合作，接受综合教育，促进中国教育现代化。

（5）信息化趋势。教育信息化的发展带来了教育形式和学习方法的巨大变化，对传统教育产生了巨大的影响，直接推动了教育的现代化。首先，改善教育信息化基本环境。加强各级各类学校信息基础设施建设，进一步改善教育信息环境，加强数字校园建设。加强数据资源服务标准化建设和管理，形成覆盖城乡、学校、社会、家庭的远程教育网络。其次，完善数字教育服务体系。充分利用现代新技术和丰富的数字资源，深化教育教学改革，创新教学模式，探索优质教育资源的开发利用。构建以学习者为中心、校内外融合、个性化开放学习的数字化学习服务平台。最后，推进教育管理信息化，构建各级教育服务平台，提高教育管理水平。

（6）工业化趋势，教育产业化趋势，教育产业化。在以知识为基础的经济时代，以教育为中心的产业化是众所周知的。一所大学有三大功能：人才培养、科学研究和社会服务。在知识经济发展的潮流中，大学的地位和功能已经发生了很大的变化，大学教育是社会的中心，是社会发展的主导力量。这就需要将大学和大学的科学研究成果转化为实际的生产力，从而更好地为社会服务。

二、护理教育

护理教育是为社会培养合格护理人才的一种专业教育，护理教育的开展有助于促进护理专业学生综合素质的培养和综合能力的提高，同时通过护理教育培养出来的优秀护理人才可以为人类的卫生保健事业服务，从而促进社会的发展。护理教育学是教育学的一个重要分支学科，具有护理学和教育学两种属性。

（一）护理教育的概念

护理教育是根据我国的卫生工作方针，通过一系列有目的、有计划、有组织的教育活动为护理专业培养身心健康，品德优良，具有一定医学、护理学以及人文学科知识，并能为人类健康事业服务的合格人才。护理教育是一种特殊的专业教育活动，它的发展一方面可以加快护理学科发展的进程，另一方面也可以充实教育学的内容。

（二）护理教育学的概念

护理教育学是一门由护理学与教育学交叉结合形成的边缘学科，是一门研究护理领域内教育活动及其本质、规律的应用性学科。它根据社会卫生事业和护理科学发展的规律和特点，运用教育科学的基本原理和方法，研究护理教育活动的基本规律，阐述培养符合社会需要的护理专业人才的理论和方法，并探讨护理院校的组织及管理活动的规律和策略。

1. 护理教育学的特点

（1）护理专业性质与任务的特点。护理教育是为国家卫生保健事业服务的，其目标是培养各层次护理专业人才。由于社会政治、经济、文化及科学发展水平的影响，护理教育的规模、结构，乃至教育内容都必须根据国家卫生保健事业发展的需要来确定。近年来，由于服务对象健康保健意识的增强及社会对高级护理人才需求的增加，社区保健教育及高等护理教育已在护理教育中占据重要地位。

（2）护理教育内容的特点。护理学是一门综合自然科学和人文社会科学的应用性学科，实践性比较突出。为使服务对象在生理、心理和社会各方面都达到良好状态，护士需要成为理论知识扎实、技术技能娴熟、人文底蕴深厚的专业人才。因此，护理教育的内容具有综合性、整体性、实践性的特点。护理专业学生除了学习医学基础知识及护理专业知识外，还要学习人文社会学科的知识，以加强学生人文关怀品质的培养。护理教育特别注重实践教学，以培养学生的动手能力和解决实际问题的能力。

（3）护理教学组织与方法的特点。护理学与人类生命及健康息息相关。在教学过程中，许多护理学专业知识和技能的掌握必须通过对人直接或间接的护理行为来实现。因此，除了一部分知识和技能可以通过护理模型来学习外，相当一部分教学需要安排在临床或社区，采用案例讨论、角色扮演、临床教学、导师制带教等方法开展，以利于学生理论联系实际，达到情感态度、知识及技能的统一。这对教学的组织安排及教学方法的选择与改进提出了特殊的要求。

（4）护理教育管理的特点。护理专业的实践性特点，决定了护理教育必须依托于医院、社区等实践教学基地，而不可能全部在学校内的教室及实验室完成。因此，护理教育管理的层次、部门及参与人员相应增多，需要理顺各层次、各部门之间的关系。确保彼此之间沟通顺畅、相互支持、密切合作。

2. 护理教育的任务

（1）培养合格的护理人才。护理教育担负着为国家、为社会培养各层次合格的护理人才的重要使命，这是护理教育的基本任务。各护理院校应注重提高人才培养的质量和规格，护理教育的主要力量必须放在使学生掌握护理学基础理论、基本技能及发展智力和能力上，同时还必须重视职业道德品质的教育，培养学生对职业的热爱情感和健康的身心，确立为提高人类健康水平而终身奉献的专业信念及强烈的人文关怀精神，使学生具有主动学习、独立获取知识、自我教育的能力，具有丰富的个性，勇于探索、不断创新的精神，开阔的视野，很强的国际意识和国际竞争能力。

（2）开展护理科学研究和护理教育研究。护理院校集中了较高专业水平的教师及科研人员，是护理研究的重要力量。所属医学院校或大学专业较齐全，实验设备条件好，信息交流快，学术活动丰富，同时又有研究生等作为科研所需的人力保证。因此，有条件的护理院校应成立教学中心与科研中心。这既有利于更新教学内容，提高教育质量，提升护理人才的科研能力，又有利于发展护理学理论与技术，促进护理事业的发展。

（3）发展社会服务项目。社会服务是指护理院校除教学、科研以外的面向社会的服务活动，例如开展各种护理咨询活动、推广及应用护理科研成果、举办护理知识及技能培训班、开展卫生保健知识讲座、承担社会教育及预防保健的任务，等等。护理院校为社会服务，不仅有助于提高人们的健康保健意识，推动社会物质文明和精神文明的发展，而且有助于加强护理教育与社会的联系及理论与实际的联系，帮助护理院校根据社会需求及时改进教育、教学和科研工作，增强培养护理人才的社会适应性。

第二节　护理教育的发展历程

护理教育是医学教育的重要组成部分，旨在培养出合格、高水平、高素质的护理工作者，能够胜任医院、社区等不同岗位的护理工作。在我国，护理教育坚持贯彻党的教育方针，肩负着为各级医疗卫生机构培养德、智、体全面发展的合格护理人才的艰巨任务。护理专业是医学科学中的一门独立学科，其范畴、内容与任务涉及影响人类健康的生物、心理、社会等各方面的因素，是在长期的医疗实践中发展而形成的，具有很强的实践性、经验性和专业属性，是一门综合性应用科学。护理教育的发展直接影响教育机构向社会输送护理人才的质量，决定了护理专业的发展。护理教育是整个护理行业得以持续性发展的前提和核心，了解护理教育的发展历程，有助于我们更深层次了解护理专业的发展，对护理专业有更进一步的认识。

国外护理教育经历三百多年的发展，目前已基本形成了以高等护理专业教育为主体、多层次护理教育并存的比较完整的教育体系。自20世纪后半叶以来，在世界范围内，掀起了新的教育改革浪潮。我国护理教育的发展与护理专业的成熟紧密相连，护理教育体系也在不断发展与完善。自20世纪90年代，依据教育部面向21世纪高等医学教育教学改革计划精神，为培养适应21世纪社会发展需要的高等护理人才，我国护理教育也进行了相应的改革，以缩小与国外护理教育的差距。

一、护理教育的发展历程

(一) 国外护理教育的发展历程

现代护理教育开始于19世纪末和20世纪初，纵观近百年来国际护理教育的发展，大致上可以划分成三个阶段，即以医院护校为基础的带徒培训时期、高等护理教育的形成时期和高等护理专科教育普及时期。直到今天，在国际范围内已逐步形成了以高等护理专科教育为主干，中等护理教育和高等护理本科教育同时发展的，由基础护理教育、基础后理教育和继续教育所组成的完整体系。回顾近百年来国际护理教育的发展，对促进我国护理教育的改革和发展是有积极意义的。

1. 20世纪前以医院护校为基础的护理教育

1633年，法国罗马天主教徒保罗（S. V. Paul）在巴黎成立了"慈善姊妹社"，招募有一定文化基础的天主教徒学习护理知识，学习后去医院和母婴室从事护理服务。可见，这护理教育活动与宗教活动、医学教育混为一体，教育对象大多是教徒。1798年，席曼博士（V. Seaman）在美国纽约医院开办了第一个有组织的护理课程，但并无多大影响。直到1836年，德国牧师西奥多·弗里德尔（P. T. Fliedner）在凯斯维尔斯城为教会女执事建立了护士短期培训班，护士弗罗伦斯·南丁格尔（F. Nightingale）初次接受训练即在这里。此期的护理活动以家庭式的照顾为主，尚没有成为专业，做护理工作的多为修女，她们出于爱心和宗教观念对病人提供一些生活照顾和精神安慰，她们没有接受过科学、正规的护理训练和护理教育。

19 世纪 60 年代以前，欧洲和北美的女权主义者作为反对歧视妇女从事医疗职业的一种努力，从 19 世纪 50 年代开始在医院中培养女青年从事护理工作，尽管当时对护士的培训均采用带徒培训的方式，在医生指导下做 6 个月不付报酬的护理工作，然后取得护士的资格，但是，由于她们在临床上都干得很出色，显著地提高了医疗质量，受到了医生和病家的普遍赞扬。1854 年，欧洲爆发了英国、法国和土耳其联军同俄国之间的克里米亚战争。1861—1865 年，在美国爆发了南北战争。经验表明，在克里米亚战争中，通过南丁格尔领导的护理人员在战地救护中卓有成效的工作，使伤员的死亡率从 6% 下降到 0.3%。美国南北战争的经验也告诉人们，因战地医护人员不足而导致死亡的人数超过作战死亡的人数。因此，要克服战伤对战斗力的影响，提高护理水平，培训合格的护士同培训医生一样是非常重要的。

19 世纪下半叶，欧美的现代医学得到了迅速的发展，随着医院的发展，对护士的需求也迅猛增加，通过带徒培训方式培养的护士已不能适应护理工作的需要，因此，在南丁格尔的领导下，欧洲第一所护士学校——圣托马斯医院护士学校于 1860 年正式建校。根据南丁格尔担任医院管理工作和战地救护工作所获得的经验，她对护理教育提出了全新的办学思想，她认为护理应当专业，护理教育必须有自主权，护校校长和护理教师应当由护士担任，在教学上要坚持理论联系实际，整个教学计划除安排护理实践外，也应包括一段较短时间的课堂教学。在南丁格尔的不懈努力下，由南丁格尔创立的护理教育制度成为此后欧洲北美和日本护理教育的标准模式，在这些国家普遍建立了以医院为基础的护士学校。例如美国，从 1872 年建立第一所护士学校——新英格兰妇儿医院护士学校开始，到 1877 年，全美的医院护校增加到 10 所，1898 年增加到 400 所，在校学生达到 11000 余人，1910 年，医院护校进一步增加到 1300 余所，在校学生达 30000 余人。因此，直到 20 世纪 50 年代以前，以医院为基础的护士学校是培养合格护士的主要途径。

2. 高等护理教育的兴起

从国际上来看，高等护理教育最初是在美国兴起。1899 年，哥伦比亚大学教育学院家政系开设了医院经济学课程，培养护校校长、教师及护士长，被称为高等护理教育的先驱；1909 年，明尼苏达大学设立了学制为 3 年的护理学本科课程；1924 年耶鲁大学成立护理学院，第一个开设以大学为基础、以授予学士学位为目标的 4 年制护理本科教育。1920 年以后，随着护理院系的普遍建立，护理教育逐步从职业培训向专业教育的方向发展，逐步使护理专业成为高等教育的一部分。据统计，从 1924 年到 20 世纪 90 年代初，美国已有 73 所大学相继建立了护理系，日本有 30 所大学建立了护理系。此后，护理教育逐步从职业培训向专业教育转化，成为了高等教育的一部分。1916 年，哥伦比亚大学成为美国第一所培养护理学硕士的高等教育机构，并于 1924 年开设了第一个护理学哲学博士项目。在过去一百多年中，美国护理教育比其他国家发展迅速，并形成了比较完善的高等护理教育体系。

在欧洲，据美国护理学家 Salva Failla 报告，尽管南丁格尔本人是一位受过高等教育的护理学家，但是，她本人一直主张护士应当通过医院来培养，因此，在南氏教育思想的影响下，医院护校一直是培训护士的标准模式。1928 年，随着皇家护理学院的建立，基础后护理教育遂成为护理教育的一部分，但从培训的职能来说，皇家护理学院的基础后教育是一种向医院护校毕业生提供的，以培养护理管理人员、医院护校教师和专科护士为目标的进修教育，学制从一年变为两年。其他国家，如法国、德国，虽然也向护士提供高级训练的机会，但是，基础水平的护理教育仍以医院护校为主。因此，从护理教育的发展史来看，在欧美和日本等国，20 世纪 50 年代以前，随着高等护理教育的发展，基本上形成了由基础教育、基础后教育和继续教育三部分所组成的完整体系。

3. 高等护理专科教育的普及

第二次世界大战以后，随着医学科学的进步和专科化医疗的发展，卫生系统迫切需要大批受过高等教育的护士。与此同时，随着中等教育的普及，为满足青年人进入高等学校学习的愿望，并为他们的就业做好准备，各发达国家在大力发展高等职业技术教育的同时，普遍开设了学制 2~3 年的高等护理专科教育，并成为各国培训护理人员的主渠道。在美国，1952 年 1 月，哥伦比亚大学教育学院护理教育部主任 Louise McManus 首先设计了一个试图用 2 年时间完成护理教育的课程计划，毕业时授予协士学位。经过 2 年的试验，证明通过社区学院培养的护士既解决了护士的短缺，同时由于协士学位的设置，使护理教育从以医院为主的中等教育逐步升格为高等职业技术教育。随着高等护理专科教育的发展，医院护校逐步为社区学院所取代。据 1989 年统计，全美以培养注册护士为目标的培训项目共 1547 个，其中由社区学院提供的培训项目为 480 个，占培训项目总数的 31%，由医院护校提供的培训项目为 156 个，占培训项目总数的 10%。到 1994 年，全美以培养注册护士为目标的培训项目共 1501 个，在校护生 271790 人，其中由社区学院提供的培训项目为 868 个（58%），在校护生 135895 人，占护生总数的 50%，由医院护校提供的培训项目仅 5% 左右。由此可见，自 20 世纪 50 年代以后，高等护理专科教育已成为培养护士的主干。

在欧洲，尽管以医院为基础的护士学校是各国培养护士的主要形式，但是，经过改革，护理教育也逐步成为高等职业技术教育的一部分。1977 年 6 月 27 日，随着欧共体护理指导法的公布，欧共体各国的护理教育进行了相应的改革。根据欧共体护理指导法，规定护理教育应从高中毕业生中招生，学制 3 年，教学总时数不得低于 4600 学时。为了同这一法律相一致，欧共体各国护理教育的学制和课程也进行了相应的改革，欧共体护理顾问委员会规定，基础后护理教育应在大学或其他高等院校中进行，受训时间为 1~3 年。例如瑞典，自 1977 年以来，护理教育已成为高等教育的一部分，1982~1993 年，高等护理教育是以中学阶段的两年制护理课程为基础，进入高等学校学习 2 年，授予学士学位。从 1993 年开始，护理院校直接从高中毕业生中招收，护理院校的学制为 3 年。由此可见，随着欧共体护理指导法的公布，护理教育也成为高等职业技术教育的一部分。

在日本，从 1888 年到 1948 年，护理人员主要通过医院护校来培训，1948 年以后，遵照文部省和厚生省公布的《保健士、助产士、护士培养所指定规则》，日本的护理教育已从医院护校向短期大学方向发展。据 1994 年统计，全国有护士、准护士、保健士和助产士学校 1735 所，在校学生 83713 人，其中大学护理系 30 所（1.73%），在校学生 1735 人（2.07%）；两年制或三年短期大学和专修学校 950 所（54.8%），在校学生 45612 人（54.5%）；保健士和助产士学校 165 所（9.5%），在校学生 5395 人（6.4%）；另有中等护士学校 590 所（34%），在校学生 30971 人（37.0%）。由此可见，日本以短期大学为基础的高等护理专科教育已成为培养护理人员的主渠道。从统计数字来看，在全国 1735 所护士学校中，大专院校为 1115 所，占培训机构总数的 64.2%，而中等护士学校仅 590 所，在校学生为 30971 人，分别占总数的 34% 和 37%。

（二）我国护理教育的发展历程

护理是人类祖先在自我防护的基础上，在长期的生产劳动实践中逐渐形成的。它经历了远古、古代的自我家庭式护理中世纪的宗教式护理、直至 19 世纪中叶开始的科学护理的漫长演变过程。我国古代有"三分治，七分养"，其中"七分养"指的就是护理。我国护理教育依据其发展的阶段性可大致分为以下四个发展阶段：

1. 中华人民共和国成立前的护理教育

鸦片战争以后，西方医学随着传教士的进入而传入我国，各国教会相继在各地开办医院和诊所，为适应医疗上的需要，各教会医院都开办了护士学校，通过带徒培训的方式，培养女青年从事护理工作。1888 年，美国人约翰逊女士在福州开办了中国第一所护士学校。1909 年，在江西牯岭成立了中华护士会（1964 年改名为中华护理学会），1912 年其第三次会议规定统一中国护士学校课程，确定全国护士统一考试的时间和章程，成立护理教育委员会。1921 年，北京协和医院和燕京大学、南京金陵女子文理学院、苏州东吴大学、广州岭南大学及山东齐鲁大学五所大学合办高等护士学校，学制 4~5 年，学生毕业时可获学士学位，这是我国高等护理教育的开端。1922 年，国际红十字会日内瓦会议正式接纳中国护士会为第 11 名会员国。1934 年，教育部成立了护士教育专门委员会，将护士教育改为高级护士职业教育，学制 3~4 年，护士教育被纳入国家正式教育系统，直至 1950 年停办。1931 年，在革命根据地江西汀州创办了中央红色护士学校。1941—1942 年，中华护士学会在延安成立分会。毛泽东为大会题词："护士工作有很大的政治重要性"和"尊重护士，爱护护士"。1946 年联合国善后救济总署（United Nations Relief and Rehabilitation Administration，UNRRA）在美国举办护士师资进修班，为期 4 个月，中国派出 20 名优秀护士赴美学习，这是中国护理教育史上第一次派出护士留学。

2. 中华人民共和国成立后的护理教育

中华人民共和国成立以后，护理教育成为我国医学教育事业的一部分。1950 年，第一届全国卫生工作会议将护理教育列为中等专业教育之一，1953 年停办高等护理教育。中等护理教育由卫生部统一领导，制定全国统一的课程计划、课程标准和教材，招生对象为初中毕业生，学制两年。1954 年，卫生部决定将中专护理教育学制改为三年。1961 年，北京第一医科大学护理系招收护士进修大专学生，但"文化大革命"开始后，刚刚复苏的高等护理教育再度夭折。1966—1976 年"文化大革命"期间，全国护士学校停办。但由于当时医疗工作的实际需要，较多医院自办护士班，致使大批未接受正规教育的初级人员进入护理队伍，导致护理质量大幅度下降，造成中国护理教育与世界护理教育之间的差距更大。

3. 改革开放后的护理教育

1976 年以后，特别是党的十一届三中全会以后，护理学专业再次获得新生。1977 年以来，中华护理学会和各地分会先后恢复。1979 年为护理工作转折点，国家卫计委（原卫生部）颁发了"关于加强护理工作的意见"和"关于加强护理教育工作的意见"两个文件，加强对护理教育的扶持。1980年，由南京医学院与南京军区总院联合开办了"文革"后第一个高级护理进修班，学制三年，大专学历。1983年，天津医学院率先开办了五年制护理学本科专业。其后，相继有北京医科大学、协和医科大学、中山医科大学、上海医科大学、华西医科大学、第二军医大学等10所高等院校开设了护理学本科专业，学制4~5年。1992年，北京医科大学获批护理学硕士学位授予点，随后协和医科大学、上海医科大学、华西医科大学、第二军医大学等相继获批招收护理学专业硕士研究生。2003年，第二军医大学率先获批护理学专业博士学位授予权。

1995年，教育部高教司制定公布了《高等医药教育面向21世纪教学内容和课程体系改革计划》，掀起了全国范围内高等护理教育改革的热潮。经过近二十年的教学研究与改革实践，高等护理教育取得了丰硕的成果：基本形成了完整的护理教育体系，护理人才培养模式初步呈现多元化格局；调整了高等护理教育的学制、培养目标以及课程设置，突出了护理学专业特色；编写了大批适应新课程实施的教材；建立了配套的教学管理制度；初步构建了专业素质评价指标体系与各类评价工具；提高了护理教育师资队伍的学历层次。

4.21世纪初的护理教育

1999年始，我国高等教育扩招，高等护理教育的规模随之迅速膨胀。据统计，2003年我国本科和高职护理专业的招生量分别是1996年的25倍和24倍，护理学专业成为医学类专业招生最多的专业。截至2011年，我国护理专业起始教育各层次办学点已达到中专866所、大专374所、本科211所、硕士65所、博士25所。在我国，护理学专业原来为隶属于临床医学专业下的二级学科，2011年3月，国务院学位办颁布了新的学科目录，护理学专业从临床医学专业中分离出来成为一级学科。护理学专业一级学科地位的确立为护理事业的发展提供了更高更广的平台，同时也对护理人才的培养提出了更高的要求。在此背景下，护理教育理念也必须不断转变，应以学生的发展为出发点和归宿点，教会学生做人、学习、做事和创造，教学活动由灌输式转向探索式，日益提倡以学生为主体、教师为主导与专业实践紧密结合的开放式教学组织方式。

二、我国护理教育的改革

（一）调整护理学专业培养目标，满足时代要求

随着医疗卫生体系的发展与变革，医学模式不断转变，护理服务内涵不断外延并扩大，护理服务需求逐渐具有层次性与多样性，从传统简单及从属的一种辅助性工具，逐渐发展成为系统化、独立性的现代护理专业。想要不断发展高等护理教育，培养出现代化的高等护理人才，从而为广大群众提供优质护理服务，首先应重视护理人才的培养与选拔，从而不断适应社会发展需求，这也是高等护理教育迎合时代发展的选择。以我国基本国情为基础，不断扩大护理专业研究生、博士生的培养，将护理本科教育不断普及，使本科护理专业成为护理教育主体。与此同时，政府应不断加大对高等护理教育的扶持力度，帮助高校不断扩大规模，学习国外先进的教育理念，达到跨越式的进步与发展。

在分析经济全球化、社会需求、学科发展趋势及新时期青年学生特征的基础上，许多

学校调整了护理学专业本科生的培养目标，其总体特征是：强调护理人才培养的国际化要求；将护理人才的专业发展和全面发展统一起来；突出护理人才可持续发展素质的提高和核心能力的培养；注重护理人才人文精神的培养。

（二）调整学年编制，体现护理特点

根据护理学专业实践性强的特点，许多院校将护理教育以往沿用的医学教育五年制的学制模式改为四年制，以此带动教学的整体改革。同时突破传统的先理论后实践的教学计划安排，采取"渐进式"教学计划安排，即专业课提前，理论和实践同步进行，学生尽早进入临床，实践时间逐渐增多，较好地培养了学生的临床实践能力和专业情感。

（三）调整课程设置，突出专业特色

遵照整体性和综合性原则，全力探索既符合国情，又与国际接轨的高等护理教育课程体系。课程改革的主要特点是：（1）强化培养目标，淡化学科界限；（2）体现现代医学模式，增加人文社会学科课程比例，减少公共基础课程比例；（3）以护理为主线，突出整体人的概念，优化重组护理学专业课程，精简整合医学基础课；④强调理论与实践相结合，增加实践教学时数，减少理论教学时数。

（四）编写新教材，满足时代需要

与课程体系改革配套，重新构建护理学科理论和技术体系，编写了一批面向21世纪课程教材及国家重点规划教材。新教材的特点：①重构学科知识体系；②强化"三基"内容；③增补专业发展新知识；④融入学科人文精神；⑤注重学生能力培养；⑥提高可读性；⑦增强助学功能。

（五）转变护理教育理念，加速现代化教育改革

受传统教育理念的束缚，护理教育发展受到重重阻碍，想要将护理教育推向世界、面向未来，使其适应现代社会的发展，首先应当将传统办学观念打破，勇于接受全新的教育思想，具备国际型的人才观与教育观，顺应社会发展与变革，这也是我国护理专业毕业生的未来发展前景。应当将国际护理教育的信息与技术予以充分利用，不断加快护理教育的师资队伍培养，打造高级护理人才。积极响应国际合作办学理念，不断探索灵活、多样的全新办学模式，以推动护理教育的产业化发展。

（六）深化护理教育改革，走科学化发展道路

新世纪的护理教学，应当将培养学生的专业素养作为核心内容，挖掘学生的独立分析与解决问题能力，发展创新性思维。不断优化护理教学的过程，将人文素养、科学素质教育以及人格养成等进行完美结合，深入贯彻落实到护理教育的各个环节，不断扩大教学规模，做到理论与实践的同步从而有效提高教育教学质量。我国当前的护理教育，无论是从方法还是培养目标来看，均与发达国家存在较大差异，对于学生知识与能力的培养欠缺统一标准，对学生的综合素质以及核心能力培养也缺乏较为全面系统的要求。为了更好适应

护理行业的发展，促进护理人才规范化要求，应将培养"高素质、强能力"的护理人才作为培养重心。不断深化高等护理教育改革，完善教育目标，不断推动护理行业的长足发展。

三、护理教育的发展趋势

护理是以人为主的专业，护理学在不断改革不断创新中发展。当前社会发展飞速，日新月异，许多新兴事物的出现改变了诸多传统职业的角色定位、工作内容以及工作场所，带来机遇的同时也带来了新的挑战。护理教育处于一个成果与信息非常流通的时代。护理专业在社会文化、政治、经济及科技等因素的影响下不断地发生变化，护理教育必须作出适当的调整以配合这种变化。

随着社会的进步，科技的发展，护理学的发展将更为迅速。生物-社会环境护理模式将全面主导护理实践，从而使护理工作模式发生一系列的转变，即以疾病为主导转变为以健康为主导，以单个病人为中心转变为以各种群体甚至全社会的人群为中心，从以医院为基础转变为以社区为基础，从以对疾病的治疗为重点转变为以预防保健为重点，从以基本防治与身心健康为目标转变为以身心健全及其社会环境的和谐一致为目标。这就向护理教育提出了更高的要求。护理教育的发展趋势主要体现在以下几个方面：

（一）教育理念的辩证统一

主要体现为发展高等护理教育与经济发展、医学及护理学的进步，社会医疗保健需求的增长相同步，重视专业教育与素质教育的解证统一，人文教育与科学教育的辩证统一，共性教育与个性教育的辩证统一，知识教育与创造教育的辩证统一，理论教育与实践教育的辩证统一。这种护理教育发展的辩证统一观念将成为护理教育的理论基础。

（二）教育层次方面不断趋于完善

随着医疗体制的不断改革，人们对于现代医疗技术水平方面不断提出更高的要求和标准，这就要求我国在护理教育实践中更加重视对高素质人才的培养。对比国内外的护理教育层次可以发现，国外护理教育更加注重对相关保健体系的完善，在不断健全护理功能的前提下实现高层次的护理人才培养。因而，我国的未来护理教育发展实践中也将不断向国外看齐扩大护理教育的层次，创设研究生以及博士等不同层次的护理教育，培养具有临床实践经验以及丰富专业理论知识的护理人才，解决护理教育学科发展中对于人才需求方面的矛盾，护理教育层次不断完善的过程中，具有一定资历的护理人才更将获得专业进一步认定。

（三）师资队伍的建设不断强化

我国的临床医学事业不断的发展中，对于专科护理人才的需求大大增加，现代护理教育实践发展中，由于教师的专业水平不高，岗位技能方面也存在一定的缺陷，这就导致护理教育水平难以真正地提高。在未来的护理教育事业发展中，国家更加重视对专科人才的培养，因而在师资队伍方面也将做出进一步的改革，对护理教育老师的专业知识深度以及教学技能方面提出更高标准，要求其加强基础知识的学习，为护理教育发展提供助推力。未来护理教育发展中，师资力量增强，并且在梯队管理形式中，为新时期的护理教育工作提供原动力。此外，还会有更多的职业院校在师资队伍建设中纳入更多高学历人才，集中考核和培养护理教育教师专业能力。

（四）教学模式与教学手法将更加多样化

现代社会经济在不断的发展中，人们对于医疗技术和临床护理领域的相关内容更加关注，一些职业类院校在护理专业课程教学中，也更加注重对学生的专业技能和护理操作实践能力的培养。我国未来的护理教实践中，将会在教学模式和教学手法方面进行积极的改进和优化，不再一味地沿用以往传统、单一的教学方法，而是进一步将临床教学、实验教学和课堂教学三种方法充分结合起来，更加尊重学生的课堂主体地位，引导学生在互动参与中积极思考问题。护理教育实践中，突破以往的教学形式，并创新理念，运用有多样化特点的方法实现灵活教学和综合考评，提高教学效用。

四、护理教育改革的发展对策

（一）重视护理教育发展，不断适应社会需求

随着医疗卫生体系的发展与变革，医学模式不断转变，护理服务内涵不断外延并扩大，护理服务需求逐渐具有层次性与多样性，从传统简单及从属的一种辅助性工作，逐渐发展成为系统化、独立性的现代护理专业。想要不断发展高等护理教育，培养出现代化的高等护理人才，从而为广大群众提供优质护理服务，首先应重视护理人才的培养与选拔，从而不断适应社会发展需求，这也是高等护理教育迎合时代发展的选择。以我国基本国情为基础，不断扩大护理专业研究生、博士生的培养，将护理本科教育不断普及，使本科护理专业成为护理教育主体。与此同时，政府应不断加大对高等护理教育的扶持力度，帮助高校不断扩大规模，学习国外先进的教育理念，达到跨越式的进步与发展。

（二）转变护理教育理念，加速现代化教育改革

受传统教育理念的束缚，护理教育发展受到重重阻碍，想要将护理教育推向世界、面向未来，使其适应现代社会的发展，首先应当将传统办学观念打破，勇于接受全新的教育思想，具备国际型的人才观与教育观，顺应社会发展与变革，这也是我国护理专业毕业生的未来发展前景。应当将国际护理教育的信息与技术予以充分利用，不断加快护理教育的师资队伍培养，打造高级护理人才。积极响应国际合作办学理念，不断探索灵活、多样的全新办学模式，以推动护理教育的产业化发展。

（三）深化护理教育改革，走科学化发展道路

新世纪的护理教学，应当将培养学生的专业素养作为核心内容，挖掘学生的独立分析与解决问题能力，发展创新性思维。不断优化护理教学的过程，将人文素养、科学素质教育以及人格养成等进行完美结合，深入贯彻落实到护理教育的各个环节，不断扩大教学规

模，做到理论与实践的同步，从而有效提高教育教学质量。我国当前的护理教育，无论是从方法还是培养目标来看，均与发达国家存在较大差异，对于学生知识与能力的培养欠缺统一标准，对学生的综合素质以及核心能力培养也缺乏较为全面系统的要求。为了更好适应护理行业的发展，促进护理人才规范化要求，应将培养"高素质、强能力"的护理人才作为培养重心。不断深化高等护理教育改革，完善教育目标，不断推动护理行业的长足发展。

第三节　国内外护理教育现状

一、国外护理教育现状

（一）护理教育层级结构

1. 美国

美国高等护理教育已有 100 多年的历史，已基本构建起从初级水平到高级水平，从应用型技术人员培训到研究型人才培养的完整体系，各层次办学规模及比例合理，各层次教育之间衔接科学性强。在护理教育理念上强调哲学概念和职业观念对护理行为的影响力，突出职业特征，关注人权、个性和隐私。在课程设置上，早在 20 世纪 60 年代，就引入社会科学和人文科学。根据专业需求的改变，及时开设特色护理课程。80 年代开设的远程教育，为提高教育社会化进程、满足护士更高需求提供了有益途径。在教学方法方面，表现为重视对批判性思维能力、自学能力的培养。教学方法灵活多样，逐步由以课堂和教师为中心的教学，转向以学生为中心的合作式学习。

美国高等护理教育体系主要分为以下几个层次：

（1）准学士学位护理教育

20 世纪 50 年代起，美国为满足不同层次的需要，开设了高中毕业后学制两年的准学士学位教育，毕业生需参加州政府下设的注册护士委员会举行的统一考试，与学士学位一样，考试合格后成为注册护士。

（2）学士学位护理教育

美国护理教育较快地由医院证书教育转向学士学位教育，护理教育达世界领先水平。1919 年，美国明尼苏达大学开设了第一个护理学士学位项目。1965 年美国护士协会强调护理教育应开设在高等学府里，从事专业护理实践护理人员的最低学历应是学士学位，从此美国的学士学位护理教育有了飞速发展。

（3）硕士学位护理教育

自 50 年代起，硕士学位的课程开始兴起。该课程以加强训练教育和行政管理技巧及专业临床实践技能为重点。有两种基本类型的硕士学位：理科硕士学位和护理学硕士学位。

（4）博士学位护理教育

1934 年，纽约大学为护士创办了第一个哲学博士项目，旨在提高护理教育和护理科研水平。1960 年以前，护士只能取得教育、行为科学、自然科学和生物科学等其他领域的博士学位。目前，则有两种不同的博士护理学位：一种是护理学博士（DNS），为专业的护理学博士学位，强调实际的护理应用及临床研究，旨在加强临床与科研的关系；另一种为哲学博士（Ph.D），为学院派的博士学位，侧重于护理科研与理论的研究。在未来 10 年里，社会需要越来越多的拥有博士学位的护理工作者在教育、科研、护理管理领域发挥领导作用。

随着健康照护环境的日趋复杂以及卫生服务需求的增多，对高级实践护士的知识、技能和素质的要求逐渐提高，其培养项目及准入标准也须提升至更高的层次；同时着眼于护理学科的发展需求，美国护理学院协会（American Association of Colleges of Nursing, AACN）于 2004 年正式声明将临床型护理博士学位（doctor of nursing practice, DNP）作为高级实践护士的基本学位要求，并批准展开 DNP 项目。自此，DNP 项目开始在美国蓬勃发展。根据 AACN 的报告，截至 2019 年 3 月，美国共开展 348 个 DNP 项目，另有 98 个 DNP 项目正在筹办之中；2018 年有 32678 名学生注册就读 DNP 项目，同期有毕业生 7039 名。

杜克大学临床型护理博士项目介绍

杜克大学 DNP 项目招生的方向涵盖了全生命周期护理、临床护理、社区护理以及护理管理等领域，包括：老年医学急症护理与社区护理、家庭护理、新生儿护理、儿童急症护理与社区护理、精神科护理、妇女保健、护士麻醉师、行政领导。除护士麻醉师和行政领导方向外，均为培养开业护士而设置。

1. 入学条件

杜克大学 DNP 项目强调优秀的大学成绩在录取中的重要性，只有平均绩点（grade point average, GPA）位于前列的学生才能通过 DNP 项目的培养，成长为具备卓越的领导才能并对今后的护理实践产生影响的高级护理实践人才。该校 DNP 项目有两个招生轨道：护理本科起点的学生，就读护理本科（bachelor of science in nursing, BSN）—临床型护理博士轨道（BSN-DNP）；护理硕士起点的学生，就读护理硕士（master of science in nursing, MSN）—临床型护理博士轨道（MSN-DNP）。这两类学生均需具有本州的注册护士执照。

报考 BSN-DNP 轨道的学生需达到以下入学条件：护理学学士学位须在经过护理教育认证委员会（Accreditation Commission for Educationin Nursing, ACEN）或美国护理学院教育委员会（Commission on Collegiate Nursing Education, CCNE）认证的护理学院获得；GPA 成绩 3.0 及以上（满分为 4.0）；具有临床实践机构所在州的护士执照；已完成本科生须修习的统计学课程。需要提交的报考资料还包括：个人简历、个人陈述、推荐信（说明学术能力、专业能力及性格特点）以及成绩单（在获得大学学分的学校如中学、社区大学等学习阶段的所有所学科目）。除了提交以上材料外，还须经过招考委员会的面试以决定是否可录取。

报考 MSN-DNP 的学生需具备高级实践护士证书且从事高级护理实践。某些专业方向须具有特定的专科工作背景方可报考，如行政领导方向考生要求有 5 年以上行政管理经验，护士麻醉师方向更青睐具备重症监护工作经验的学生。

2. 培养目标

杜克大学的 DNP 项目旨在为学生提供必要的知识和技能，指导学生学会评价研究证据，评估其对护理实践的影响，并在必要时进行实践改革，以提高护理质量。通过 DNP 项目的培养，学生可以达到以下几个目标。

（1）使用转化科学和分析性方法来开发、识别、实施和评估最佳实践，以改善医疗保健和医疗保健系统。

（2）设计、指导和评估医疗保健系统的变化，以促进安全、及时、有效、高效、公平的以患者为中心的护理。

（3）参与复杂的、以证据为基础的高级护理实践，为个人、社区和人群提供护理服务。

（4）与他人合作，开发互动的跨专业团队，建立有效的沟通，促进健康，降低风险，提高患者治疗效果，改善复杂的医疗保健服务系统。

（5）运用战略领导技能来影响卫生政策，在护理系统中实施具有成本效益和基于证据的变革，并推进职业发展。

（6）将知识转化为实践和政策，以减少健康差异，鼓励文化敏感性，促进优质医疗服务，同时在地方、国家和全球倡导社会公正和公平。

（7）使用数据分析方法、信息系统和技术来评估、整合和应用知识，从而改善护理和护理系统的结果。

3. 课程设置

杜克大学 DNP 项目的课程设置基于 AACN 关于 DNP 项目建设的指南，贯穿所有课程的主线是通过数据驱动和以证据为基础的工作，提供高质量的护理和保障患者安全。课程内容侧重于证据转化、医疗保健改革、卫生保健领导力和高级专业实践。课程类别包括基础课和专科课程两大类。基础课是不同专业方向的 DNP 学生均要学习的课程，如循证实践、量性研究方法、信息学等。专科课程是针对不同专业方向的专科特色课程内容，如针对护士麻醉师方向的护士麻醉师药理学、麻醉基本原则、护士麻醉师高级健康评估等。前期主要以基础课和专科课程为主，逐步渗入临床实践训练，后期则以临床实践为主，并增加 DNP 学术项目（DNP scholarly project）。临床实践训练从实验室模拟教学逐渐过渡到临床真实环境中的实践。按照 AACN 的指南意见，以实践为核心的 DNP 项目要求学生本科后的临床实践时间不得少于 1000h，杜克的 DNP 项目也不例外。

DNP 项目旨在培养从事高水平护理实践的护理人才，强调博士生在临床专家的带领下获得丰富的实践经验，其核心是临床实践能力的提高，因此临床实践学习是课程的主要内容之一。DNP 教育项目要包含不少于 1000h 的本科后实践体验。然而，研究显示，开展 DNP 项目的院校在如何为学生安排合适程度与形式的临床实践上存在着困惑和压力，如难以确定什么是满足 DNP 培养目标的合适的临床实践以及适宜的临床实践场所。

2. 英国

至 1996 年，英国护理教育全部纳入大学教育，由大专、本科、硕士和博士 4 个教育层次组成，大专和学士学位教育成为高等护理教育的主体。大专和本科学制相同，为 3~4 年，绝大多数为三年制教学，硕士教育为一年，博士教育为 3~4 年。本科阶段的教育目标是毕业后能成为 C 级及以上级别的护士。硕士教育为分科教育，通常有以下领域可供选择：专业健康照顾、肿瘤护理、危重护理、助产护理、妇女健康护理社区健康、专业健康照顾教育、健康照顾专业管理及护理研究等。博士教育通常与该学校的护理科研项目紧密联系，研究领域多与导师的专业一致，且更为深入。

（1）英国护理硕士教育。英国的高级护理实践研究生项目为课程型，未设置下一级的专业方向，分为三个层次，即研究生证书、研究生文凭和硕士学位。三个水平的教育项目逐级深入，学生可在任何水平退出。英国护理硕士研究生培养类型以专业型为主体，要求其临床实践时间不少于一年。英国的护理硕士招收条件是：护理及相关专业本科毕业，从事护理工作 2 年以上，并要在英国护理学会正式注册，或具有相应的海外注册资格；完成了科研方法学课程并达到 3 级水平以上的成绩，或通过了招生委员会的评估和培训课程。其护理硕士专业学位招生要求学生为注册护士，学历要求相比国内低。

英国的培养目标定位于高级护理实践领域的专科人才和领导者。英国的课程框架为核心课程、选修课程和论文。核心课程为研究方法和统计学，是进入论文阶段的前提课程要求。选修课程有领导能力、临床实践伦理、高级交流技能、循证实践和公共健康政策等，也可从其他学科方向选择。高校的教学组织和计划：高校主要分为课程学习及论文阶段。全日制学生第一学期要完成 2 门核心课程，第二学期进入选修课学习，并要完成论文。临床实习均融合在核心课程和选修课程学习中。

（2）英国护理博士教育。英国的博士项目在研究方式上独树一帜，最主要的不同体现在：英国的博士学位无指定课程和资格考试的要求。也就是说，所有进入博士课程的学生，都将会得到自己专业领域的全面培训。为此，很多大学还设有硕士课程，以便使学生得到更专业的培训。总体来说，这样的培训教学方案并非一成不变。再者，研究过程中导师的角色也不再是一味的监督者，学生通常与导师建立非常密切的关系，这样良好的师徒关系使学生受益颇多。

在英国，护理学专业博士学位是专门针对那些希望从事临床实践工作的护士，例如高级实践护士。在整个博士课程中加强了理论与研究的联系，促进了护理学的发展与考核的实践性。除了上述的博士学位获得途径外，还有两种：通过出版刊物获得学位和通过出版一系列的作品获得学位，但这两种方式还不广泛，主要适用于那些已经受雇于大学的学者。

（3）澳大利亚。澳大利亚有两种级别的护士被允许从业，即注册护士（RN）和录用护士（EN）。RN 必须完成 3 年的大学学士学位课程，EN 需完成 1 年的业余培训课程而获得资格。在硕士课程中，学生学完所有规定的课程及足够的学分后可获得硕士学位，也可以修读侧重于研究的课程，学生除修完规定的课程外还需对护理领域某一问题进行独立及有创见性的研究。

（4）日本。日本的护理教育有专科职业学校、短期大学、综合大学的护理科，专科职业学校属厚生省管辖，大学属文部省管辖，从护理专科职业学校不可直接进入大学，毕业后必须经过国家考试取得执照，积累数年工作经验后，再次进入大学学习，经过1年的就读才能取得学士学位。1983年以后，随着日本高龄化社会的形成，护理专业急需培养专科护理人才，日本护理的高等教育化和专科化迅速发展。

日本护理硕士研究生入学考试的条件是：接受过16年的学校教育，或者是大学3年级的在校学生，成绩优秀者，研究生入学考试各个大学根据本校情况而定。日本研究生院为两年制教育，科目分为专业科目、共同科目及其他专业研究领域科目，每一部分都要求达到相应的学分。在日本一般没有书面考试，但学期末需要提交课程报告书，老师将根据出勤次数和报告书质量给学分。毕业前需通过毕业论文答辩。

（5）泰国。泰国的护理教育相对比较年轻，只有100多年的历史。1896年，泰国的第一所护士学校在曼谷成立。1925—1935年，泰国皇室意识到护士对于健康保健的重要性，大量护生被派往国外进修学习。与此同时，泰国还引进美国的护士来发展本国护理教育。这极大地促进了泰国护理教育的发展，不过，另一方面，又使泰国的护理无论是在教育还是实践上都极大地依附于美国。泰国第一个四年制护理本科教育开设于1956年，第一个两年制的护理硕士教育始于1973年。1984年，一个由四所大学合办的护理博士研究生教育项目成立。为了增加护理人力资源，MOPH开设了两年制的高职护理教育。

泰国目前的护理高等教育设有高职、本科、硕士、博士四个层次。护士只有达到本科及以上才能申请注册，否则只能做助理护士。在泰国护理发展的100多年间，其护理教育已从最初医院内的由男医生指导的学徒教育发展成由具有博士学位的护士指导的可授予博士学位的高等教育。

二、国内护理教育现状

护理教育是我国宏观医学教育的重要组成部分，肩负着为医疗卫生事业培养合格人才的艰巨任务。中国护理教育自1888年在福州创办第一所护士学校至今，已有一个多世纪。虽然历经坎坷曲折，但近20年得到了迅猛发展，其面貌发生了深刻的变化。现已发展为包括正规护理学校教育和在职继续教育的多层次、多渠道、多形式的较完整的立体型教育体系。

（一）护理教育层次结构

我国护理教育的总任务是建立主动适应我国国情的、有中国特色的护理教育体系，培养适应中国卫生事业发展需要的各级各类护理人才。从这个总任务出发，我国护理教育分为不同的层次结构，各层次的任务学习年限、培养要求及毕业后的工作范围有一定的区别。目前护理专业教育的层次体系结构是：中等护理专科教育、高等护理专科教育、护理本科教育及护理研究生教育。

1. 中等护理专科教育

自1888年中国第一所护士学校建立起，中等护理教育已有悠久历史，1949年以前全国有护士学校183所，国家注册护士有32800余人。1949年以后，人民政府大力发展中等护理教育事业。中央直辖市的各个区及各省自治区的各个市县都相继开办了自己的中等护士学校，其教育机构主要有：独立的护士学校、中等卫生学校的护理专业、医院附设护士学校这三种形式；有全国统一的教学大纲和教材，一般招收初中毕业生或少数高中毕业生，有严格的入学考试制度，学制三年，护生毕业时必须通过各省市严格的统一考试，合格才发给毕业证书，得到政府认可。毕业后能胜任工作满一年者，可取得正式"护士"职称。

中等护理专科教育的任务是培养临床第一线的中级护理人员，招生对象为初中或高中毕业生。报考的学生必须经过国家统一入学考试，由各学校根据考生德、智、体三方面的全面衡量结果，择优录取。学习的年限一般为3年或4年。学生毕业时，必须掌握中等教育所必须的文化基础，专业基础知识及实际操作技能；具有对常见病、多发病及危重病人的观察、应急处理及身心护理的能力；具有基本的社会保健知识。毕业后通过国家的护理执业考试，并取得相应的执照后，能在各级医院独立从事临床护理、卫生宣教及疾病防治等方面的工作。

随着我国护理教育的不断发展及社会对护理专业需求的不断提高，当前的中等护理专科教育已经不能适应护理模式的要求及社会的需求，多数护理院校已逐步取消了中等护理专科教育，只有少数院校根据当地的需要保留了中等护理专科教育。

2. 高等护理教育

中国高等护理教育经历了三个阶段。第一阶段，1921—1951年，北京协和医院创办了全国第一所五年制高等护理教育机构——中国协和医院护士专修科，学生毕业时均授予学士学位。第二阶段，1961—1966年，北京第二医学院再度开办护理本科教育。第三阶段，1980年，南京部队总医院率先试办了"高级护理班"，招收在职学员，学习3~4年为专科教育，毕业后为护师。改革开放以来，中国的高等护理教育有了飞速的发展，正在逐步地缩小同发达国家护理教育水平的差距，取得了非常可喜的成就。护理教育的观念发生了很大转变，高等护理教育的体系基本形成，高等护理教育的课程体系正在建立，高等护理教育的师资队伍逐渐成熟。全国各地医学院校陆续开办全日制正规和在职大专、本科护理教育，成立了护理系，正式招生，生源为高中毕业生，通过国家统一高考录取，学制五年，毕业后经考试合格授予学士学位，并晋升为"护师"职称。

（1）高等护理专科教育。高等护理专科教育的任务是培养具有临床实际工作能力的高级护理人员。教育的办学形式多样。目前有独立的高等护理专科学校，有普通大学的护理学院内设立的专科，也有夜大学职工大学、函授大学及自学考试等多种学科形式。一般招生对象为高中毕业生或同等学历的男女青年。学习年限一般为2~3年，毕业后发给专科毕业证书。学生毕业时，要求在掌握本专业的基础理论、基本知识及基本技能的基础上，提高专科护理理论及技能水平，掌握本专业的新知识、新技术，具有初级的护理管理预防保健及护理教学的能力，初步掌握了护理科研知识，具有应用护理科研成果的能力。

（2）高等护理本科教育。高等护理本科教育是我国多层次护理教育体系中的一个重要的核心层次。其任务是培养既具有一定的临床实际工作能力，又具有一定的管理、教学及科研能力的高级护理人才。一般由各医科大学或普通大学的护理学院（系）实施高等本科教育。目前我国的本科高等护理教育具有两种形式，一是高中毕业后通过国家的统一入学考试，进入护理学院学习，学制一般为4~5年；二是取得高等护理专科文凭的护士通过自学考试或全日制专科转本科学习，学习年限一般为 2~3 年。学生毕业时要求能掌握医学基础、临床医学的基础知识、护理学的基本理论和技能，具有一定的教育、管理和科研能力，毕业后能从事临床护理、护理教育和护理管理等方面的工作。学生学习合格，毕业时发给毕业证书，并按照国务院学位管理条例的规定，授予医学学士或护理学学士学位。

3. 护理研究生教育

相较于发达国家和地区，我国高等护理教育的发展较为滞后，自 1983 年才开始恢复护理本科教育，1992 年正式启动护理学硕士教育，2004 年由第二军医大学、中山大学等院校开始率先在国内招收护理学博士研究生，由此我国高等护理教育逐步趋于完善和成熟。

（1）硕士研究生教育，这是护理研究生教育的第一阶段，其任务是培养掌握丰富的自然科学、基础医学、临床医学和护理学理论知识，能熟练掌握护理操作技能，有广泛的社会科学知识，有较强的护理教育、护理管理、护理科研能力的高级护理人才。学生毕业后能独立从事高等护理教育、护理管理、护理科研工作，也可成为临床护理、社区护理或预防保健等方面的护理专家。我国实施护理硕士研究生教育的机构主要是高等医学院校或普通院校的护理学院（系）。招生对象是高等护理院校本科毕业或具有同等学历者。经过全国统一研究生考试录取，学习年限一般为 3 年。学习期间，由指导教师按照研究生的培养目标，制定本专业的培养计划及培养方案。方案及计划对研究生的素质、专业要求、研究方向、必修及选修课程时间安排、指导方式、培养方法及考核和完成学位论文的期限等都做了明确、具体的规定。研究生经过硕士学位课程的学习，考试考察合格，完成科研课程及学位论文，经过答辩委员会通过，报国家授权的硕士学位评定委员会审核批准，授予硕士学位，发给学位证书。

（2）博士研究生教育，这是研究生教育的第二阶段，其任务是培养在本门学科上掌握坚实宽厚的基础理论和系统深入的专门知识，具有独立从事科学研究工作的能力，在科研或专门的技术上作出创造性成果的高级护理人员。我国从 2004 年启动护理博士研究生教育，到 2016 年年底，共有 27 所护理学博士研究生招生院校，已培养了 320 名博士生。十余年间，护理学博士研究生教育获得较快发展，并形成了一定规模。博士研究生毕业后，一般能够培养成为学科带头人和各学科的技术骨干。

我国护理博士研究生入学对象是已经获得硕士学位或具有相当水平的护理人才。学习期间必须完成所规定的博士学位课程，通过考试，成绩合格，在导师的指导下完成科研课题，完成博士论文，通过论文答辩，报国家授权单位的博士学位评定委员会批准，授予博士学位。目前西方的护理博士研究生教育主要有两种形式：护理科学博士（D.N.Sc）和哲学博士（Ph.D）。护理科学博士注重培养高级临床护理实践者及临床护理专家，注重学生临床科学研究及解决临床实际问题能力的培养。护理哲学博士注重培养具有科学研究和发展护理理论的理论型研究人才。

4. 继续教育

目前全国开展了多形式、多层次、多学制的护理继续教育，如夜大、电视大学、函授、专升本等。而目前继续护理教育存在着护理教育属性不明确，认识不深刻，管理不完善，继续护理教育方式指令性强，多为组织安排，缺少普遍性，缺乏主动性等问题。

1983 年全国建立起世界上独具风格的高等护理教育自学考试教育，其内涵是在岗中专护士或极少数高中毕业生，在高等护理自学考试大纲的指导下，自学课程，学校分年段安排必修课，由国家统一命题，自考委统一组织考试，严格标准评卷，及格者为单科结业，待全部完成教学计划规定的必修课。考试通过后，学生可获得大专毕业或本科毕业文凭。

（二）我国护理教育存在问题

随着社会的进步发展，高等护理教育也随之面临着一定的问题。

一方面主要表现在护理教学更新不够迅速，课程设置及教学内容创新性不足，不能满足当前社会发展百姓的日益需求。很长一段时间，我国护理教学仍然依附于医学学科的发展，在课程设置等方面更侧重于疾病的发病机理等讲解及护理，在具体的实践技能操作等方面重视程度不够，忽视了学生的专业操作能力与素质的培养，难以应对社会发展对护理行业的需求。

另一方面，师资队伍相对薄弱。随着近几年我国护理教育办学规模的扩大，教师资源问题成为专业发展所面临的重要问题。尽管硕士研究生及博士研究生的招生比例在逐年提升，高校中护理专业教师的学历水平仍然偏低，"双师型'教师数量有限，这种情况严重影响当前护理专业的教学质量和专业学科发展。此外，现阶段我国护理教育标准及评价体系仍然需要进一步完善。长期以来我国护理教育教学标准更多沿用的是医学教育标准，这就极大地限制了我国护理专业教学发展和知识体系的构建，在一定程度上与国际上护理教育教学产生一定的脱钩。在 2010 年我国颁布了《护理本科教育标准和规范》，与发达国家美国等相比相对较晚，其仍需要进一步修改完善。

1. 护理教育发展迅速培养规模及层次不能满足需求

随着我国高等教育的不断创新改革，高等护理教育蓬勃发展，本科及专科护理教育专业的招生规模不断加大，随着在 2003 年第一军医大学申请获得护理学博士学位授予权后，我国护理教育层次已经形成专科、本科、硕士及博士不同层次的培养。尽管在办学层次上取得了一定的成绩，但培养规模及层次分配比例等方面还不能满足当前日益增长的需求。据相关数据统计，我国的医护比例远远低于世界平均水平，从事护理工作者的数量远远低于实际需要。当前，我国护理人员的学历层次偏低，中专及大专层次人员比例占护理人员学历结构的主要部分，而在相对发达的美国及英国等从事护理工作的人员学历主要在大专及本科以上，我国护理工作人员层次与国外发达国家比还是具有一定差距的。因此，提升我国专业护理人员的教育学历水平，满足日益增长的迫切需求是当前公共卫生服务面临的重要问题之一。

2. 专业特色突出，但课程设置体系相对不够完善

根据护理专业的特点，护理专业教育已经从传统教学的五年制教育转换为四年制办学，通过重视实践课程提升护理专业的需求特点。尽管专业课程设置在不断改革，但在部分高校中仍然存在需要完善的教学课程设置。目前，在高校护理专业教育过程中，课程设置及教材使用还是侧重于医学专业课程，在一定程度上缺少专业特色护理方面的内容，尽

管在课程设置上进行了调整，但在课程内容方面仍存在着一定的滞后性。随着我国社会发展对护理服务的需求不断增加，服务质量需求不断提升，护理课程的设置就要根据实际需求进行创新性改革发展，根据社会群体健康需求有计划、有针对地进行专业化护理人才的培养，实现我国护理人才水平的不断提高。

3. 专业护理教师能力水平提高，但教学模式需要改革与创新

由于我国之前护理教育相对发展缓慢，护理教育内容及师资水平表现出参差不齐的特点，同时，教师年龄结构相对不是很合理，专业教师出现断层现象。近些年护理教育得到社会的广泛关注，不同高校对护理学科专业教师的能力提升在进行不断的改善，根据不同年龄结构及学历水平开展有计划、有目的的专业能力素质培训，专业教师的业务水平已经得到一定的提高。但教学模式仍然需要不断改革与创新。在教学模式上，部分学校主要还是采用传统的教学模式——教师在课堂中起主导作用的灌输式教学方法，在一定程度上影响着学生发散思维及互动研讨的培养，学生在获取专业知识的方式上仅仅是聆听获取专业教师所掌握的知识，对专业知识的视野及内容的更新方面受到一定的局限。因此，改革创新护理专业教育模式，提升护理专业学生掌握的专业水平是当前护理教育工作者所要思考的重要问题。

第四节　护理专业培养理念与目标

教育目标是指培养人才所应达到的标准，这个目标可高可低，按需而定（教育目标是培养人的方向和规格），是反映教育目的的、具体且可观测的变化（或进步）。而人才的培养，旨在满足社会对某类人才、某种特质的需求。随着社会经济的发展，卫生服务日趋多样化，人群对卫生服务的需求不断增加。护士已然成为卫生保健服务人员的重要组成部分。

基于此，WTO 于 2009 年制定了《专业护士及助产士起点教育全球标准》（*Global Standards for the Initial Education of Professional Nurses and Midwives*）。该标准分别就毕业生、教育项目修订、培养课程、师资、招生等五方面进行规范和标准的制定。针对毕业生，该标准的培养目标从培养结果和毕业生特征两方面进行了规定。就培养结果而言，对护理毕业生提出了五个方面的要求，即：在毕业之际，护理毕业生需表现出已具有开展护理工作所需的既定能力；表现出对健康决定因素的良好理解；能满足执业法规所规定的护理专业资格或注册标准；需授予专业学位；有资格进入更高层次的教育。而护理院校则需采取适当措施追踪毕业生的专业成就及其教育层次的提高。就毕业生特征而言，护生将成为遵守伦理守则和专业标准的、有学识的护理工作者。而护理院校则需要在以下几方面培养毕业生：循证实践，文化竞争力，能在各自国家的卫生服务体系中从事护理工作来满足人群健康需求，评判与分析思维，能管理资源并能安全有效开展工作，能为服务对象有效代言并能在卫生服务中成为其他专业人员的专业合作伙伴，能沟通交流服务导向，领导力与持续专业发展。

此外还对护理院系提出要求：护理院系需采取适当措施跟踪毕业生的专业成就及其专业教育水平的提高。就毕业生而言，要求护生毕业后将成为遵守伦理准则和专业标准的/

有知识的护理工作者。该标准规定护理院系应着重培养护理专业学生以下能力：在实践中应用证据；文化胜任力；在各自国家的卫生保健系统中实践并满足人群需要的能力；评判性和分析性思维；安全有效管理资源和实践的能力；在医疗保健服务中有效地为患者倡导并与其他领域的人员建立专业性合作的能力；发展社区服务的能力；领导力及持续的专业发展能力。

该标准作为全球性的护理教育基准，为全球各高校制定护理本科人才培养目标、课程设置、监测护理教育质量持续改进提供了科学有力的指导。从各个国家的角度来看，各国国情不同，发展水平也不同，教育水平参差不齐，定会形成符合该国家现阶段的培养目标。

一、国外高等护理教育人才培养目标

国外从护士的素质和职能、现代护理信息和整体健康的角度以及现代人必须具备的交流技能等方面，提出了21世纪护士的一系列培养目标。

（一）护理本科教育培养目标

本科护士应掌握的核心知识包括促进健康、降低危险性、预防疾病和疾病管理、信息和健康教育技术、伦理、多元人类、全球健康服务、健康服务系统与政策，同时提出护士应具备的核心能力包括评判性思维、评估、沟通和技术能力。

澳大利亚护理本科人才培养目标是：提供急救护理临床护理和社区护理教育，培养学生的实践持续发展和合作等能力，发展专业知识和技能，使其能够应对护理工作中的困难和挑战，并最终成为注册护士。韩国护理本科人才培养目标是：强调综合性能力及应对未来能力的培养，由认知5项（描述人、说明健康、明确内外环境、说明知识、掌握护理程序）、情感3项（促进继续发展的角色、努力促进变化、与医务人员的协同）、精神运动2项（示范护理技术、发挥指导者的能力）构成。日本大学的护理教育目标是培养内心世界丰富的人性，即能够分享人的喜怒哀乐，具有一颗善良的心，理解生命的尊严，尊重人的权利；学习护理专业所必需的技术，培养能够以科学为基础判断问题、解决问题的能力，灵活的批判性的思考能力及能够适应社会变化、科研发展的能力；培养独立职业所具有的实践、教育、科研能力及与医疗保健等从业人员之间的沟通协调能力；培养国际主义思想和国际活动能力；培养严谨的科学态度和能够推动护理事业发展的能力。英国的护理教育目标在三种水平上进行，不同水平的护理教育反映着不同的培养目标，护士的任务是协助医生完成医疗工作，因此，基础护理教育基本上属于职业技术教育系列，20世纪50年代后，护理教育从职业培训升格到专业教育，护理教育的目标不仅是培养技术熟练的医院护士，而且也是培养具有更高学术背景的专业护士。基础后教育主要是指专科和学士学位教育，主要是培养护理教师、护理管理人员、护理教育工作者和护理部门的领导者。荷兰汉斯大学护理本科人才培养目标：毕业生不仅具有良好的专业知识，而且还需有管理才能，有远见，能够处理复杂情形，知晓卫生保健及相关学科的新进展，具备良好的评判能力和独立工作能力明了自己的社会责任，毕业生是能够在欧洲劳务市场发挥作用的高级职业护士。

（二）护理研究生教育培养目标

1. 硕士研究生

美国于 1993 年开展高级实践护士（Advanced Practice Nurse，APN）教育，通过考核即能成为临床相关领域的 APN，直接参与护理工作，成为专科护理专家，担任临床护理指导人员或护理教师，评价护理措施，监管并确保临床护理工作质量。澳大利亚将护理硕士研究生层次分为课程学位和学术学位，强调注册护士临床知识和技能的再教育，目标是培养能独立并熟练地承担高级及扩展的临床角色。泰国护理硕士专业学位（Master of Nursing Specialist，MNS）教育目标为实现护理硕士研究生科研能力、领导能力、创新能力的全面提高。国外 MNS 培养目标与临床岗位需求相一致，培养学生将理论知识、科研成果、相关科学应用与临床实践相结合，与他人形成良好合作，在护理实践和领导中展现先进知识储备，发挥过强领导才能。

2. 博士研究生

整合国外一流护理院校博士研究生的培养目标可归纳为：

（1）加强护理专业的现代科学训练，开展创新性研究，以构建护理知识体系；

（2）在基于道德、伦理和专业的基础上，结合科学知识和智慧，具备处理健康和专业问题的知识及专门技能；

（3）具有循证护理的实践能力和分析方法；

（4）培养博士研究生成为发展和验证知识的专家和有追求的学者；

（5）具备在医疗系统或组织当中的领导能力和整体系统性思维。

● 美国

目前，美国护理专业培养认证的机构主要为美国国家护理联盟（National League for Nursing，NLN）和美国护理学院协会（American Association of Colleges of Nursing，AACN）。这两个机构在认证标准中对于护理本科人才的培养理念和目标进行了详细的陈述。

美国护理学院协会于 2008 年 10 月制定的《护理专业本科教育要点》（*The Essentials of Baccalaureate Education for Professional Nursing Practice*），在陈述护理本科人才培养的理念、目标、课程设置时重点强调了以下观念：以病人为中心的照顾、循证实践、质量改进、病人安全、信息化、临床推理/评判性思维、基因和基因组、文化敏感性、专业主义、在持续变化和复杂的医疗保健环境中跨域生命周期的实践。

该要点描述护理本科人才增养所期待的结果，包括以下 9 个方面：

① 本科层面的自由教育，培养通用护理实践能力（liberal education for baccalaureate generalist nursing practice）；

② 基本组织能力和系统的领导力，以保证优质护理和病人安全（basic organizational and systematic leadership for quality care and patient safety）；

③ 循证实践能力（evidence-based practice ability）；

④ 病人照护技术的信息管理和应用能力（information management and application of patient care technology）；

⑤医疗保健政策，财政和环境监测（health care policy, finance, and environment monitoring）；

⑥跨团队沟通和合作，以改善病人的健康状况（cross-team communication and collaboration for improving patient health outcomes）；

⑦临床预防和人群健康（clinical prevention and population health）；

⑧专业主义和专业价值观（professionalism and professional values）；

⑨本科层次的通用护理实践（baccalaureate generalist nursing practice）。

该要点对于每一个方面期待的能力都进行了详细的解释，并介绍了选择这些能力作为培养目标的原因和实例。其最终目的是希望培养的毕业生能够胜任以下三种角色：照护提供者，即能够随时间变化评价个案的变化和进展，能够熟练有效地提供安全的照护；照护设计、管理和协调者，即照护的延续管理，界定系统因素，发展分配、优化、监管照护的工作技巧；专业成员，即评价个人自身的实践，承担专业发展的责任。作为权威的认证机构，NLN 和 AACN 制定的护理本科人才培养目标对规范美国的护理教育有极强的指导意义；通过这两个机构的认证，即是对护理院校本科人才培养质量的大力肯定。目前美国大部分护理院校都基于 NLN 和 AACN 的专业认证标准来制定本科人才培养目标。

美国较早开办护理本科项目的凯斯西储大学的人才培养目标是：

①为个体、家庭和其他团体的健康、疾病、追求健康的行为提供教育和咨询（provides education and consultation for individuals, families, and other groups of health, illness, and health-seeking behaviors）；

②评判研究结果并将其应用于临床实践（evaluates and applies research finding to clinical practice）；

③提供直接的病人照护，并在为个体、团体和家庭提供直接照护时承担领导角色（provides direct patient care and assumes leadership roles to individuals, group, and families in dire patient care）；

④参与并承担领导角色（participates and assumes leadership role）；

⑤把伦理准则和专业守则作为决策的框架（uses codes of ethics and practice as a framework for decision-making）；

⑥作为跨学科卫生保健团队中的成员，有效开展工作；使用有效得到沟通技巧与不同的病人、同事和信息系统沟通；阐述卫生保健政策的发展流程。

● 英国

英国进行护理专业和学科质量评估的机构为高等教育质量保证局（the quality assurance agency for higher education, QAA）和护理与助产委员会（nursing and midwifery council, NMC）。QAA 的标准包括三部分：设置和维持学术标准，保证和提高学术质量，提供高等教育信息。其中，QAA 的《护理学科据准》（Benchmark Statement: Health Care Programmes-nursing）规定，护理本科人才培养的要求是：①承诺提供优质的以病人为中心的照护（a commitment to provide high quality patient-centered care）；②承诺发展新的角色以支持健康和社会照护实践中的互动（a commitment to the development of new roles that support the interaction between health and social care practice）；③在健康和疾病连续的护理实践中应用当前的知识和研究成果；④承诺与其他的专业人员合作（the application of current knowledge and research in nursing practice of the health and illness）；⑤在以病人为中心的照护中促进角色的转变（a promotion of role transition in patient-centered care）；⑥开展教育培训项目，使护士展现出对实践的适应性并终身学习（the development of educational programme that enable nurses to demonstrate adaptability to practice and a lifelong learning）。

QAA 希望通过教育准备，护士能够理解他们的专业领域，为专业领域做出贡献，在专业领域内工作，并能够分析、适应、管理并最终引领变革。NMC 制定的护理教育标准包括注册前的护理教育标准、注册护士的能力标准、社区公共卫生护理专家的教育标准、教育和实践专家的教育标准等。其中，注册护士的能力标准详细介绍了本科毕业的注册护士应具备四个层面的能力：

①专业价值观（professional values）；

②人际沟通能力（communication and interpersonal skills）；

③护理实践和决策（nursing practice and decisions making）；

④领导、管理和团队合作（leadership, management and team working）。

英国护理本科教育的目标主要是培养合格的注册护士，其培养理念和目标都围绕 QAA 的《护理学科基准》和 NMC 的注册护士能力标准展开。

● 泰国

泰国护理学培养目标明确，致力于培养高级护理实践者和科研人员，重点强调护理服务、预防保健、护理理论发展和科学研究，以提高护理、预防保健及治疗水平，更好地服务于社会人群；专业主要有成人护理、社区护理、家庭护理、妇幼护理、精神和心理护理、护理管理急救护理等方向。

泰国四年制护理本科的培养目标是使毕业生能够到医院、社区和其他健康服务机构成为专业的护士。重点培养学生在护理实践、健康服务体系和经济、临床护理、社区护理等各学科间的评判性思维能力和对整体健康的正确理解和判断能力，以及在各种护理活动中的沟通能力。本科学生从学院毕业后，能够胜任在各种医疗服务机构进行对个体、家庭、社会人群和社区的服务对象各个生命阶段的护理。泰国护理本科课程突出了护理专才教育，注重学生各项专业核心能力的培养，强调学生掌握不同目标人群的护理；而我国的护理本科课程培养倾向于通才教育，要求学生既要精通医疗和护理的临床知识，也要掌握护理教、研、管理能力，还需要具备一定的外语与计算机水平。

二、我国高等护理教育人才培养目标

我国高等护理教育起步较晚，1984 年和 1985 年首批开设护理本科的医学院校在刚开办护理专业时国家还没有相应的人才培养目标，各院校也没有可供参照与借鉴的、适合我国的护理人才培养目标，不同程度地带有一定的主观性与盲目性，这在一定程度上影响了我国高等护理人才培养质量。直到 1987 年国家教委才提出护理本科毕业生应具备的知识和能力，主要包括：基础医学与临床医学的基本知识；常见病和多发病诊治的基本知识；

护理学的基本理论知识和操作技术；急难重症护理的基本原则和操作技术；专科护理和专门监护的技能；医院护理管理及科室护理管理的初步能力以及护理教学和科学研究的初步能力。此培养目标的确立使得全国各医学院校在护理人才培养上找到了方向，但该培养目标过分强调掌握临床医学知识，使得很多医学院校在课程设置上采用了医学基础加护理专业技术的课程模式，采用与临床医学专业前期趋同、后期分化的课程结构。在护理专业课教学中也过多地讲述医学相关知识，没有体现护理专业的特色。1998年教育部高教司将高等护理教育的总体培养目标定为：培养适应我国社会主义现代化建设需要的德、智、体全面发展的，有坚实的基础理论、熟练的专业技能，能从事临床护理、教育、管理、科研的高级护理人才。2008年教育部高等学校护理学专业教学指导委员会酝酿出台《本科医学教育标准—护理学专业（讨论稿）》——由总体培养目标、思想道德与职业态度目标（9项）、知识目标（10项）和技能目标（10项）组成的人才培养目标体系。

教育全球化进程的加快和各国之间交流、合作与竞争的加剧，使得高等护理教育正日渐向现代化、社会化、终身化和国际化的趋势发展。同时，经济全球化推动了国际化医疗市场的发展，护理人才流动将呈现国际化趋势。中国教育部考试中心于2003年引进美国CGFNS国际护士资格认证标准考试，标志着中国护理行业及护理教育与国际接轨已势在必行。树立国际型人才观，加速中国高等护理教育走上国际标准化轨道，培养具有国际服务意识、国际竞争能力的创新型护理人才，已成为目前我国高等护理教育面临的挑战。

（一）本科护理教育培养目标

为了适应21世纪我国卫生保健事业发展对高等护理人才的要求，提高护理教育质量，加速高等护理教育的国际化进程，我国教育部高等学校护理学专业教学指导委员会于2010年拟定了《本科医学教育标准——护理学专业》（以下简称《标准》）。

《标准》规定，护理学专业本科教育的目标是培养适应我国社会主义现代化建设和卫生保健事业发展需要的德、智、体、美全面发展，比较系统地掌握护理学的基础理论、基本知识和基本技能，具有基本的临床护理工作能力，初步的教学能力、管理能力及科研能力，能在各类医疗卫生、保健机构从事护理和预防保健工作的专业人才。本科护理学专业教育的目标包括思想道德与职业态度目标、知识目标和技能目标三部分。根据《标准》，国内护理院校也结合自身的实际情况制定了各自的护理本科人才培养目标。例如，北京大学四年制护理本科教育的培养目标是培养适应医药卫生事业发展和现代高等护理教育事业发展所需要的，具有较扎实的自然学科、生命学科和社会人文学科理论知识基础，具有较强的护理实践能力和基本的教学、管理和科研能力，以及在护理专业领域中发展潜能的，具有评判性思维能力及德、智、体全面发展的护理专业骨干，毕业后能够从事临床护理、社区护理、护理教育、护理管理和护理科研工作。其护理教育的宗旨是使受教育者明确护理学是一门具有科学性和艺术性的应用学科。护理学的研究对象和内容是整体的人、家庭、社区、环境以及它们之间的相互作用过程，以保持和促进人类的健康。健康不但是没有身体缺陷，还要有完整的生理、心理状态和良好的社会适应能力。教育是一个终身的学习过程，教学是以学生为主体的活动，学生通过学习能够运用护理学及相关学科知识、技能，按照护理对象的不同需要，为其提供不同层次的帮助，以调动内外环境中的积极因素，维持人与环境之间的平衡，以达到最佳的健康状态。

为了全面贯彻落实《国家中长期教育改革和发展规划纲要（2010—2020 年）》，遵循教育部《关于全面提高高等教育质量的若干意见》的要求，深化高等学校本科护理学专业教学改革，提高护理学人才培养质量，我国于 2018 年制定了《护理学类教学质量国家标准》。该标准分为两部分，分别是护理学专业本科毕业生应达到的基本要求以及护理学专业本科教育办学标准。第一部分主要明晰了护理院校对于培养护理本科毕业生的培养目标及要求，现展示如下：

第一部分：护理学专业本科毕业生应达到的基本要求。

①思想道德与职业态度目标。

树立科学的世界观和人生观，热爱祖国，忠于人民，对护理学科有正确的认识，对其发展具有责任感，初步形成以维护和促进人类健康为己任的专业价值观。

关爱生命，尊重护理对象的价值观、文化习俗、个人信仰和权利，平等、博爱，体现人道主义精神和全心全意为护理对象的健康服务的专业精神。

具有科学精神、慎独修养、严谨求实的工作态度和符合职业道德标准的职业行为。

树立依法行护的法律观念，遵从医疗护理相关法规，自觉将专业行为纳入法律和伦理允许的范围内，具有运用相关法规保护护理对象和自身权益的意识。

尊重同事和其他卫生保健专业人员，具有良好的团队精神和跨学科合作的意识。

具有创新精神和创业意识，树立终身学习的观念，具有主动获取新知识、不断进行自我完善和推动专业发展的态度。

初步形成科学的质疑态度和批判反思精神，具有循证实践、勇于修正自己或他人错误的态度。

在应用各种护理技术时应充分考虑护理对象及家属权益，对于不能胜任或不能安全处理的护理问题，应具有寻求上级护士帮助的意识。

初步形成成本效益观念，具有利用一切可利用资源，以最小的医疗成本获取护理对象最佳健康水平的意识。

②知识目标。

掌握与护理学相关的自然科学、人文社会科学的基础知识和科学方法。

掌握护理学基础理论和基本知识。

掌握人体的正常结构、功能，人的心理状态及其发展变化。

掌握生命各阶段常见病、多发病、急危重症护理对象的护理知识。

掌握常见传染病的预防、控制和管理知识。

掌握基本的药理知识、临床用药及药品管理知识。

熟悉影响健康与疾病的生物、心理、社会因素及其评估和干预方法。

熟悉不同护理对象的基本心理需要及常见临床心理问题的评估和干预方法。

熟悉不同人群卫生保健的知识和方法，包括健康教育、疾病预防、疾病康复和临终关怀的有关知识。

了解国家卫生工作的基本方针、政策和法规。

了解我国传统医学的基础知识及护理的基本方法。

了解护理学科的发展动态及趋势。

③技能目标。

具有在护理专业实践中有效沟通与合作的能力。

具有运用多学科知识进行护理评估、制订护理计划及对护理对象实施整体护理的基本能力。

掌握基础护理技术、急救护理技术、专科护理基本技术和具有配合实施常用诊疗技术的能力。

具有常见病、多发病的病情观察和护理能力。

具有配合急危重症的抢救和突发事件的应急救护的初步能力。

具有从事社区护理的基本能力，能在各种环境中为个体、家庭、社区提供与其文化相一致的健康保健服务。

具有初步运用批判性思维和临床决策的能力，以保证安全有效的专业实践。

具有初步从事临床教学的能力。

掌握文献检索、资料收集的基本方法，具有运用现代信息技术有效获取和利用护理学专业信息研究护理问题的基本技能。

具有运用一门外语阅读护理学文献和简单交流的能力。

具有自主学习和创新发展的基本能力，能够适应不断变化的社会健康保健需求。

（二）护理研究生教育培养目标

1. 国内护理硕士专业学位培养目标

我国于 2008 年在北京大学试点招收护理硕士专业学位学生，自 2010 年国务院学位委员会决定增设护理硕士专业学位（Master of Nursing Specialist，MNS）以来，招收护理硕士专业学位研究生的院校由首批的 28 所增加为 87 所，旨在培养从事临床、社区医疗工作的专业型护理人才。

我国 MNS 教学活动以教育部要求为导向，强调学生思想道德素质和职业道德素养的培养，致力于培养护理高级人才，掌握坚实的基础理论和宽广的专业知识，具有较强的解决护理实际问题的能力，承担专业技术或管理工作，具备良好的职业素养。然而，在实际教育过程中，优选教学内容程度不够，课程实用性和综合性不突出，反映我国的培养目标仍然存在概念模糊现象、笼统不具体、可操作性不强等问题。

2. 国内护理硕士学术学位培养目标

掌握护理专业较坚实的基础理论和较系统的专门知识，掌握一门外国语，能熟练地进行专业阅读和初步写作。

培养严谨求实的科学态度和作风，掌握科学研究的基本方法与技能，具备一定的从事本学科科学研究的能力。

可胜任本学科及相近学科的教学、工程技术工作以及相关的科技管理工作。

3. 国内护理博士研究生培养目标

关于护理博士研究生的教育目的和基本质量与规格要求，目前我国尚未有统一规定。各院校主要参照我国高等教育的相关法律、法规自行制定各自的护理博士研究生教育培养目标。主要依据的法律法规如下：

（1）1998年8月29日颁布的《中华人民共和国高等教育法》（以下简称《高等教育法》），其中第四条和第五条分别对我国高等教育目的和任务阐述如下：

"高等教育必须贯彻国家的教育方针，为社会主义现代化建设服务，与生产劳动相结合，使受教育者成为德、智、体等方面全面发展的社会主义事业的建设者和接班人。"

"高等教育的任务是培养具有创新精神和实践能力的高级专门人才，发展科学技术文化，促进社会主义现代化建设。"

此外，《高等教育法》第十六条也对我国专科、本科和研究生教育三种层次的培养目标制定了学业标准，其中，对博士研究生的学业标准规定：博士研究生教育应当使学生掌握本学科坚实宽广的基础理论、系统深入的专业知识、相应的技能和方法，具有独立从事本学科创造性科学研究工作和实际工作的能力。

（2）2004年8月28日第十届全国人民代表大会常务委员会第十一次会议修改并颁布的《中华人民共和国学位条例》。除政治思想方面要求拥护中国共产党领导，拥护社会主义制度外，该条例第六条还规定："高等学校和科学研究机构的研究生，或具有研究生毕业同等学力的人员，通过博士学位课程考试和论文答辩，成绩合格，达到下述学术水平者，授予博士学位：

①在本门学科上，掌握坚实宽广的基础理论和系统深入的专门知识；

②具有独立从事科学研究工作的能力；

③在科学或专门技术上做出创造性的成果。"

以此为依据，各院校结合自身的研究方向和教育资源与优势，自行制定了护理博士研究生教育的培养目标，以及相应的课程体系。

国内护理专业博士研究生的培养以科学研究能力训练为重点，以创新能力、实践能力、创业精神、人文素养、科学素养和服务技能为主要培养目标，为护理专业培养高层次科研人才。

三、国内外高等护理教育人才培养目标的对比

（一）中外高等护理本科教育人才培养目标的特点

国外重视专业价值观、专业发展能力和专业人文精神培养；提出国际观念和国际活动能力的培养；强调对卫生保健政策的知晓和成本效益合理的护理；强调适应多样化的卫生保健实践环境；突出对学生专业核心能力培养的要求。而国内过于笼统、宏观、不具体，可操作性差，无法根据总目标形成分层次目标，护理教育缺乏明确的理念，导致课程设置混乱与不合理，不符合现代医学科学、护理学的发展及人才市场的需求。

（二）中外护理本科教育培养目标的制定机构

国内高等护理本科教育培养目标的制定机构为教育部，人才培养目标体现的是对所有专业高等教育的公共要求，缺乏专业针对性。而国外护理高等教育培养目标的制定机构是

学校护理专业机构，则较侧重学生的职业能力，具体体现在基本知识、价值观和专业行为等方面的培养。

第五节 护理专业课程设置

一、国外护理教育课程体系概况

（一）课程设置

1. 专业课程构建模式

专业课程是构建学生专业知识结构的重要部分，具体内容随医学、护理学、社会的发展而不断发展变化与更新，其主要有两种构建模式，一种是以学科为中心的纵向模式，另一种是以问题（器官、系统、功能、健康）为中心的横向模式。生命周期模式在目前应用最为广泛，如美国、日本、澳大利亚等国多采用此模式，将人的概念放到课程设置的纵线上，将教育的概念放到课程设置的横线上，以人的不同生命阶段将护理专业课程分为成人护理学、儿童期护理、母婴护理及家庭护理、老年人护理等。挪威、瑞典、加拿大采用健康模式，通过不同的健康状态将专业课程分为慢性病护理学、不同生命阶段的疾病与健康、急重症护理、创伤护理、减轻症状护理、不同文化观点下的健康护理等。

2. 人文课程

美国、日本、澳大利亚、加拿大等将社会学、心理学、沟通与交流、文化安全、信息学、统计学等作为公共基础课程，其特点是人文学科内容多，注重综合素质及能力提高。美国、德国的人文学科就占课程总学时的 20%~25%。涉及的范围相当广泛，包括社会学、心理学、文学、哲学、经济学、政治学、法律、管理与领导、艺术、表演、历史、地理、家庭等内容，这类课程超过其课程设置的 1/3。

3. 课时安排

美国护理院校护理本科课程总学时均数约为 2037.07 学时。按普通课程和护理专业课程分类，其中，专业必修课占必修课学时数的 57.78%，普通必修课程占必修课程学时数的 41.22%。美国护理院校没有单独的毕业实习，实习课开始于第 3 学年，在每门课程开设的同时进行，实习贯穿于课程的学习过程。

4. 实践

国外的课程设置理念提倡让学生早期接触临床，试验课、见习和实习课时安排较多。美国匹兹堡大学从入学第一年起就开始接触临床实践，除在校期间的理论课和实践课以外，还根据课程目标安排临床实践，由浅入深，逐步增加学生的实践能力。另外，澳大利亚、加拿大、日本等国家实践课程的比重也较大，理论课和实践课交叉进行，实习贯穿于整个课程过程。实践包括住院患者护理、精神护理、社区护理等。

可以看出国外课程设置模块化，注重专科化、角色化、个性化以及人文化，以下对几个国家护理教育课程设置进行分别介绍。

（1）美国。美国护理硕士课程已形成较为完善的体系。AACN指出美国护理硕士课程由护理硕士核心课程、高级实践核心课程和高级实践专科课程三个模块构成，其中，护理硕士核心课程为所有硕士生的必修课程，主要涵盖护理科研、医疗保健政策与体系、运行体制与财务、伦理学、专业角色发展、高级护理理论与实践、人类多样性与社会问题以及健康促进与疾病预防这7门课程；高级实践核心课程主要包括高级健康评估、高级药理学和高级病理生理学，主要培养护理研究生的健康评估能力、临床分析、推断与决策能力等；高级实践专科课程是由高校依据自身的专科特色并结合护理专业组织、机构所确定和认可的标准以及附属医院的资源制定的，为护生提供其专业方向所需掌握理论知识、临床实践、新技术以及新进展，如临床决策、高级治疗学等。在教学方法方面，美国采用以案例为中心的教学、以问题为中心的教学、研讨教学等多元化的教学方法，注重培养学生的自学能力以及评判性思维能力。此外，美国课程的考核形式和考核内容多样化，即注重过程性评价，又涵盖总结性评价。

以宾夕法尼亚大学为例：

美国宾夕法尼亚大学护理学院在世界顶尖的护理院校中一直排在前3位，它以"创新为根本、实用为先导"的办学理念，将"毫无特性的学习将一事无成"作为校训，提出了"用护理改变世界（care to change the world）"的创新思路。

宾大护理学院课程设置有以下几个特点：

①课程设置融合性好。在专业课程、公共课程及实践课程的设置过程中，力求促进学科间的融合，讲究通识教育。在增加实践工作和技术操作能力培训相关课时，同时注重建立多样化跨学科课程，发展学生跨学科思维能力和分析方法；开设自主选修课，培养学生自主学习的能力；调整学生的综合知识结构，增强学生将来应对职业挑战的能力和社会适应能力等。

②课程设置实践性强。其人文社会学科、自然学科、生理学科、病理学科这四类课程与临床学科呈现"渐进"态势，这四类课程注重学科教学与人文教育的融合，科学与人文交叉发展，压缩理论课时的同时增加人文素质培养，注重跨学科整合教育。而临床学科则更注重科技化、人性化、反思性学习。在一年级开设解剖学教学时，临床实践机会就编制在整个课程中，其他课程学习也会结合见习情况来评估。

③课程设置强调能力培养。宾大护理学院开设的课程包括老年护理学、护理研究、母婴健康护理、儿童健康护理、精神心理护理、成人健康护理、危重疾病的综合护理、社区健康护理、护理学导论、护理伦理、护理概念等。在重视基础知识教育与科学教育的同时，注重能力培养、人文教育与综合素质培养，强调基础学科与护理学科的融合，以"人的生命"为周期的模式，将理论教学与临床实践融合实施。这种合理的课程设置不仅让课程的安排丰富有趣，还提高了学生多方面的能力。

美国、加拿大等国家都已经形成了较为成熟的护理教育及课程体系，在课程体系、教学模式等方面积累了一些成熟的、可借鉴的经验方法。我国在不断的改革和发展中，必将比较和分析自身不足，借鉴国内外好的经验，促进自身发展和提高。中美护理本科专业课程体系比较见表4-1。

表 4-1　　　　　　　　　　　　中美护理专业本科课程体系比较

项目	中国	美国
设置原则	执行教育部统一标准； 课程设置存在同质化倾向	依据 AACN 的毕业生能力标准； 课程设置各有特色
培养目标	知识导向； 重视理论知识和技能，重视职业实践训练	能力导向； 重视专业价值观的培养及个性的发展
课程构建框架	建筑式课程构建框架	渐进式课程构建框架； 平行式课程构建框架
课程结构	总学时多； 医学基础课程和护理专业课程比重大； 重视专业教育； 实践学时偏少	总学时少； 基础、公共课程比重大； 专业课程和人文课程并重
教学内容	受生物医学模式影响，以疾病为中心，学科间彼此独立	受"生物-心理-社会"医学模式影响，护理专业特色突出；专业面宽泛、学科间彼此融合
教学组织方式	分段式（先理论，后实习）	同步式（边理论，边实习）

（2）英国。英国护理课程的设置，由院校自主确定。课程设置关注人文素养、护理伦理、护理专业价值观等的渗透，理论与实践课程 1：1，注重在医院、社区和实训室等的实习，重视学生以人为本观念的树立，能理论密切联系实际，在实践中思考和发现问题，保证人才的实用性和综合性。

英国护理硕士的课程由护理硕士核心课程、选修课程和学位论文三大板块构成，其中核心课程为护理科研方法学和统计学，主要包括护理科学的理论和哲学基础、护理定性与定量研究方法、统计数据收集、分析与处理和护理科研管理这五门课程；选修课程多为护理专业课程，注重全球健康方面，开阔护生的全球视野，学生可依据自身情况、研究方向及学校资源自己选修相应的课程，主要涵盖卫生保健研究中的统计应用、医疗信息学、临床决策与专业判断、全球健康这四门课程；在论文方面，只需写一个研究计划。此外，英国护理研究生教育的教学形式及课程考核方式多样化，注重开阔护理研究生的全球视野，培养其自学能力、科研能力、团队合作能力、评判性思维能力、发现问题的能力、创新能力等。

（3）加拿大。加拿大护理硕士课程设置涵盖了护理实践、护理教学、护理实践、政策发展等方面，课程类型主要包括必修课、选修课和论文三个方面，必修课程为护理研究与统计方法，主要包括定性研究方法、定量研究方法、护理学科知识和理论的发展、护理统计分析和护理研究方法这五门课程；选修课程包括护理教育理论基础、健康促进理论基础、高级护理实践、人的健康需求：理论见解与应用等，护理研究生可依据自己的研究方向以及导师的要求选修，主要培养护生的临床决策能力、临床护理能力、健康教育能力、评判性思维能力、健康促进能力等。在护理教学过程中，教师采用不同的教学方法、教学活动来培养护生的核心能力，主要以自主学习为主，以问题为中心的教学方式、小组合作性学习、课堂提问、学生口头汇报、角色扮演等形式为主。

（4）泰国。泰国全日制本科护理专业的学制为四年，每一个学年有三个学期，学满15学时获得1学分。护理本科专业的总学时为2160学时（144学分）。其中公共课程（人类与社会学、语言、科学与数学）510学时（34学分），护理基础课程405学时（27学分），护理专业课程包括临床实践和实习1155学时（77学分），选修课程90学时（6学分）。

中泰护理本科专业学制情况和培养目标的比较：中方护理本科专业课程总学时数3344，理论2592学时，占总学时数77.51%，实践752学时（其中，与护理相关的实践704学时），占总学时数22.49%；泰方课程总学时数2160，理论1755学时，占总学时数81.25%，实践405学时，占总学时数18.75%。中方护理本科的专业课程总学时数较泰方多了1184学时，其中理论部分多837学时，实践多347学时。这显示了我国护理教育重视课堂教学，重视系统知识传授的思想。但是在我国，不论是护理理论教学还是临床带教，大多是传统的教师讲授型教学，学生被动地、接受性地吸收和学习。而在泰国，护理教学除了老师讲授外，更多地在于学生的自主探究性学习，小组集中学习讨论、主旨演讲、社区实践、专题汇报、主题研讨等灵活的教学形式，拓宽了学生的思维，锻炼了思考和实际动手能力。泰国以约为我国1/3的学时培养了满足其专业目标和社会需求的护理人员，其为投入和产出之间的低成本和高价值所采取的科学方法，应该有我们可以学习和借鉴的地方。中国护理专业学生的培养目标着力于打造"全才"学生，比较综合且宽泛，强调学生掌握医疗基础知识，并期望学生一专多能。但其并没有对毕业生应具备的核心知识做出规定，不够具体，可操作性较差。泰国以培养护理"专才"为目标，针对性强，强调的是学生对护理专业知识、护理实践、健康服务体系临床护理、社区护理各方面知识的掌握，毕业之后能胜任医院、社区和其他健康服务机构如老人院的护理岗位。

中泰护理本科专业公共课程的比较：中国护理专业公共课程内容侧重于强调政治和专业知识，其结构体系显示出较强的专业人才培养的目的性。在必修的公共课程中，思政课、公共体育和大学英语为国家教育部规定的必修课程，其他人文社会科学必修课程和限选课程的科目没有明确的区分。对于护理管理、护理研究、护理心理、护理教育、护理礼仪、医学统计、医学信息检索这些人文社科课程，有些护理院校开设为必修公共课程，有些院校却作为必修护理专业课程，而有些仅作为选修专业课程开班；印证了我国护理院校本科人文社科必修护理专业课程和必修公共课程以及选修的护理基础课程和专业课程的设置形式在各大高校之间尚未形成统一标准，同时人文必修课程和选修课程的归属和区分也没有达成广泛共识。泰国护理专业必修公共课程侧重于综合课程，涵盖了人文学科（如体育、信息素养、生存技能、管理原理）；语言（交际英语、学术英语、护理专业英语、学术泰语）；数理科学（数学、统计学、生活与现代技术、生活环境等）。综合课程可以提高学生整体认识和理解问题的能力，同时，也可以解决课时有限性与课程内容广泛性之间的矛盾。泰国公共课程体现了其"实用主义"特点，课程的选择尽可能对学科的学习和学生的日常生活有确切的帮助，如其英语学习分科较细，其中实用性的学术英语和护理专业英语占了较大比例；同时，课程设置以"技能型"课程居多，以强调生存、生活、科学（如数学、统计学、信息学）技能的课程为主。我国公共课程呈现了"思想性"的特征，思想政治教育的理论性课程居多，而实用性的课程比如英语课，内容比较宽泛，而且侧重于日常交际英语，极少涉猎学术性和专业性的英语。国内的课程即使是选修课，也没有多少学生可自由选择的空间，未能充分考虑学生个人的自由发展。

中泰护理本科专业基础课程的比较：中国必修的护理专业基础课程使用的教材均为医疗专业通用教材，护理学生和医疗专业学生学习一样的解剖、生理生化、病理药理知识，所不同的是，护理学生掌握的知识层面偏窄偏浅，护理基础课程专指性不强，众多护理学生反映对基础医学知识学习面面俱到，然而都蜻蜓点水，浅尝辄止。泰国必修的护理基础课程所用教材均为护理专家编写，教材涉及医疗专业的一些基础知识，如解剖、生理生化、病理药理等，虽然都是介绍医学基础知识，但教材有针对性地强调跟护理专业技能息息相关的内容，护理专指性较强，而非对所有医学基础教育泛泛而谈。

中泰护理本科专业课程的比较：中国护理本科课程设置受生物医学模式的影响，护理专业课程以临床医学学科的知识结构作为课程内容的基础，体现的是临床医学知识体系本身的逻辑程序和结构。2011年3月，国务院学位办颁布了新的学科目录设置，护理学从临床医学二级学科中分化出来，成为了一级学科，与临床医学等一级学科平行。然而目前护理本科的课程却依然沿袭临床医学分科的设置，分为内科护理学、外科护理学、妇产科护理学、儿科护理学等，由此可见，护理学科还没能摆脱以前从属于医学学科的角色定位。在每一门课程当中，都体现了"学科本位"和"以疾病为中心"的教学理念。但课程并没有真正教会学生如何护理"患病的人"，学生将更多的时间放在了疾病理论的学习上，没有足够的时间和精力发展职业情感。内科、外科、妇科、儿科、老年护理学都是以医学逻辑结构编排，按照人体组织系统（呼吸、循环、消化、内分泌、泌尿、神经系统等）为主线阐述疾病护理的，由于各门课程独立进行教学，很少进行集体备课。各个学科之间缺乏横向联系。比如急性胰腺炎的护理、甲状腺疾病的护理，既出现在内科护理学，也出现在外科护理教学当中；老年护理学讲授的各系统疾病的护理很大程度上重复的是内科护理学中的内容，容易造成重复教学，学生也只习惯性地纵向理解各个学科的知识点而不懂横向把它们整合进而融会贯通。

泰国的护理本科教育以人体器官系统（如心血管、呼吸、消化、内分泌、血液、肌肉骨骼、神经、泌尿、生殖）为基础开展教学，把各门护理专业课程进行优化组合，以目标人群为标准进行分科，比如，成人护理、老年护理、儿童护理、助产护理。泰国课程十分重视专科护理教育，如，助产、儿科、社区护理这些专科性很强的学科所占的学分均比较高。护理学基础理论课程的学分比较少，但是护理实践（包括护理基础实践和妇产科实践）却占了相当高的21个学分，这反映了泰国对护理本科学生临床实践培养的高度重视。

中泰护理本科专业实践课程的比较：我国多数护理院校均采用传统的"三段式"课程模式，即基础、专业课程、实习三阶段，一般将实习安排在最后1学年，实习地点为医院的临床科室，这种模式在客观上造成了理论与实践的脱节，课堂、实验室教学与临床脱节。泰国护理专业的实习领域比较宽泛，成人护理、儿科护理、妇科护理、助产护理，社区护理、精神健康护理均安排了各自的临床实习时间。与我国在学完理论课程之后才集中实习，由临床护士带教不同的是，每一门专业课学习了相关理论知识之后，课程专任教师会亲自带领学生到临床进行床边示范教学，专任教师通过经常下临床能够及时更新知识和技能，而学生能够马上把课堂上的感官体验与实地操作紧密联系起来，这种知行合一的教学方式，能让学生在实践中亲身体验课本刚学习到的知识，容易感同身受，印象深刻。

我国高等护理本科教育培养目标需要突破传统生物医学模式的桎梏，突出护理作为一级学科的专业特色。教学理念需要摆脱传统教学以学科为主干、教师为焦点的模式，向以能力本位和以学生为中心倾斜，培养学生不仅从课本学到知识，在实训室掌握操作技能，但更重要的是培养学生在瞬息变化的真实临床一线环境中，能把知识和技能随机应变地发挥和应用的能力，在实践体验中不断自学，提升批判性思维能力。在护理各个学科纵向发展的同时，需要重视学科之间横向的比较思考，以期达到学科间教学的纵横交汇和融会贯通。课程设置方面，需要重新评估和确定医学基础课程在护理专业课程中的分量和比例，思考护理学科和基础学科以及医学学科的有机融合。临床实践教学借鉴泰国护理理论与实践同步进行教学的平行式教育模式，我国护理学生的临床实践究竟是集中进行实习，还是平分于整个学习过程的每一个阶段，需要进一步地思考和循证研究。

二、我国护理教育课程体系概况

（一）护理教育课程设置

课程设置是护理教育的核心，它不仅关系到学生所学的知识能否满足今后发展的需要，也关系到能否成功地发展学生相应的专业能力。同时，完善的课程体系也是培养具有高水平核心能力护理人才的基础。为了使护理教育达到世界平均水平，我国一直在大力发展护理教育事业。在 21 世纪初，国内已经有 102 所本科护理院校，17 所研究生护理院校。我国护理教育课程设置的现状主要体现在三个方面。

1. 专科方面

专科护理的护理教育存在着很多不足之处，理论知识的教学匮乏，课程内容不够丰富，没有较强的针对性，所教内容实用性不强等。在教学方法方面，过于单一，灵活性不强。在国外，主要以理论教育与实践相结合的原则来教学，但是国内的教育却是理论内容占主要篇幅，实践活动少之又少。

2. 本科方面

自我国护理方面的本科教育被重新恢复以来，护理教育人员开始认识到教育观念的改革、教育思想的转变、护理人员综合素质的培养十分重要。就目前来看，本科护理教育存在着诸多问题，主要就是因为课程设置与教育目标与当今的护理教育的快速发展不相适应。护理教育目前正处在更新时期，不少院校还运用以往老套的教学方法，这种教学方式实践与理论的分界线过于明显，导致学生很少参加实践训练，对于临床护理接触过少。其一，学生的学业任务繁重，学习的积极性丧失。其二，学生解决问题以及动手能力匮乏。学生在实习期间会产生很多不适，心理压力过大，反感情绪不断产生。总之这种教学方法实践与理论出现脱节，学习当中的诸多问题不能准确发现，在后来的实践中问题层出不穷，且这些问题不能够及时得到处理。怎样才能对传统的教学观念进行系统的改革，是一个值得探讨的问题。

3. 研究生方面

国内对于护理方面研究生的培养存在很多缺陷，培养要求不够统一，不少院校采用其他专业如临床医学专业的教学培养方法对护理方面的研究生培养教育，这样导致护理知识专业性不强。就培养方面来讲，专业特色与理念缺乏，培养内容归根结底离不开临床医学方面。研究生的培养目标目前还没有明确下来，是培养专业型、研究性或者其他形式的人才还有待探讨。护理方面研究生应具备的综合能力以及将来的培养方向，应该有一个比较具体且统一的标准。培养目标不能够明确，导致很多院校在研究生的课程设置、培养思想、培养方法与规格等多方面缺乏相应的目的性、系统性以及规范性。在教学方面的师资力量薄弱，层次相差较大。研究生教育理念的匮乏导致教学僵硬，创新思维、科研意识比较缺乏。以往国内发展存在很多问题，导致很多护理方面的研究生导师特别是临床方面的导师知识结构参差不齐，学历水平相对比较落后，这是目前常见的问题。课程设置缺乏专科化。

我国护理学专业硕士学位研究生课程主要由基础课、专业基础课、专业课和学术活动四大模块构成，相关研究表明，我国护理学专业硕士学位研究生的课程设置存在以下问题：（1）护理硕士专业学位课程与学术学位研究生的课程设置区别不明显，教学内容没有突出专科化人才培养的特点；（2）公共课和基础课的比重高，专科特色课比重低；（3）课程设置与培养目标不能完全匹配，且未能结合培养方向进行相应的课程细化；（4）缺乏合理有效的课程评价标准，不注重过程性评价，只注重结果性评价；（5）我国护理硕士专业学位没有指定的教材版本，且临床的发展速度快于教材更新的速度，教材不能及时反映国际护理新动态、新知识、新技能和新进展。

（二）本科教育课程体系

我国大多数院校护理学专业本科课程体系基本上沿袭临床医疗专业，实行的是建筑式课程结构框架，即"基础课程—专业课程—临床实习"三段式教学，缺乏专业独立性和专业特色。

随着社会的进步及医学模式的转变，人们在注重护理工作质量的同时，对高等护理教育也提出了新要求。目前我国本科护理教育培养目标定位是以培养实用型人才为主，其内容涉及医学知识、操作技能、职业态度和社会服务等多学科、多门类知识。完善的课程设置是护理专业教育成功的关键。

目前我国的护理本科教育课程结构基本上按公共基础课、医学基础课、护理专业课分类，分别约占总学时数的 31.90%、25.14% 和 42.96%，其中公共基础课开设 8 门、医学基础课开设 9 门、护理专业课开设 3 门。均开设选修课，以文学科居多。教学进度近似，公共基础课与医学基础课在前 5 个学期完成，一般都和非临床医学专业的其他专业共同授课。护理专业课在第 6~8 学期完成，由护理教研室独立授课。选修课与必修课穿插安排，毕业实习集中在第 5 年完成。其课程设置模式是以学科为中心，专业课程主要以临床分科课程为主，强调学科理论知识的系统性和完整性，且大部分院校课程设置尚未摆脱生物医学模式的影响，基本是医学专业课程的压缩和翻版。中国护理课程内容侧重于临床护理，教学内容按临床疾病的分类为指导，进行劳动教育并强调政治和专业知识。美国的护理院校本科课程设置多采用生命周期模式，一般按普通教育课程和护理专业教育课程两大部分来安排。美国院校中开设普通教育课程8门，护理专业课14门。美国的普通教育课不因专业而异，所有学生都必须修完由学校规定的公共科目和学分，其目的是为学生提供一个较宽的知识面，并为学习专业课奠定基础，同时服务于学生健康人格的形成。目前，美国护理课程综合方式更加多样化，如按照生命周期、健康模式等进行课程综合，综合的关键在于课程内容选择及组织形式，突出护理特色，并不强调知识的系统性。

目前课程设置依旧存在诸多问题，主要表现为：（1）课程设置缺乏专业独立性。课程体系以疾病为中心，难以体现护理学科的特色与内涵；（2）课程结构不合理。基础医学课程学时偏多、人文课程所占比例较少。护理专业的本质是关怀，护理人员的价值观及专业品格会影响护理行为和护理效果。不合理的课程结构不利于培养学生良好的专业能力和人文精神，也不符合护理专业对人才的角色期望；（3）教学内容缺乏有机融合。传统教学内容是以学科为中心的纵向模式，强调学科的独立性、系统性和完整性，公共基础课程、专业基础课程、专业课程之间缺乏有机融合和相互渗透，学业课时负担过重；（4）教学内容缺乏专业特色。与临床医学专业区别不大，与护理专业关联不足，难以体现护理学科的特点；（5）理论与实践分离脱节。传统的"三段式"教学不能将理论与实践进行有机融合，学生对知识的学习完全依赖教师的讲解和教科书的描述，导致学生"只见树木，不见森林"，缺乏发现问题、解决问题的意识和能力。

针对以上问题，我国护理本科教育应当顺应全球健康发展带来的变化，结合自身的办学定位，设置突出自身办学特色的课程体系。

以武汉大学护理专业为例：2003年，武汉大学原HOPE护理学院在分析国内部分院系、美国凯斯西储大学护理学院和加拿大多伦多大学护理学院课程体系基础上，从护理教育理念、培养目标、课程设置等方面审视护理教育的现状，就护理学专业本科课程设置中的共性和个性问题进行归因总结，借鉴护理教育国际前沿成果，修订培养目标，重构学院护理学专业本科课程体系（见表4-3）。识别并分析现存专业课程设置存在的主要问题。

（三）研究生教育课程体系

护理学硕士研究生教育是我国高等教育的重要组成部分，其培养质量直接影响护理事业的发展。但由于我国护理学硕士研究生教育起步较晚，缺少相应的课程设置标准，直接影响了护理学硕士研究生的培养质量。课程设置作为护理教育的核心，对护理学专业高级人才的培养具有重要作用。2014年，我国教育部颁发的《关于改进和加强研究生课程建设的意见》（教研〔2014〕5号）明确提出：加强课程建设，提高课程质量，是当前深化研究生教育改革的重要和紧迫任务。

表4-3 　　　　　　　　　　武汉大学护理专业四年制护理本科课程设置

第1学期	第2学期	第3学期	第4学期	第5学期	第6学期	第7学期	第8学期
通识教育	通识教育	通识教育	通识教育	通识教育			
医学基础课程	医学基础课程	医学基础课程	医学基础课程	医学基础课程			
护理职业生涯规划I	专业英语	护理学基础	护理研究II、健康评估II	护理伦理、灾难应对	护理研究III、护理管理与评价	社区护理、高级护理技能实践	毕业论文答辩II
	健康评估I、有效沟通I	人类发展学	护理计划与实施I、有效沟通II	护理计划与实施II、老年护理	护理计划与实施III、有效沟通III	急重症护理、康复护理	选科实习
		护理研究I				护理职业生涯规划	

1. 硕士研究生课程体系

（1）学术型学位。

①课程结构。

国内护理学硕士学术学位研究生课程类型多样，总体可归为三大类：公共必修课、专业课和选修课。公共必修课主要有中国特色社会主义理论与实践、自然辩证法概论、英语、医学统计学等；专业课开设最多的为护理理论、护理研究、护理教育学、循证护理、护理管理学等，开设最少的为护理信息学、护理量性研究、疼痛护理等；选修课主要有医学信息检索、流行病学、医学科研方法学、科技论文写作等。其中专业课又包括专业必修课和专业选修课。

②学分及课程内容设置。

张利兵等人对国内66所护理学硕士学术学位研究生培养院校的课程设置情况进行调查，结果显示，64所护理学硕士学术学位研究生招生院校学分要求18~60（32.07±7.57）分，37所（57.81%）院校低于平均学分。各类课程学分分配情况为：公共必修课（9.47±3.64）分，专业课12.00（8.00，15.00）分，选修课6.00（4.00，9.00）分，其他2.00（0.00，5.50）分。另外，1所院校采用1门课程为1学分的计分方式，共要求11学分；1所院校要求学生完成至少10门课程。66所院校开设的课程6~69（23.44±13.21）门。20所（30.30%）院校开设的课程多于平均课程，且56所（84.85%）院校开设的护理专业课程至少为3门。表4-4为该研究所调查的66所院校中护理学硕士学术学位研究生教育主要课程设置情况。

表 4-4　　我国护理学硕士学术学位研究生教育主要课程设置情况（n=66）

课程类别	课程名称	开课院校数
思想政治类	中国特色社会主义理论实践	57
	自然辩证法概论	52
外语类	英语	56
	专业英语	32
	日语	11
医学专业类	实验动物学	16
	病理生理学	17
	医学生物分子学	17
	医学免疫学	12
	医学心理学	12
基础理论类	护理理论	46
	护理研究	41
	循证护理	36
研究方法类	医学科研方法类	25
	医学统计学	53
	流行病学	28
	统计软件应用	22
	循证医学	11
	医学信息检索	34
研究方向类	护理教育学	37
	护理管理学	34
	护理心理学	16
	高级社区护理学	20
	老年护理学	16
	急危重症护理学	10
	健康教育理论	9
	高级健康评估	20
	临床护理学	12
	临床药理学	17
	高级护理实践	25
	专业课	15

课程类别	课程名称	开课院校数
发展前沿类	护理研究进展	16
科研写作类	科技论文写作	18
人文素质类	科学道德与学术规范	19

为提高研究生课程质量，合作开发课程的情况也较为常见，主要有两种方式。一种是国内院校间或院校和医院间合作开发课程，如上海市的三所院校共同开发的"教育研究方法""健康教育的理论与实践""高级护理实践核心概念""高级循证护理"和"护理教育的策略与实践"；天津医科大学和天津市第三中心医院、肿瘤医院等开发的"高级护理实践能力培养""循证护理""高级健康评估"等；另一种是国内院校与国外院校合作开发课程，如山东大学和美国北卡罗来纳大学开发的"循证护理"、苏州大学和美国乔治·华盛顿大学医学院开发的"护理研究"、浙江大学和泰国亚太平洋国际大学开发的"护理理论"、福建中医药大学和瑞典林奈大学开发的"中西医结合老年护理学"等。

③专业型学位。

自 2010 年以来，我国设置 MNS 课程，要求完成 28～49 学分，少于科学型硕士研究生所要求完成的学分。课程体系包括公共课程（政治理论、外语等）、专业基础课、专业实践理论（高级护理实践能力培养）和学术活动 4 个部分。公共基础课各院校基本一致，专业基础课程各高校有所不同。与国外相比，我国 MNS 课程设置专业特色不突出，与科学学位研究生培养方案没有显著性差异。另外，我国尚未设置专科选修课，临床实践尚未形成内容完整、条理清晰、结构科学的培养体系。

2. 博士研究生课程体系

护理学博士研究生教育是最高层次的高等护理教育，其教育质量是衡量一个国家护理高等教育发达程度、发展水平及其潜力和前景的重要标志。据国务院学位委员会护理学科评议组数据，我国从 2004 年启动护理学博士研究生教育，到 2016 年底，共有 27 所护理学博士研究生招生院校，已培养了 320 名博士生。十余年间，护理学博士研究生教育获得了较快发展，并形成了一定的规模。但由于研究生课程建设成本高、周期长，使得护理学博士研究生课程设置相对滞后，存在课程数量少、课程内容缺乏前沿性等问题，与护理学博士研究生教育的发展要求相矛盾。

在课程分类上，国内各学位点院校有所不同，设有公共必修课、公共学位课、专业学位课、专业必修课、专业选修课、核心课和基础理论课等。纵观所有院校课程设置类型，大体上可以归为三大类，即公共课、专业课和选修课，其中公共课还包括公共必修课和公共选修课，专业课也多分为专业必修课和专业选修课。课程多采用学分制，平均学分要求为 21.29 分，最低学分要求为 8 分，最高学分要求为 50 分（含论文学分）。

课程内容设置主要涵盖以下六大类：

思想政治类：主要是马克思主义与当代。此外，还有马克思主义经典著作选读、中国特色社会主义理论与实践研究和自然辩证法等。

基础理论类：帮助学生从哲学视角认识护理学，了解护理范式，提升其理论概括能力。主要包括护理哲学与护理理论和护理理论构建。虽然护理学博士学位点院校已认识到基础理论类课程的重要性，尝试开设了此类课程。但总的来说，该类课程的开设率较低。

研究方法类：旨在培养研究生的科研能力。绝大多数院校开设了统计学及其相关课程，多数院校开设2门，包括医学统计学和统计软件的应用。部分院校甚至开设了多门统计学课程，如北京某综合性大学共设有22门。另外，有些院校也开设了与护理学专业密切相关的课程，如护理质性研究和高级循证护理等。

研究方向类：为各研究方向匹配的专业课，通常每个研究方向有1门课程，如护理教育理论与实践、心理护理理论与实践、社区护理理论与实践、急危重症护理理论与实践和护理管理理论与实践等。

发展前沿类：该类课程内容紧跟时代发展，立足护理学科前沿知识。部分院校开设了护理学科发展前沿。另外，多数院校也设置了学术讲座、学术会议等，帮助博士生了解护理学的新知识、新方法、新理论、新技能。

科研写作类：由于多数院校要求护理学博士生发表SCI论文，因此，开设了医学论文英文编辑与写作和SCI论文写作等课程，培养博士生的英文写作能力。

（四）不足之处及分析

1. 多数院校沿用传统模式

近年来我国已有部分院校尝试用国外护理理论模式构建课程，尝试着摆脱生物医学模式的影响，从护理专业的角度出发，采用生物-心理-社会医学模式，强调疾病对患者生理心理、社会生活带来的反应和影响以及围绕这些反应所进行的护理干预。如武汉HOPE护理学院、中国香港的护理本科院校等采用了生命周期课程设置模式，按照人的生命周期安排专业课，体现了当前护理实践的变化。协和医科大学护理学院按照人的功能和基本需要组织新课程内容，形成了护理学Ⅱ、Ⅰ、Ⅴ、Ⅴ、Ⅵ共6门临床课程，其中每一门涉及人体的1~2个主要功能和基本需要。如生殖、氧合、营养与排泄、活动与休息，认知与感知，等等。但多数院校整体课程结构仍以生物医学模式为课程基本框架，以学科为中心的纵向模式，构成课程体系的各个部分互相独立开设，强调学科的独立性、系统性和完整性，造成课程间彼此孤立和重复的课程设置。课程设置没有体现护理特色，沿用传统医学模式，培养模式单一。

2. 护理人文课程比例小，内容单一

国内护理教育核心课程依然是以医疗为主，重视医学和护理学专业知识和技能，而人文素养的课程比重不多。不同学历层次间的基础课程和专业课程均有重复，人文和科研素养的课程较少。

总体上看，人文社会课程缺乏，存在的主要问题有：

（1）护理人文教育课程时数偏少：在护理教学总课时中人文课程的比例仍偏低。

（2）护理人文教育课程开设随意性大：从人文社会课程设置看，我国人文和社会课程的内容较少，除均开设了政治理论、英语和体育外，其他开设较多的人文课程依次为心理学伦理学、管理学、人际沟通法律基础、美学课程。不同学校人文课程设置的不同，教

学时数相差很多，开课方式随意性很大，缺乏科学依据。

（3）护理人文课程内容单一，多样性不足，选修课程数量少、内容单一，在一定程度上限制学生综合素质培养和个性化发展。

3. 总学时多

我国护理本科课堂教学总学时均数约 3357.58 学时。目前我国的护理本科教育课程结构基本上按公共基础课、医学基础课、护理专业课分类，分别占总学时数的 31.90%、25.14% 和 42.96%，总学时数比美国高出 65%。基础医学课程比例偏大，基础课、专业基础课、专业课缺乏有机融合和相互渗透的问题，侧重于医学知识系统的学习，没有突出护理专业的特点，这在一定程度上束缚了护理专业的发展。

4. 教学内容局限

我国课程设置形式过分受限于以学科为基础的设置模式，课程设置灵活度不够，必修课程太多，尤其是医学基础课程太多，选修课门类过少，未能考虑到学生的兴趣、个性化发展的需求。

5. 理论与实践脱节

目前我国大多数院校仍采用传统基础课程、临床课程、实习"三段式"教学，见习学时数少，多采用集中实习的方法，将毕业实习安排在最后 1 学年进行。

参 考 文 献

［1］张惠. 教育现代化概念新解［J］. 上海教育科研，2017（05）：5-8.

［2］恒庆海. 论中国的传统教育和现代教育［J］. 中国校外教育，2017（S1）：356.

［3］易巧云，唐四元. 护理教育学［M］. 长沙：中南大学出版社，2017.

［4］朱雪梅，潘杰. 护理教育学［M］. 武汉：华中科技大学出版社，2016.

［5］康卫忠. 新时期我国高等教育发展趋势［J］. 教育信息化论坛，2019，3（6）：54-55.

［6］高云. 我国护理教育的发展历程及护理专业属性［J］. 全科护理，2008（28）：2620-2621.

［7］胡定南. 国外高等护理教育概况［J］. 护理学杂志，1986（02）：94-95.

［8］王卫亚，王海雪. 国外护理教育概况［J］. 护士进修杂志，1993（09）：46-47.

［9］杨丽，仰曙芬，隋树杰，朱雪梅，肖宁宁. 国外护理课程设置对我国高等护理教育的启示［J］. 中国高等医学教育，2014（03）：4-5.

［10］梅人朗. 国外护理教育的发展趋势和启示［J］. 国外医学（医学教育分册），2000（03）：17-19.

［11］赵倩，王春梅，杨阿应. 剖析我国护理教育现状及发展趋势［J］. 才智，2019（08）：51.

［12］惠驿晴. 我国护理教育改革现状与发展对策［J］. 管理观察，2019（32）：123-124.

［13］陈命家. 转变护理教育理念 适应国际化的护理教育［J］. 中国医院管理，2004（06）：46-47.

［14］ 梁涛，李扬，沈宁，李峥，何仲．护理课程设置改革中教学内容、安排、方法的变革——中国协和医科大学护理学院教学改革介绍之二［J］．中华护理杂志，2000（10）：39-42.

［15］ 张玉芳，李继平，刘素珍，戴红霞，曹燕．中美部分护理院校本科课程设置比较研究［J］．中华护理杂志，2005（01）：19-22.

［16］ 宛淑辉．新世纪护理人才的培养与思考［J］．现代护理，2017，10（4）：359-360.

［17］ 戴文悦，刘巍，林小婷．高校护理教育教学现状及培养模式的构建研究［J］．科技风，2018（14）：57.

［18］ 李小妹．护理教育学［M］．北京：人民卫生出版社，2002.

［19］ 张军荣，金中杰，黄刚等．中外基础护理教育体系的课程设置比较研究——从国外基础护理教育课程设置看中国内地中职护理教育课程设置［J］．卫生职业教育，2009，27（14）：122-125.

［20］ 黄峰，花莲英，保颖怡，等．借鉴国外高等护埋教育人才培养目标理念优化我校护理本科教教育人才培养内涵［J］．护理研究，2013，27（13）：1248-1250.

［21］ 姚怡婷，周秀玲．国内外护理硕士专业学位研究生培养模式的比较［J］．吉林医药学院学报，2019（5）.

［22］ American Association of Colleges of Nursing. DNP fact sheet［EB/OL］.［2019-03-01］. https：//www. aacnnursing. org/News-Information/Fact-Sheets/DNP-Fact-Sheet.

［23］ American Association of Colleges of Nursing. The essentials of doctoral education for advanced nursing practice［EB/OL］.［2006-10-30］. https：//www. aacn. nche. edu/ publications/position/DNPEssentials. Pdf.

［24］ 杨园园．美国杜克大学临床型护理博士项目介绍［J］．中华护理教育，2019（8）：577-581.

［25］ 张倩，姜安丽，朱爱勇．美、英、澳三国高级护理实践硕士研究生的培养模式及其对我国的启示［J］．护士进修杂志，2015，30（17）：1588-1591.

［26］ 李夏卉，李继平．对中国、英国、美国、日本护理硕士教育模式的比较与思考［J］．护理研究，2010，24（06）：549-550.

［27］ 田素斋．日本护理硕士课程的学习过程及体会［J］．中华护理教育，2007（06）：283-284.

［28］ 顾则娟．英国护理硕士教育的特色［J］．南京医科大学学报（社会科学版），2003（03）：306-307.

［29］ 张利兵，刘霖，张兵，等．我国护理学博士研究生课程设置现状的调查研究［J］．中华护理杂志，2019，54（2）：265-269.

［30］ 严婧．适应国际化趋势的护理专业本科培养目标研究［D］．武汉：华中科技大学，2007.

［31］ 孙宏玉，王文焕．增设护理学硕士专业学位的调查研究［J］．中华护理教育，2011（03）：5-8.

［32］ 汪娟娟，孟庆慧，郭鹤，等．基于能力的护理硕士专业学位课程设置的初步研究

[J]．中华护理教育，2013，10（10）：447-449．

[33] 何国平，王瑶，周乐山．护理专业博士研究生培养现状及展望［J］．护理管理杂志，2012，12（05）：319-321．

[34] All Nursing Schools. Nursing career guides［EB/OL］．（2012-03-15）．http：//www. All nursing schools. com.

[35] 刘秀娜．我国护理学博士研究生教育培养目标的探索性研究［D］．重庆：中国人民解放军第三军医大学，2012．

[36] American Nurses Association. Advanced practice nursing：a new age in health care［EB/OL］．（2015-12-31）．http：//www. nursing world. org.

[37] 王思婷，李朝晖，马秋平，等．中泰高等护理本科课程设置的比较［J］．护士进修杂志，2015（21）：1953-1957．

[38] 赵春娜，陈丽荣．中泰护理学专业本科生培养模式研究［J］．大理大学学报，2018，003（004）：90-93．

[39] 张利兵，姜安丽，张兵，等．我国护理学硕士学术学位研究生课程设置调查［J］．护理学杂志，2019，34（07）：64-67．

[40] 姚怡婷，周秀玲．国内外护理硕士专业学位研究生培养模式的比较［J］．吉林医药学院学报，2019（5）．

[41] 任秀亚，谢薇，董画千，等．护理人才培养模式现状及展望［J］．中西医结合护理（中英文），2019，5（6）：164-167．

[42] 张利兵，刘霖，姜安丽．国外护理学硕士研究生课程设置现状及启示［J］．解放军护理杂志，2018，35，380（14）：47-51．

[43] 张利兵，刘霖，张兵，姜安丽．我国护理学博士研究生课程设置现状的调查研究［J］．中华护理杂志，2019，54（02）：265-269．

[44] 刘秀娜，王仙园，周娟，蒋艺．我国护理学博士研究生教育培养目标定位的探索性研究［J］．护理研究，2012，26（25）：2321-2325．

[45] 马伟光，刘华平．我国护理学博士研究生教育现状分析［J］．中华护理杂志，2009，44（06）：541-543．

[46] 何国平，王瑶，周乐山．护理专业博士研究生培养现状及展望［J］．护理管理杂志，2012，12（05）：319-321．

[47] 张先庚，王红艳，刘月，曹俊，梁小利．构建老年护理本科人才课程设置方案的研究［J］．中华护理教育，2016，13（04）：245-249．

[48] 裴丽，庞晓丽，黄海超．我国本科助产教育发展现状及课程设置研究进展［J］．继续医学教育，2019，33（04）：66-68．

[49] 龚艳艳，张立力．开拓助产学专业本科教育新局面［J］．中华护理教育，2017，14（06）：449．

[50] 刘明杨．湖北高校首次设立"助产学"本科专业［J］．中小学电教，2018（04）：73．

[51] 赵岳，王跃，魏娜，王春梅．助产本科学历教育的探索［J］．中国卫生人才，2015

（10）：25-28.

［52］李真真，魏碧蓉．本科助产专业人才培养目标与课程体系建设的研究［J］．中华护
理教育，2012，9（05）：198-201.

［53］孙瑞阳，侯睿，郝玉芳，陆虹．护理专业助产方向本科教育培养目标和课程体系的
构建研究［J］．中华护理教育，2015，12（05）：348-352.

［54］董秀娟，贺利平，史宏睿．本科助产专业人才培养目标及课程体系设置调查［J］．
中国校医，2018，32（02）：131-134.

［55］马江平，贺利平，张瑛，周芸，张召弟．本科助产专业人才培养目标和课程体系的
构建研究［J］．齐齐哈尔医学院学报，2017，38（15）：1817-1820.

［56］陈晓敏，周丽荣．比较中英护理教育 探析培养学生科研思维的对策［J］．教育教学
论坛，2018（20）：241-242.

［57］徐莎莎，曹宝花，尼春萍，王晶．用护理改变世界——宾夕法尼亚大学护理教育解
析［J］．医学争鸣，2012，3（06）：33-35.

［58］王晶，宋思敏，曹宝花，孙金立，杨筠．美国高等护理教育教学信息对我国护理教
学发展的启示——以宾夕法尼亚大学为例［J］．中国社会医学杂志，2015，32
（04）：312-314.

第五章 护理教育创新实践

第一节 混合式教学

一、混合式教学的起源及定义

随着计算机网络技术和多媒体技术的日渐发展与成熟，网络教育也逐步发展成为一种崭新的教育形式，在线学习的方式被愈加重视。尽管有资源丰富、交流方便、不受环境条件限制等独特优势，但在线学习尚不能完全替代教师的课堂教学。在此大背景下，混合式教学的概念应运而生。混合式教学（blending learning）是以美国为代表的国际教育界在培训界开展网络化教学并不理想的背景之下发展而来的。混合式教学的定义最早由美国学者 Smith J. 与 Elliott Masie 于 2002 年提出，即将传统学习理念与网络化教学纯技术学习理念相结合的学习方式。混合式教学模式是随着对网络学习的思考及传统课堂的回归而被逐渐关注的一种学习策略和理念。

2003 年 12 月何克抗教授在全球华人计算机教育应用第七届大会上首次正式倡导混合式教学概念，他认为混合式教学模式能把传统教学的优势和网络教学的优势相结合，既发挥教师引导、启发、监控教学过程的主导作用，又充分体现学生作为学习过程主体的主动性、积极性与创造性。混合式教学是未来教育改革的一个发展方向。近十年来随着信息技术的发展，混合式教学在国内的知名度不断提高也更加完善，其研究遍布学校教育、在职培训、成人教育等各个层次和领域，对我国教育行业的发展起到了强大的推动作用。

二、混合式教学的理论框架

Garrison 等在高等教育背景下创建的探究社区理论模型（community of inquiry，COI），以 Dewey 的著作《社区与探究》及其批判反思理论为基础，结合建构主义理论、社会文化理论，为混合式教学研究提供独特的视角和方法，被认为是混合式教学领域最有影响力的理论框架。探究社区，又被称为批判性协作学习社区，由师生交互组成，旨在有效促进知识、能力和技能的共同建构、发现和培养，适合在学习管理系统和协作平台使用或应用于社会建构主义教学活动中。深度和有意义的学习一直是高等教育要实现的核心目标，而探究社区理论框架作为一种包含在线学习和混合学习的动态、过程导向的有效教学理论模型，以批判性探究迈向深度学习和有意义学习为实施路径，将培养学生的批判性思维、反思性思维和高阶思维作为终极目标，成为在线学习和混合学习的研究范式。探究社区理论模型（见图 5.1）由认知存在、社会存在和教学存在 3 个核心要素构成，理解三者间的关系对混合式教学模式的应用研究及课程的设计开发有着重要作用。

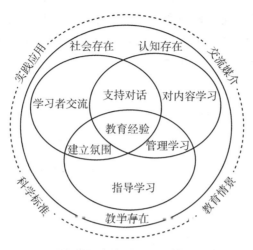

图 5.1　探究社区理论模型

认知存在是指学习参与者在探究学习社区中，通过不断的批判反思和对话建构意义的程度。认知存在反映了高阶知识的获取和应用过程，且与批判性思维相关。基于认知存在，学生对学习探究过程有了更深层次的理解和认识。对探究过程的深度理解可以让学生选择恰当的学习策略提高认知管理水平。对学习者的共同世界（共享空间）和私人世界（私有空间）的认识是理解认知存在过程的重要视角。

社会存在是指学习者通过媒介将个人投射到探究学习社区的能力，从而将自己呈现为"真正的人"（展示完整人格）。具体而言，它指学习参与者在探究学习社区中利用媒介（社交媒体）在社交和情感方面表现"真实"自己的能力。社会存在要求学习者有将自己与探究学习社区联系起来的能力，在自己信任的探究环境中交流，并通过展示完整人格发展信任关系。社会存在创建了一个有目的的网络探究学习环境，在这个环境中学习者的思维和想法可以相互联结，主要包括三个子范畴：情感反应、交互式响应和凝聚力反应。情感反应指通过表情符号、幽默和自我揭露表达情感；交互式响应指引用学习同伴的话语信息来维持学习主题的讨论持续一个话题，或表达对他人或他人信息的同意，或赞赏，或提问等；凝聚力反应指使用称呼语、应酬语等交流和问候。因此，社会存在揭示了信息质量的高低，是协作学习社区和简单下载信息之间的本质区别。在真正的探究学习社区中，信息的语气是质疑的，但有吸引力；有表达，有回应，怀疑但有礼貌性；有挑战性，也富有支持性。

建立批判性探究学习社区，需要适当的认知存在和社会存在，并最终取决于教师的教学存在。教学存在是指对学习者的认知过程和社会过程的设计、促进和指导，目的是实现学习者富有个人意义和教育价值的学习效果，包括三个子范畴：教学（课程）设计与组织、促进对话和直接指导。教学（课程）设计与组织指设置课程内容、设计方法、建立时间序列、有效利用媒介和建立网络交流礼节；促进对话指设置学习环境、吸引参与者、引发讨论、识别本领域的共识或分歧、达成共识或理解，并评估过程的有效性；直接指导指呈现内容和问题、诊断误解、将讨论集中在问题上、总结反思并通过评估和解释性反馈来确认理解，同时解决技术问题。总之，教学存在的主要任务是创建与设置课程内容，设计学习活动与方法，设置学习活动时间序列，有效利用交流媒介，组织、监控和管理有目的的批判对话与协作反思活动，通过直接指导诊断误解与需求，并给予学生及时的反馈，确保达成预期的学习效果。教学存在鼓励学习者在在线协作探究中成为具有元认知意识、元认知策略的探究者。

三、混合式教学模式研究

混合式教学模式的核心理念为各种教学方式、教学手段、教学工具以及学习环境的融合，尤其强调以学生为主体与以教师为主导的教学结构的混合。其具体模式可概括为以下几种。

（一）基于翻转课堂的混合式教学模式

翻转课堂译自"flipped classroom"或"inverted classroom"，也可译为颠倒课堂，是指重新调整课堂内外的时间，将学习的决定权从教师转移给学生。这种教学方式利用简短的教学视频、习题测评等相关资源在课前及课下让学生自主汲取新知识，并发现问题、提出问题，回到课堂时间则开展协作学习、实践练习等主题学习活动。翻转课堂教学方式的实行，充分体现了学生在学习中的主导地位及发挥学生自主学习的能力。而在"互联网+"背景下，学生在"翻转课堂"的自主学习阶段，不再是单纯接受教师在课前、课下所提供的参考书目、图书资料、教学视频、习题测评等学习资料，而是充分利用网络资源获取更全面、更深入、更感兴趣的知识。我国目前基于翻转课堂的混合式教学模式，主要包括与 PBL（problem-based learnin，以问题为基础的教学）、CBL（case-based learning，以案例为基础的教学）、TBL（team-based learning，以团队为基础的教学）、微课结合的多种模式。在移动信息技术迅速发展的背景下，手机 App 已成为教学的一种媒介，在混合式教学模式中也发挥着作用，目前常用的手机 App 包括 QQ、微信平台。随着网络技术和计算机技术的高度发展，虚拟教学手段日益进入高校课堂，已经成为世界教育的发展趋势。数字化虚拟人的出现与运用为翻转课堂提供了支点，数字化虚拟人支撑下的翻转课堂教学模式对促进信息技术与教育教学的深度融合提供了崭新的思路。

基于翻转课堂的混合式教学模式更灵活、自主，能提高学生的学习兴趣、学习效率，丰富学生的学习方法，拓宽学生的思维。该模式也有助于学生自学能力、分析解决问题能力、交流表达能力等综合能力的提高。学生的理论考核与实践操作成绩得以提升，对教学方式的满意度也明显优于传统教学模式。

（二）基于网络教学平台的混合式教学模式

在数字化浪潮席卷而来的今天，网络已融入大学生的学习生活，成为信息和知识的重要来源，故在高校教学改革中利用网络课程辅助教学势在必行。网络教学支持平台是建立在互联网的基础之上，为网络教学提供全面支持服务的软件系统的总称，可涵盖预习、讨论、答疑、互动、作业、考核、评价、反馈等多个环节。在对混合式教学模式的探索中，网络教学平台的构建是混合式教学模式得以有效实行的重要条件。目前，在国内医学教育混合式教学模式的实行中，主要依托的网络教学平台有慕课（MOOC）、Blackboard（BB）网络教学平台、清华教育在线（THEOL）及高校自主开发的网络教学平台。

　　慕课是大规模开放在线课程，通过慕课，世界各地用户均可分享到丰富的课程资源，包括课程内容的文字介绍，呈现课程知识点中重点、难点的微视频、小测验、周作业以及互动讨论论坛等。基于慕课理念的混合式教学模式是以慕课平台上的资源和教学设计作为线上教学内容，结合课堂讲授等方法的教学模式。BB 网络平台是行业内领先的教学软件，由美国 Blackboard 公司研发，是以互联网为介质的网络系统，以课程为中心集成网络"教""学"的环境，通过创建一个开放自主的网络学习环境，旨在帮助教师实现课程的教学内容数字化、师生交流网络化、课堂管理智能化。清华教育在线（THEOL）是由清华大学教育技术研究所研制开发的网络教学平台，平台为教师提供课程管理模块，该模块包括教学管理、课程建设、学习分析等功能教师可按照自身教学需求个性化设计课程。除了以上所提到的公共网络教学平台，高校自主开发的网络教学平台亦是目前混合式 教学模式的重要组成部分。

　　基于网络教学平台的混合式教学模式的班级，在考试成绩以及教学态度、方法和效果三方面的认可度与传统教学模式相比均会有一定的提高。在线教学和课堂教学的优势互补，能够确保和提高学生的认知效果，提升学生的自主学习能力和创新能力，在帮助学生建立完整理论体系和培养实际操作能力等方面都起到良好效果。这种教学模式不仅能提高教学质量，学生的满意度也较高，对医学人才的培养具有重要意义。

（三）多元化混合式教学模式

　　随着混合式教学模式不断地实践与探究，不同混合式教学模式在发挥其优点的同时也暴露出不足之处。为完善混合式教学模式的实施及进一步提升教学效果，多元化的混合式教学模式不断涌现。多元化混合式教学模式是基于网络教学平台或互联网资源等线上学习资源，结合翻转课堂、PBL、CBL、TBL、微课等多种教学方式为一体的教学模式。学生对这种多元的混合式教学模式的满意度较高，成绩也优于传统的封闭式教学。在教学中利用数字化教学平台强大的学习和交流功能，更好地适应临床诊断学教学的特点，从而有效地培养医学生的自主学习能力和创新能力，提高临床诊断学的教学质量。

　　值得提出的是，将虚拟仿真技术（VR 技术）引入医学教育中成为教学模式改革的一大突破。虚拟仿真技术是一门包括计算机和网络技术、传感器技术等的综合技术。在医学教育的实践中，除了虚拟仿真实验教学模式，还被应用于虚拟解剖学、虚拟手术等。20世纪 90 年代末期，国外已经开展了虚拟解剖学、虚拟放射学及虚拟内窥镜学等学科的计算机辅助教学。20 世纪 80 年代末，国内开始进 VR 技术的研究，并逐步投入航天和军事领域；2003 年，第一军医大学宣布完成国内首例女性虚拟人的数据采集，同年，由上海中医药大学建立的基于 VR 技术的现代化模拟医院，用于医学生的临床实习。2004 年，首都医科大学引进美国的 HPS 和智能型高级综合数字虚拟人，率先在国内开展基于 VR的急诊医学高仿真模拟教学。不仅在教学过程中增加了实验的生动性与形象性，加深了学生对实验的了解。而且为学生提供了独立完成或协作完成实验操作的生动、逼真的实验学习环境，极大地调动了学生的学习积极性，培养学生解决问题和自主创新的能力，充分体现了"以学生为主"的创新教学理念。医学是一门实践性科学，在具体的教学过程中，医学开放教育在实践性教学环节、资源、平台建设方面还比较薄弱，学习资源大致分为文字教材、网络资源和教师讲课的录像资源，使用在线教学平台也不能提供全面、具体的实验环境。而虚拟仿真技术的应用，能有效弥补目前教学模式的不足，成为多元化混合式教学模式发展的趋势。

四、混合式教学在护理教学中的应用效果

（一）提高学生学习效率及兴趣

在线学习可以提高学生的操作技能，教师可将操作视频上传至网络学习平台，学生课下可以对照视频反复练习，进行技能的巩固和纠错。元认知对于教会学生学会学习、促进学生智力发展具有重要作用，对学生的学习有着重要的影响。通过混合学习过程，护生能够在理解、论证、推理和各种形式的高级思维过程中形成元认知能力，提高学习效率。此外，网络化学习可以减少传统授课中教师不必要的重复及时间的浪费，提高工作效率。

（二）提高学生学习的主动性和自主学习能力

《国家中长期教育改革和发展规划纲要（2010—2020 年）》提出要注重培养学生自主学习、自强自立和适应社会的能力。首先，在线学习资源丰富多样如图、文、音像、动画等，符合网络时代学生特点；动态发布和分享学习成果，满足了学生实现自我成就感的需求，提高了学生学习的积极性和主动性。其次，混合式教学使教学场所更加灵活化，学习场所不再拘泥于教室，课下学生自主学习成为教学过程的重要组成部分，课堂是知识应用和展示的平台，教师是学习的组织者、引导者，在教学过程中充分激发了学生学习的主动性。再者，混合式教学过程中综合运用各种教学方法，并且在信息化环境进行线上学习，将有限的课堂进行无限的延伸，突出了学生的主体地位，实现"要我学"向"我要学"转变。混合式学习有利于提高学生在课堂上积极参与教学的主动性，有利于提高学生的自主学习能力，同时培养学生的信息化素养和终身学习的技能。

（三）学生能够按照自己的学习进度进行个性化学习

混合式教学的根本宗旨是以学生为中心，根据学生的特点、需求、意愿和动机实施教学活动。混合式教学可以使教师明确教学方法与教学目标，从而使学生明确学习方法和学习目标，而且网络在线学习能够满足学生"时时学习"的需求，师生在互动中共同完成教学任务，提高教学效果，促进学生个性化学习。混合式教学可以解决传统教学法对学生个体差异忽略的问题，学生可以自行调整学习的节奏，选择合适的时间、地点、进度，进行知识的学习和拓展。

（四）学习评价主体评价方式多元化

混合式教学效果的评价方式应改变传统的单一评价方法，评价方式应多元化，采用多

维度多方式的评价方法，从而达到全面深入地了解学生的学习效果。混合式教学中很多时间需要学生自主学习，要注重对学生学习过程的评价，建立有效的教学效果评价体系。混合式教学中学习平台可以进行数据全面自动统计、智能分析，将教学评价贯穿始终；而且教学可以借助教学软件全程记录教学数据，学生学习进度一目了然；学生也可以即时反馈形成授课的即时评价。多元化的教学评价将形成性评价和总结性评价进行结合，能够更加全面地评价教学效果。

（五）提高学生对教学的满意度

学生在混合式教学中能够取得怎样的满意度，很大程度上取决于其是否做好了混合式学习的能力准备。这种能力准备包括自主学习能力、时间管理能力、成熟度与责任感，以及应用信息技术的能力等。总体来讲，学生对混合式教学具有较高的满意度。

五、混合式教学所面临的挑战

（一）混合式学习要求重塑教师角色，提高自身教学能力

在混合式教学中，涉及教学方法的混合、学习理论的混合、学习资源的混合、学习环境的混合以及学习方式的混合等。随着教育信息化的深入，混合式教学得到了普遍的关注。教师不再是单纯的知识的灌输者，而是课程的设计者、组织者、引导者；不仅要提前精心设计架构教学方案，而且还面临着网络技术难题，并且要及时在线答疑、与学生互动等，这都对教师提出了更高的要求。教师需要了解不同的教学方法，需要专业素质能力的发展来支持重新设计教学和学习。在混合式教学中，由于培养目标的高要求，以及先进教育理念和信息技术的应用，对教师的教学组织提出了新的挑战。因此教师在实际教学中存在着对混合式教学模式的选择困难，教师应根据学校多媒体资源、学生信息技术能力、学生的自主学习能力等设计适合学生的教学模式。虽然混合学习模式可以使某些班级规模过大，或者班级中学生发展差异性大的学校受益，但是具体教学中学生数量的确定仍需要教育者共同探索。

（二）加强学习过程监控，养成良好的学习习惯

部分学生认为在线学习占用了学生太多的课余时间，学习积极性不高。在混合式教学过程中，这些学生不积极主动参与教学过程，存在敷衍了事的现象，更愿意教师直接给予问题的答案。因此，在混合式教学过程中良好的学习习惯至关重要，培养良好的学习习惯就是培养学生学习自主性和交互性。在教学中可借助信息技术进行学习过程的监控，如选择恰当时机，发起站内讨论，让学生及时了解他人学习情况，引导学生紧跟学习进度，营造良好的学习氛围。进阶式布置作业，通过在线作业的完成引导学生反思自查，及时设置试卷智能组卷、发布试卷，通过平台智能改卷和统计分析功能，了解学生学习效果。在开展混合教学模式的过程中，通过在线学习平台的统计功能如学生访问次数、参与讨论次数等跟踪学生的在线活动，并及时进行提醒和反馈，从而对学生的学习过程进行监控。

（三）提高学生在线教学的归属感

网络课程使学生感到缺乏归属感。在线学习缺乏传统课堂的氛围，学生更容易走神。因此，在教学过程中应搭建多形式的交流平台，提高师生互动交流的效果，如利用辅助教学软件及时回答学生提出的问题、建立讨论区以及利用视频直播、语音对话、QQ、E-mail 等增加学生的课堂归属感。在混合式教学开展的过程中，可利用问卷星等汇总学生反馈的问题，收集整理学生集中的问题，及时解决，加强与学生的互动。

第二节　O2O 线上线下教学模式

一、O2O 线上线下教学模式的起源及定义

在信息化高速发展的今天，互联网以其高效、快捷、方便的特点成为学生学习和生活不可替代的工具，"互联网+教育"也因此成为教师教学改革的方向，O2O（Online To Offline，线上线下）教学模式正是在这个背景下产生和发展的。O2O 的概念最早由美国 Alex Rampll 提出，其原意是指在电子商务领域通过线上营销和线下经营相结合，以互联网作为线下交易前台，线上招揽客户，线下提供服务，从而提升了电子商务的服务水平和消费者的购物体验。2015 年 3 月，李克强总理十二届全国人大三次会议上，在政府工作报告中首次提出"互联网+"行动计划。该说法一经提出，立刻激起千层浪。O2O 模式在电子商务领域的成功应用引起了教育界的高度重视，对高等职业教育产生重大影响，线上线下教学模式就是"互联网+教育"具体表现之一。

当 O2O 模式引入教学中，形成 O2O 线上线下教学模式，其内涵产生了质的改变。O2O 线上线下教学模式是指在移动互联网、云计算、物联网、大数据环境中，传统的课堂教学（线下）与现代网络教育（线上）优势互补、深度融合，将网络的丰富资源与学习工具和课堂的有效控制结合起来，将课堂教学时空延伸到网络的新型混合教学模式。O2O 线上线下教学模式应包含一个中心（课程资源平台）和两个平台（社交平台和传统课堂平台），其中课程资源平台是教师上传学习资源，学生线上学习的工具，社交平台是师生交流沟通的工具。O2O 线上线下教学模式是一种线上（网络平台）和线下（实体课堂）双向互动、立体的教学模式，由线下教学和线上教学两部分构成，实现互联网技术和课堂教学的结合。

二、O2O 线上线下教学模式本质解构

互联网的爆炸式发展加速了线上线下活动的融合步伐，使得线上线下关系愈发密切，"互联网+教育"便诞生于这样的融合中。线上线下相结合的教学方式，能形成师生、生生交流共享的新型生态圈。O2O 教学模式本质上是一种师生联动、相互促进的教学模式，总体可解构为四大部分，即教师 Online 导演、学生 Online 学习、教师 Offline 引导和学生 Offline 表演。这四大部分之间彼此联系、不可分割，共同形成促进师生联动的循环系统。

（一）教师 Online 导演

教师是 O2O 教学模式的导演，教师导得好，学生才能演好，成就有效教学。作为决定 O2O 教学模式成败的关键人物，教师需在线上做好几个方面的工作：一要利用大数据优势，整合优势课程，发布课程资源，给学生提供线上学习范本；二要根据学情、线下课程进度给学生指明线上学习任务；三要指导学生利用线上课程资源进行有效学习，并为学生提供答疑解惑的帮助；四是要制定行之有效的线上学习评价标准，对学生线上学习效果测评反馈，为改善学生线上学习效果提供依据。

（二）学生 Online 学习

教学的主体是学生，学生必须配合教师的线上指导，在线上进行有效学习。一是要围绕教师提供的课程资源进行学习；二是要明确自身学习任务，进行针对性、有目标的学习；二是要利用线上平台优势，与教师、同伴进行积极的网上交流；四是要根据学习内容，选择合适的检测方法，进行充分自评。

（三）教师 Offline 引导

O2O 教学模式并不是要放弃传统课堂，而是要与传统课堂遥相呼应，形成有效联动平台。教师在线下还有许多工作要做：一要认真观察学生线上线下学习总体情况，做到心中有数；二要引导学生探究问题，对线上线下学习中暴露出的疑难问题、重点问题进行深入讨论；三要根据学生线上线下学习内容，帮助引导学生建构完善的知识体系；四要及时对学生学习效果进行测评，以便全面掌握学情，为制定有效解决措施做准备。

（四）学生 Online 表演

学生是 O2O 教学模式的重要参与者，学生在线下要主动接受教师引导。一要与同伴保持密切交流，分享彼此的学习成果；二要就自己不懂、搞不清楚的问题与同伴、教师进行深入讨论；三要主动巩固已学到的知识，做到温故而知新，促进知识内化；四要认真积极参与课堂测评，正视测评结果，查漏补缺，不断提高自身学习效率。

三、O2O 线上线下教学模式的分类

O2O 线上线下教学模式分为基于翻转课堂理念的 O2O 线上线下教学模式、基于传统课堂理念的 O2O 线上线下教学模式和基于混合式教学理念的 O2O 线上线下教学模式。

（一）基于翻转课堂理念的 O2O 线上线下教学模式

学生主要在课前通过线上课程资源网平台完成选课、自学，在线讨论、测评等；有疑问可通过社交网络在线互动交流；定期参加线下课堂学习，教师面对面指导与互动，开展协作性学习。对于学生自学容易的课程可以选择此种教学模式。

（二）基于传统课堂理念的 O2O 线上线下教学模式

在这一模式中，线上的微信公众平台仅是线下传统课堂的辅助与补充，教师在线上可以上传教学内容和拓展知识，用于学生课前预习、课后巩固和知识拓展，线下课堂仍是在学生课前预习基础上的讲授课。一般对理论性较强、学生自学较难的课程可以采用此种类型教学模式。

（三）基于混合式教学理念的 O2O 线上线下教学模式

这模式应用到大学教学中，将课程内容细分，比较容易的内容以学生线上自学为主，线下面对面课堂主要讨论和实践；而难以理解的内容以线下课堂细讲为主，线上主要为练习和巩固。

四、O2O 线上线下教学模式的特点

（一）教与学的时空延伸性

教师教学的时间除了课上，还可以随时随地通过教学资源平台发布教学资源，通过社交平台答疑学生问题、教授拓展知识；学生学习的时间除了课上，也可以随时随地通过教学资源平台复习旧知、自学新知、拓展学习，并通过社交平台师生、生生交流答疑。

（二）教学内容的灵活性

教师必须根据学生线上的学习反馈情况，调整线下课上的授课内容，学生线上疑问较多且较难的知识可以统一线下课堂重点分析，并根据学生线下的学习情况和提问调整教学资源的内容。

（三）教学评价的贯穿性

O2O 线上线下教学模式下教与学的评价不再局限于课堂上，教师与学生线上的表现也可以作为互评的依据，因此教学评价贯穿线下线上全过程。

（四）教学资源的丰富性

教师上传到课程资源平台的资源，既要包含课上授课资料如课件、教案、案例等，还应包含相关微课、拓展知识等，丰富生动的教学资源才能吸引学生课下自学的兴趣。

（五）教学形式的多样性

O2O 线上线下教学模式下教师可以采用多种多样的教学形式传授知识，除了课堂上组织小组讨论、案例分析、讲解与练习、实践操作等，还可以通过课程资源平台的微课、课件、案例等资源传递知识、测验知识掌握情况；另外，社交平台上与学生的沟通交流、解答疑问等也是教师教学的途径。正是这种教学形式的多样性，提高了学生的自主学习参与度，烘托了师生的互动氛围，吸引了学生的注意力。

五、O2O 线上线下教学模式的设计

在移动互联网、云计算、人工智能的时代背景下，线上（Online）线下（Offline）融合产生的 O2O 线上线下教学模式，在学校教育中已悄然形成一种新的教学生态。提升教师的教学设计能力是实现 O2O 教学的核心内容，不仅要求教师对教学方案有合理的设想和计划，同时要求教师应具备互联网思维和推动信息技术与教育教学深度融合的能力。

（一）O2O 教学设计的基本思想

O2O（Online To Offline，线上线下）教学模式是指在移动互联网、云计算、智能化、大数据环境中，现代网络教学（线上）与传统课堂教学（线下）有效融合、优势互补，教师和学生线上线下、虚实结合、双向互动的新型混合教学模式。可见，基于 O2O 线上线下教学模式下的教学设计不再是以往的黑板+教材的教学条件，而是互联网条件下的信息化教学环境，通过信息技术和网络资源支持，科学合理地设计教学过程的各个环节，实现教学过程的最优化。在传统教学活动中，封闭的教室是教学的主要环境，教师是知识的传授者，学生是知识的接受者，教材是教学的内容，线下教学是主要授课方式；但在 O2O 教学活动中，教学环境因为互联网的加入变得开放而多样，教师的角色从知识的传授者转变为学生学习的教练，学生是教学活动的主体，通过线上线下融合，师生、生生之间的互动和个性化的教学显得尤为突出。由此可见，O2O 教学设计的出发点关注的是学生整个学习过程的领悟和体验，而不是传统教学中按部就班的教学步骤。因此，它在很多方面是一个非线性的设计过程。

（二）O2O 教学设计的基本原则（严小云）

O2O 教学作为现代教学的一种表现形态，不是现代信息技术对教学领域的单纯介入，而是以信息技术的支持为外在特征，以学生的自主、探究、合作为内在特征，强调学生学习的主观能动性及对学习资源的有效利用和整合。结合以上特征，O2O 教学设计必须遵循以下原则：

1. 注重学习情境的创设，关注每一个学生的发展

O2O 教学建议教师在培养学生的知识、能力、情感态度价值观等方面创设与现实相似的学习情境，以此还原知识的背景和知识的运用，通过个性化学习、协作性学习、体验式学习完成"学生为主体，教师为教练"的教学过程。所以，O2O 教学设计最根本的设计原则是关注每一个学生的发展。

2. 选材内容必须适合信息技术支持

O2O 教学模式的实施需要三个条件：（1）教学设施硬件配套支持，如无线网络、多媒体教室、计算机（或智能手机、iPad 等电子产品）等；（2）授课内容适合运用教学软件呈现知识的探究过程，如运用线上互动教学 App 或虚拟仿真软件等比传统教学手段更有效实现教学的最优化；（3）实施教学的教师必须具备信息化教学能力。总之，不是所有授课内容都适合 O2O 教学模式，诸多教学案例在信息化设计上的败笔正是由于对条件的考虑欠妥，要想有效实施 O2O 教学就必须对以上条件深思熟虑，才可选取作为线上线

下混合教学的特定授课题材。

3. 注重教学资源和工具的使用

O2O 教学作为一种教学手段，在教学设计过程中要摒弃唯技术设备论的错误观念，结合学校具体教学设施，选用合理有效的信息化资源，才能更好地实现教学目标。所以，教师在平常教学实践中要有意识地建设具有专业特色的信息化教学平台，通过共建共享数字资源，有效地为学生提供自主学习、探究学习的平台和场所。

（三）O2O 教学设计的基本要素

O2O 教学设计是教学诸要素能否有序安排，教学方案的设想和计划能否合理有效实现的教学蓝图。它应包含以下基本要素：

1. 学习者分析

备课的起点在于学生。"互联网+"时代，教师首先要做的是关注学生，应从学生已知、未知、能知、想知、怎知五个维度深入了解学习者真实的学习状态，才能有的放矢地制定正确的教学目标。

2. 教学目标设计

本要素关注的是学生通过此教学活动应该达到的水平或能力，一般包含知识与技能、过程与方法、情感态度与价值观，即所谓的三维目标。描述不同的目标时要体现真实的任务和有针对性的问题，切忌空泛。

3. 教学方法设计

教师在做教学方法设计时应关注教学的综合性。一般来说，同一个教学任务采用的教学方法可能很多，但由于时间、环境和对象不同，只有少数教法是适用的。因此，教师在设计教学方法时要灵活多样、因地制宜、因材施教，从而取得最佳的教学效果。

4. 教学环境设计

这里所说的"环境"包含场景和意境，通过置身真实的或虚拟的学习场景理解知识的背景和学习内容的存在价值，可以有效引导学习者更好地开展学习。所以，教师要设计的不仅是教学内容的逻辑序列和目标的合理安排，还应关注学习者的协作情况及学习过程的规划设计。

5. 信息资源设计

信息资源的开发和使用O2O 教学的重头戏，它可以是教师提供的上传到数字化资源平台的资源，也可以是学生按照学习目标查找的资源。前者要求教师查找、收集、整合相关资源或提供资源列表及链接；后者必须由教师设计好要求和目的让学生自主查阅。无论以哪一种方式设计信息资源，教师都必须引领学习者明白获取信息资源的方法、途径和效果。

6. 教学流程设计

科学合理的教学流程是梳理整个教学过程，使之有序化的教学设计要素。在O2O 教学实施过程中，教师运用线上线下、虚实结合的混合式教学模式，培养学生运用知识解决实际问题的能力。它融"教、学、做"为一体，一般以课前—课中—课后三段式开展一系列教学活动：首先，在课前线上预习环节设计中，通过网络教学平台，学生根据学习任务单，自学线上资源（如微课或慕课、word 文档、PPT、视频等），并引发讨论和思考，为课堂教学奠定基础。其次，在课堂实际授课环节的设计中，教师可借助各种媒体介质线上线下引导学生思考，实现协作学习与个性学习相结合，努力营造师生、生生等多元互动的教学模式。再次，在课后拓展环节的设计上，可根据学生学力，师生在线讨论和互动。同时，教师进一步做好教学资源平台，使学生获取更多感兴趣的内容，为学生后续学习服务。通过这种线上方式，有效实现个性化学习和碎片化学习。

7. 学习评价设计

与传统学习评价功能强调选拔和甄别不同的是，O2O 教学的学习评价设计强调的是发展与激励，它关注学生的反应、认知、行为、结果等测评要素。例如，蓝墨云班课同步汇总了学生在学习过程中的在线资源学习情况、课堂签到情况、课堂活动、讨论答疑、头脑风暴、投票问卷、课堂表现等多方位翔实数据，教师可从学习态度、学习方法、团队协作、创新能力等多元化角度实施过程性的评价；学习任务完成后，学生通过教学平台在线提交作业或参与测试，教师可同步评分最终形成总结性的评价。这种评价的多元化将使评价量规体系更具科学性和准确性。

（四）O2O 教学设计的评价维度

O2O 教学设计是一个教学构想，而不是一份施工蓝图。它体现了许多不同于传统教学设计的特性，如目标制定的多元性、学习的自主性、学习过程的独特性、反馈的及时性与充分运用信息技术支持学习等。所以，评价 O2O 教学设计是否合理，需要关注以下五个维度：

1. 教学目标的准确性

在泰勒原理中，首先强调要先考察和选择目标。所以教学目标作为教学的出发点和归宿，是教师进行课堂教学设计的基本依据。O2O 教学目标的制定要求教师做好学情分析，从学生的问题出发，才能使教学目标的制定准确得当，为教学的最终行为和效果奠定基础。

2. 教学内容的合理性

同样的教材针对不同的学情会存在不同的内容选择，教师需要遵循线上线下优势互补的原则对教学内容进行详略处理，通过信息技术的运用使重难点问题的解决或者完成特定教学任务的作用更加突出，体现"做中教、做中学"。

3. 情境创设的有效性

以往教学设计的情境创设往往为了教师的"教"而流于形式，最终失去应有的价值。O2O 教学设计必须是为了学生的"学"而创设情境，情境的创设应具有真实性、感染性、交互性，有效帮助学生学会由已知探索未知的思维方式和方法，培养主动探究精神。

4. 学习评价的科学性

为了避免落入"一考定终身"的怪圈，O2O 教学通过信息技术手段的辅助对教学进程中学习者学习情况进行多方位及时准确的把握，使评价更加多元、科学。

5. 信息技术的可行性

O2O 教学离不开信息技术的支撑，它是对传统教学的变革和重塑。充分利用现代信息技术和信息资源，合理安排教学过程的各个环节和要素，让教学变得容易和高效，以实现教学过程的优化。

六、O2O 线上线下教学模式在护理教学中的态势分析

（一）优势

O2O 线上线下教学模式符合护理教学的需要。O2O 线上线下教学模式作为一种新的教学模式，目前随着"互联网+"理念已逐渐渗入到我国护理教育教学理念中，对护理教学具有良好的正向激励作用。国内研究表明，在护理教学中运用 O2O 教学，更新了教育理念，与其他教学方法结合，对培养学生的思辨能力和理论知识掌握能力具有较大帮助，开展 O2O 教学，符合护理教育发展的需要。

O2O 线上线下教学模式有效实现教师角色转变。O2O 教学具有形式灵活、时间与地点不受限等诸多优势，采取互动式、参与式教学模式，让学生通过网络平台，收集网络资料、微课程等资源，能动性地解决教师提出的问题，从而更深刻地理解病例，达到提高了学生学习的主观能动性，提高教学效率。近年来各院校竞相开展采用 O2O 教学。

O2O 线上线下教学模式能有效提高学生学习能力。将 O2O 线上线下教学模式的教学环节深入地融合并贯穿于整个护理教学当中，需要结合线上和线下的结合的学习体征，对此教学内容和环节进行系统的分析和设计。特别是对实践性和应用性要求高的护理学专业课程来说，更需要通过构建这样的一个新的教学模式，才能达到具有实践能力、应变能力、解决问题能力的目的。李丹等通过 O2O 线上线下教学模式在《基础护理学》研究表明：线上线下学的完美结合，两者发挥各自的长处同时又互补各自的不足，取得良好的教学效果，在学生针对学习兴趣、自主学习能力、学习效率和师生交流沟通、知识面拓展等方方面面均有所提高，真正地实现了高效的课堂运行，O2O 线上线下教学模式具有良好的适用性和可行性，在《基础护理学》的实验教学中值得推广和应用。

（二）劣势

教学过程中，需要任课教师安排线上学生自学与线下教师课堂教学的不同教学内容，对部分简单的、基础性理论知识利用微视频、上传课件等教学资料的方式让学生自主学习相关内容，而对一些实践性较强、理解难度较大的内容则作为线下课堂教学，它增加了教师工作量的同时，提高了对教师业务水平的要求，需要教师能够详尽地设计教学，选定可操作性、实践性强的教学内容。O2O 线上线下教学模式需要在科教师建设线上教学资源库，完善线上教学资源库，包括教学资料、教学案例库、网上作业与考试系统、师生教学交流平台及 App 等，需要具有一定的网络技能，或者工作单位具有相应的网络资源及基础网络硬件设施。同时 O2O 线上线下教学模式需要加强学生考评机制，完善以智能手机为载体的 App 的签到、提问、答题、评分、结果分析、考核等功能。

（三）机遇

《国家中长期教育改革和发展规划纲要（2010—2020 年）》中详尽指出："信息技术

对教育具有革命性影响，必须予以高度重视。"随着技术的进步，特别是目前信息技术的高度发展，O2O 教学在一线教学过程中发挥着重要的作用，通过课程设计，高效传递知识的过程中，把传统教学的优势和互联网教学的优势相结合，将信息技术与课堂教学相融合，充分发挥教师在教学过程中引导、启发和监控的主导作用，激发学生主体、积极性与创造性。"互联网+"背景下，O2O 线上线下教学模式促使教育部门更加偏重网络教育资源向学校教育的渗透，相关的微课、慕课、翻转课堂等教学方法广泛应用。探究新的教学模式，特别是同技术相结合的教学模式显得至关重要。

第三节　大规模开放在线课程（MOOC）

一、MOOC 的起源及定义

2001 年 4 月，美国麻省理工学院（MIT）校长查尔斯·韦斯特在《时代》杂志上宣布正式启动"开放式课程"计划（OCW），利用几年的时间，将所有课程放在互联网上，免费供全世界任何人使用。2002 年 7 月，联合国教科文组织（UNESCO）在巴黎召开了题为"开放课件对发展中国家高等教育的影响"的论坛，首次提出了"开放教育资源（OER）"的概念，认为"开放教育资源是指那些通过信息通信技术来向有关对象提供的可被自由查阅、改编或应用的各种开放性教育类资源"。2006 年，UNESCO 将 OER 正式定义为：OER 是指基于网络的数字化素材，人们在教育、学习和研究中可以自由、开放地使用和重用这些素材。目前，比较公认的定义为"开放教育资源是指通过 Internet 免费、公开提供给教育者、学生、自学者可反复使用于教学、学习和研究的高质量的数字化材料"。随着技术的发展和人们对开放共享理念不断深入的了解和接受，开放教育资源运动在全球广泛流行，开放的不仅仅是开放的课程视频、课件、教科书，还有流媒体、测试工具、软件，以及支持获取知识的工具、材料和技术。慕课在这种情况下应运而生。2008 年，由加拿大学者 Dave cormier 与 Bryan Alexander 第一次提出。斯坦福大学校长将其比作教育史上的"一场数字海啸"，同时《纽约时报》作者 Laura Pappano 将 2012 年称为"MOOC 元年"。

MOOC，即大规模开放在线课程，又称"慕课"。其中，"M"代表 Massive（大规模），与传统课程教学的学生人数不同，一门 MOOCs 课程动辄上万人，最多达 16 万人；第二个字母"O"代表 Open（开放），以兴趣为导向，依据学生的意愿进入学习，不分年龄、国籍，只需注册就可以参与学习；第三个字母"O"代表 Online（在线），学习者不受时间和空间的限制，可以在任何时间通过网上自主完成学习；第四个字母"C"代表 Course（课程），就是为达到教育目标，由学校及老师安排指导学生所从事的一切活动。MOOC 是以大规模互动参与、借助互联网开放获取资源为目标的在线课程，既提供视频、教材、习题集等传统课程材料，也提供交互性论坛，并为学习者、教师和助教建立学习社区，将数以万计的学习者，在共同学习目标、学习兴趣和先备知识的驱使下组织起来。从资源的单纯运用到教学观念的转变，其不同于以往任何一种远程教育形式的内涵特点，从理论到实践都在真正意义上做到了让学习有效发生。

二、MOOC 的特征

（一）资源共享性

资源共享性包括两个方面：优秀的教师资源和丰富的学习资源。相较于古代的个别教学和产生于近代资本主义的班级授课制，可谓是世界教育史上的巨大革命。在古代的个别教学中，一般来说，学校的学生杂然集中于一室，教师轮番传唤，施以个别指导；而当社会进入资本主义，班级授课制产生以来，课堂教学每天只有 4 个小时，一个教师可以同时教几百个学生，而所受的辛苦则只有现在教一个学生的 1/10。印刷术发明之前，文化的传播主要靠手抄的书籍，学习资源也相对较少，只有贵族才享有教育的特权。直到 16 世纪中叶，印刷技术的出现与通信技术的发展为平民阶层带来了福音，极大地增加了平民阶层的学习机会，并促进了各种书籍的共享。如今的 21 世纪，随着互联网的诞生以及教育信息化的发展，慕课、微课、翻转课堂应运而生，以此为载体的慕课教育，借助信息化与大数据技术的支持，如 edX、Coursera、Udacity 三大慕课平台，有了这些技术的支持和平台的支撑，"让一个先生同时或不同时教数以万计、数以百万计，乃至数以千万计的学生成为可能"。除此之外，关联主义认为，学习是各个节点相互连接形成网络的过程，而不是一个人的活动。通过技术的支持，如 Siemens 创建的 E-learning，全世界各地的学习者可以在此对任何问题进行讨论和交流，使学习者之间的联系更为便捷，个人的经历以及知识结构可能会成为别人的学习资源，作用于双方的学习网络。

（二）复合学习性

复合又称结合或联合，顾名思义指的是两种或两种以上的事物，复合学习即是两种或多种学习方式的结合。互联网诞生以前，知识获取的渠道一般为教材或教学内容以及相关的辅助参考书，学习通常发生在课堂上，通过教师的讲授以及作业的练习等。而互联网以及信息化与大数据技术的支持，使学习不再局限于单一的方式，学习的发生也不再局限于固定的场所和固定的时间。而且，人本主义强调"人"的作用，认为"人"天生具有自我实现的动机和潜能，力求变成他能变成的样子，即"成为你自己"，"人成为目的本身，成为一种完美、一个本质、一种存在"，学习者有自我实现的潜能。

慕课教育尊重学习者的自我实现潜能，关注学习者的发展，不再采用单一的课堂学习，丰富学习方式，故慕课教育的学习具有复合性。这个复合性包含两层含义。首先，通过网络技术的应用，将学习方式分为线上和线下，两种方式相互结合。线上学习是指学习者利用电脑、微信、微博等移动客户端，通过微课、微视频、慕课等方式学习知识，或基于某一问题通过网络平台进行探讨，给予学习者充分的学习自由。相对于线上学习而言的线下学习，包括课下学生之间的交流以及课上教育者与学习者围绕问题产生的互动等，让学习者主动探究、协调合作、积极表达，也允许出现不同的声音，而非一刀切。线上与线下相互联系，相互结合，线下的讨论离不开线上的学习，线上学习的知识通过线下的互动加深理解，促进内化。其次，基于学习活动的发生，将学习分为发生在学习者内部的学习和发生在学习者外部的学习，内部学习和外部学习相结合，帮助学习者进行教育活动。关联主义认为，学习不仅仅可以发生在学习者的内部，通过认知、建构等方式完成知识内化，也可以通过学习者之间的相互交流和互动，将知识点与信息源相关联，创生知识，进行学习活动，而这个过程是动态的和循环的。

（三）自主性

"自主"，顾名思义，自己做主，不受别人支配。从心理学角度讲，自主是指遇事有主见，能对自己的行为负责。人本主义强调人具有自我实现的潜能，苏联的苏霍姆林斯基认为，学习者具备自我教育的能力，并且提出"促进自我教育的教育才是真正的教育"。既然学习者具备自我教育的能力，慕课教育所要做的即为发挥学习者自我教育能力，让学习者自己做主，促使其对自己的行为负责。慕课教育的开放性，为学习者提供了自我教育的机会。因为在丰富的教育资源以及获取教育资源渠道的多样化的慕课教育环境下，教和学不再局限于特定的时间和特定的地点，学习者需要学会如何在纷繁的教育资源中选取所需的学习资源，更要学会选择适合的学习方式掌控学习节奏。慕课教育中的学习者有较多的自由时间，在完成规定学习的基础上，可以适当地拓宽知识面或加深对于知识的理解程度，这需要学习者对自己的时间有一个良好的规划和管理能力。借助教育媒体和网络平台进行学习时，更要发挥自我监督的功能。学习者自主性的发挥并不意味着脱离教育者，教育者在此过程中扮演的是"导演"，让学习者作为"主角"尽情地去发挥，学习是通过学生的主动行为而发生的，他学到什么取决于他做了什么，而不是教师做了什么。除此之外，学习者作为个体的社会人而言，终究要独立地面对社会，处理各种复杂的社会问题，这不仅是一个社会问题，更是一个教育问题，而慕课教育自主性的特点正是强调让学习者而非教育者或家长对自己的学习承担责任，这也是学习者学习成功的关键所在。

（四）效益性

效益，顾名思义是效果与利益的总称，较多用于经济领域，指劳动占有、劳动消耗与获得的劳动成果之间的比较。迁移到教育领域的效益大体表现在教与学的付出和收获之间的比重。慕课教育的效益性相较于传统教育而言，主要体现在以问题为中心培养学习者的学习能力方面。保罗·朗格朗曾说过："对于人，对于所有的人来说，生存从来就意味着一连串的挑战。"知识的海洋永无尽头，并且在变化速度如此之快的现代社会，知识的更新换代也在加快，教育者和学习者都需要不断地"充电"，以适应这种变化。而授人以鱼不如授人以渔，教育者对于学习者的培养重点应该从知识的积累转变为学习能力的提高。学习能力包括学习知识时区别重要信息与非重要信息的能力、学习过程中发现问题的能力以及发现问题后解决问题的能力。慕课教育强调自主性学习，学习者学习知识的时间和地点相对自由，获取知识的途径较多，内容也较为丰富。但在面对大量与所需学习知识相关的周边信息时，并非所有信息都有用，需要学习者做出选择，慕课教育教学的发生和发展以学习者在自主学习中发现的问题为核心，通过问题的解决实现学习者个性化发展。学习者在选择信息、发现问题、解决问题的同时，锻炼了这些能力，随着次数的增长和教育者的帮助，这些能力随即得到提高。

三、MOOC 的基本构成要素

护理慕课教育作为教育的一种新形态，其构成必然包括教育的两个最基本的要素：护理教育者和护生。而护理教育者与护生之间通过教育内容相互作用，进行教育活动。除此之外，护理慕课教育是信息化社会下的产物，依托信息化与大数据技术的支持，以此社会背景为基础，教育物资也是其要素之一。

（一）护理教育者

"护理教育者"，简而言之就是从事护理教育活动的人。内涵决定外延，由于教育的定义不同，对教育者外延的理解也大不相同。基于上述对护理慕课教育的定义，护理慕课教育的教育者是指可以促进护生个性化发展、培养护生学习能力、提高教育效益的人。而面对教育环境改变所带来的一系列变化，护理教育者需要调整心态，努力学习并积极应对。

1. 护理教师转变传统观念

"师者，传道授业解惑也。"作为护理教育者而言，传道、授业、解惑是其应承担的社会和教育职责，但三者的比重则是不一的。传统教育中的护理教育者侧重点在于传道和授业。而历史发展到今天，网络的普及、大数据技术的支持以及信息化的发展，知识传授可以通过线上的方式完成，比如微课、慕课等，护生利用微信、微博、中国大学 MOOC App 等移动客户端自主地选择学习时间和地点，教育者无须再将大部分的时间和精力投入知识的传授中，而是需要将关注点放在解惑，即护生在学习过程中产生的各种疑问，进而促进其个性化发展，达到"事半功倍"的效果。转变护理教师的传统观念是信息化教育发展的必然选择，护理教师必须清醒地意识到作为教育信息化的先行者，其需要不断更新、培养自己的知识体系和能力结构，自主学习或者合作性学习各种新的教育理念、教育技术，以"探究"的姿态、敏感的信息意识来提升自身的信息筛选能力、信息应用能力以及信息技术与护理教学整合的能力；其次，护理教师需要了解相关专业、相关领域的发展动态，以既有的知识和经验在优质开放的教育资源中寻找与这项教学目标相符、与教学内容相吻合的信息资源，了解对预知学习问题的难度，提高临床教学工作的科技含量和创新力度。

2. 加强信息素养

在传统的课堂中，护理教育者进行知识传授大多借助于教材、参考书，对于现代信息技术的运用也多数停留在 PPT 课件上。而在慕课教育的教学中，知识大多以微课或慕课等形式呈现，护生通过在网上进行相应知识的学习，学习的效果也可以通过网络数据分析得以反馈，那么这就要求教育者除了具备传统的教学能力外，还需掌握音频和视频的制作、上传以及网络客户端等现代信息技术。面对慕课教育，作为主体的护理教育者应积极学习相关知识，而学校和相关的教育部门也应承担起这个责任。

3. 提升组织能力

建构主义认为知识是学习者在他人的帮助下，通过必要的课程资源的学习，完成意义建构的过程，而非教育者的传授。那么在慕课教育中，护生已在课前基于自身知识基础选择适合的方式和内容进行学习，课堂上教育者的主要任务是帮助学习者答疑解惑，通过相互交流的方式对所出现的问题进行讨论和探究，最后以解决问题的方式达到内化知识的目的。在这种教学方式下护理教育者需要提升其课堂组织能力，更好地帮助护生进行互动，并且引导学习者发现问题、探究问题，最后协作解决问题。

4. 把握角色定位

慕课教育以问题为中心，追求的是探究式的学习方法，在彰显学生主体地位、促进学生个性化发展的同时，对教育者的角色提出了新诉求。慕课教育改变的是教与学的方式，故而随着改变的教育者角色在教育过程中体现得较为明显。以翻转课堂为例，翻转课堂将"课堂讲解+课后作业"的教学形式转变为"课前学习+课堂探究"，通过现代教育技术的帮助学习者学习课前讲授的知识，在课堂上，教育者的指导和同伴间的协作完成知识的内化，这意味着护理教师从传统课堂中的知识传授者变成了护生学习的指导者和支持者。

（二）护生

随着技术的发展，进入慕课教育时代，学习方式、可利用的学习媒体和手段都发生了改变，在这种改变下，护生需做出以下变化。

1. 护生需要和教师一样，转变传统观念

观念是人类支配行为的主观意识，人类的行为受行为执行者观念的支配，而观念的形成与转变主要受客观环境的影响。护生应改变传统观念中"被教育者教育"的身份，把握主动性，围绕问题进行不断探究，促进自身的发展。除此之外，还需转变"学习只能发生学校之中"的观念，慕课教育的网络平台上有大量免费的学习资源，学习时间和地点也相对自由，即便是已经毕业的学生，只要可以上网，学想学的知识也变成一件容易的事情。

2. 护生应加强信息学习

慕课教育的学习资源大多以微课、慕课的形式呈现在网络平台上，如 edX，Coursera，Udacity，护生获取信息的能力和处理信息的能力至关重要。所谓获取信息，就是在学习某一知识点的过程中，去粗取精，获取跟这一知识点相关的所有信息。在获取信息时，需要检索信息并确定信息来源，选择最佳的信息来源。处理信息是一个知识综合的过程，要求护生综合利用各种信息来源，围绕某一问题去创造新的信息，包括对收集的信息进行归纳、分类、鉴别等。这两个过程都需要教育者在实际的教育过程中细致深入地锻炼学习者。而获取信息、处理信息以及遇到问题时与他人的互动交流等，基本上都需要借助网络技术来实现，故网络技术的应用能力也是护生必备的学习能力之一。

再次，提高护生自身的自控能力。慕课教育的学习资源大多以音频或视频的形式呈现于网络平台，相对于课堂上的"直播"讲授，护生更容易根据自己的条件把握学习的节奏，他们的双手可以在暂停键、快进键与快退键之间自如切换，根据自己的接受能力与理解程度调整学习进度的快慢。如某些护生对某一领域的知识已经了如指掌，他们就可以选择迅速浏览甚至直接跳过这部分内容，而另外一些护生可能对学习相同内容感到吃力，则可以选择不断重复这部分知识讲解。这项"福利"需要建立在学习者拥有自控能力的基础之上。

网络世界缤纷复杂，不仅可以学习知识，还可以休闲娱乐等，当护生为了学习而打开电脑，但却做着与学习无关的事情，那么即使慕课教育有再大的优势，也无能为力。所以，提高护生的自控能力让护生对自己负责，势在必行。

（三）护理教育内容

护理教育内容是护理教育者和护生互动的媒介，也是护理教育者借以实现教育意图、护生借以实现发展目标的媒介。护理教育工作的要旨在于根据一定的教育目的以及护生身心发展规律充分有效地利用教育媒介来促使学习者实现最大发展。目前，慕课教育的内容主要以微课、慕课等方式呈现，以翻转课堂的形式实施，将其分为线上与线下。线上，顾名思义是指在线学习的方式。线上的教育内容丰富多彩，教育者可以从中选择适合的内容进行使用，也可以自己制作。根据其教学方法的不同，大致可以分为知识讲授型、解题演算型、实验演示型三大类。（1）知识讲授型。知识讲授型的教育内容主要为既成的事实、规则以及历史已经证明的真理，不需要再去探索和证明，这种教育内容以护理教育者提前录制好的授课视频为主要表现形式。这是最常见、也最重要的一种教育内容。（2）解题演算型。此类教育内容主要适用于对典型案例的讲解等，以情景模拟、案例讨论会为主要表现形式。（3）临床操作演示型。此类教育内容主要是对临床护理操作过程演示和重难点讲解，可以使护理教育者在实验室操作实验的现场视频，也可以是利用网络虚拟动画机器旁述讲解，适用于护生在护理教育者的指导下，使用一定的设备和材料，通过控制条件的操作过程，引起实验对象的某些变化，从观察这些现象的变化中获取新知识或验证知识，在实验类课程中较为常见。线下，其教育内容主要以问题为中心呈现在学校教育的课堂上，其中以翻转课堂为代表。翻转课堂的任务则是帮助学生解决问题，面对不同于花大量时间讲授知识的课堂，护理教师将会发现自己有好多空余的时间，那么空余的这些课堂时间怎么利用？首先，教师可以用5~10分钟简明扼要地带领学生巩固本节课的教学重点；其次，让学生共同协作，以解决所遇到的困惑和不解；再次，通过分析网络教学平台收集到的课前问题，教师带领学生在课堂中进行讨论，并分析总结。对于共性问题，即大多数学生都难以理解或容易出错的问题，教师统一讲解；对于个性问题，教师进行"一对一"的辅导或小型教学。最后，学生将学习的成果以小组汇报、比赛、展示会等方式呈现出来。

（四）教育物资

护理慕课教育的物资是指护理慕课教育所借助开展教育活动的各种物质资源，按照作用的不同，可大致分为教育媒体和教育辅助手段。教育媒体是教育内容的载体，是教育活动中护理教育者与护生之间传递信息的工具。教育媒体具有多种形式，如教科书、报刊、图书资料、黑板、实物标本模型、录音磁带、电视等。随着社会科学技术的发展，教育媒体的形式也越来越丰富。教育内容离不开教育媒体，通过教育媒体的作用，教育内容可被不同的主体所操作，信息也有更多传递和交流的可能。而慕课教育的教育媒体更多与计算机网络相关，一般分为两大类。一类为在制作教学视频时所使用的教育媒体，主要包括屏幕录像软件、PowerPoint、交互式电子白板、绘图工具；另一类是交流互动平台。慕课教育多通过网络来实现，教育者教和学习者学中所遇到的问题或得到的启发需要借助一个平台来进行交流，如在线论坛、博客、在线实验室等，目前已经有不少学校和教育机构致力于此类互动平台的开发。教育活动的开展除了教育媒体的参与，还需要一些辅助手段，这些辅助手段虽然并非信息传递的载体，但在某种情况下却是必须具备的工具或手段。作为教育辅助手段的微信、录音机、计算机等现都已被用于慕课教育领域。

四、MOOC 网络教学平台在护理教学中的应用与管理案例

引进慕课式网络教学平台，以该平台的慕课式课程设计为支点，将护理课程下的校本教学资源与该平台数字图书馆充分整合，完成融合教学管理评估、教学互动、教学成果展示、精品课程建设、课程成绩同步分析与导出等功能为一体的慕课网络课程建设，并运用于课堂辅助教学，以取得良好效果。

（一）构建慕课网络教学平台

引进慕课式网络教学平台，并集中多次对全校教师进行网络平台建设及运行方法的培训。笔者教研室通过实施申请开课、创建课程门户、建设教学资源库及课程内容、完善移动学习终端建设等步骤来具体建课。流程及内容如下。

1. 申请开课

构建课程平台前，课程负责人向学校教务部门提出开课申请，经审核同意后开始建课。

2. 构建课程门户

网络平台提供了能充分展示学校和课程特色的门户首页。分别从课程介绍、教师团队、教学条件、教学方法、教学特色、课程评价、教学资源及章节概览等方面对整个课程进行介绍，并精心选取基础护理实验教学宣传短片、实验室实景照片等加入首页，让学生通过生动的图片和视频对本门课程的开设有初步的了解。

3. 建设教学资源库及课程内容

利用网络平台慕课式的课程建设工具，整合建立了包含文字、视频、图书、文档、图片等多种媒体教学资源的教学资源库，并博引数字图书馆里的海量护理专业电子图书资源，最大程度地实现网络教学资源利用。

4. 完善移动学习终端建设

与该平台协商开发手机 App 客户端，以满足移动学习需要。学生安装客户端后，既可以在手机等移动终端上方便地查看自己正在学习的课程，完成在线阅读、浏览图书、观看视频等任务，还能及时获悉教师发布的公告、通知等。

（二）应用与管理网络教学平台

应用该网络平台辅助基础护理课堂教学和教学评价：

1. 创建学生名册

将学生名单从对接的教务系统同步导入基础护理的网络课程内，并实施分班管理。学生端登陆后会自动显示基础护理网络课程的页面。

2. 发布任务点

任务点是教师发布给学生必须完成的任务，包括单元测验、视频任务、作业等，它可以实现完成时间段设置、客观题自动批阅、视频防拖拽等功能。任务点一经发布，学生必须在设定的时间内完成该任务后才能取得该任务点下的分数。

3. 管理教学互动平台

教学互动平台可以提供包括答疑、讨论、通知等互动功能。任课教师通过该平台对学生在预习或完成习题过程中所提出的疑问进行解答，还可以对常见的易混淆问题发起讨论。

4. 统计学习过程中的数据

利用大数据平台，通过统计教学过程中所产生的数据，对教学资源、学生学习掌握情况、课程访问情况、视频观看进度等进行统计分析，对学生的课前预习或课后测验完成状况进行全面评估。

5. 管理课程成绩成绩

管理是对视频任务、测验、作业、讨论、访问、考试等各个模块成绩的比例设置、管理及自动导出。

五、MOOC 实践中的问题

（一）显著的高注册率与低通过率

关于 MOOC 的谷歌搜索量调查显示，从 2012 年 2 月起 MOOC 搜索量快速增长，在 2013 年 3 月到达顶峰，但到 2013 年 6 月却下降了几乎 20 个百分点。我们正在看着 MOOC 趋势的消失，伴随着这种趋势而显现的问题也逐渐成为 MOOC 研究者的关注重点。如 Sean Coughlan 所讲：MOOC 中大部分注册的学生会以未完成课程为结局注销。MOOC 确实实现了成千上万人共享一门课程的壮观景象，这点在传统课堂中根本无法想象，但大量的注册人数与成功结业人数的对比也更加明显。MOOC 二律悖反的原因分析：大规模和开放性是造成这一问题的主要因素之一。"不设先修条件"和"没有规模限制"对于学习者和大学而言，既是 MOOC 的优势也是其局限性所在。这种无限制吸引了全世界不同语言、不同水平、不同信念的成千上万人通过同一平台学习同样的内容。显著的差异造成了学习者对于同一课程的不同需求，一旦 MOOC 满足不了他们的需求，"放弃"也随之而来。缺乏有效认证也会导致 MOOC 吸引力降低，Coursera、edX 和 Udacity 这三大 MOOC 平台上的课程通常只提供成绩证书，而不是大学学分。即便 MOOC 在结业时会给予学生学分，然而多数高校却不认可这种学分。在目前社会各级用人单位更加注重文凭和学历的环境下，有效认证的缺乏降低了 MOOC 对于学习者坚持完成课程的吸引力。

（二）学习者自我定位困难及教师角色的缺失

相比于传统课堂，MOOC 中另一个突出的问题就是学习者在学习时极易出现"迷失"现象。在爱丁堡大学的"在线学习与数字文化"MOOC 课程的论坛中，"overwhelming"或"overwhelmed"一词出现了 62 次。在课后评价调查中这个词汇也被提及 52 次，而这一词汇被广泛用于描述个体面对外部强大力量时的焦虑不安。引起这些焦虑的原因主要有：（1）过多的学习者与过多的交互媒体产生了大量的信息，学习者被这些信息快速覆盖、淹没，很难进行自我定位。同时，部分学习者在讨论过程中的贡献也因信息的快速更替而贬值，因此存在感的缺失也降低了学习者的积极性。（2）在 MOOC 论坛中，媒介产生的信息缺乏教师的有效管理而泛滥，学习者需要花费时间选取有用信息，由此学习目的被弱化，学习效率被降低。教师是教育活动的原动力，是教师领导和推动着整个教育过程的发展和教育目的的实现。如果缺乏教师这一角色，那么教学很难取得理想的效果。MOOC 中教师角色的淡化体现在师生比例的不协调以及教师的低参与度两个方面。MOOC 师生比例远远大于传统课堂的师生比例，有限的教师面对成千上万的学生很难做到广泛关注。为此，edX、Coursera 和 Udacity 提供了一系列办法，如让学生教给学生，彼此评价。加州大学伯克利分校的"软件工程"MOOC 已经成功地利用网上兼职助教（"世界助教"）辅导其他学生，清华大学运营的 MOOC 也在聘用学习过本门课程且取得优良成绩的本校学生作为助教，然而这些所谓优质生的帮助能否代替教师在教学过程中的指导不言而喻。再者，MOOC 教师对于师生互动的参与程度较低，MOOC 的学习时间相对分散，几乎涵盖了所有时间段，对于白天工作晚上休息的教师来讲不可能实现全面的师生互动，同时，教师忙于制作新一轮的教学视频，相对于传统课堂，其互动程度必然降低。优质教学方法的缺失也是 MOOC 课程的一个严重问题。虽然 MOOC 增加了对于教学方法的关注，但是那些经过实践已取得显著成效的典型教学方法在 MOOC 中很难开展。MOOC 没有基于被广泛接受的教学方法，常规的教学方法在这种大规模在线课程中难以实现。

（三）高成本与免费引起的资金循环问题

MOOC 的发展能够体现出开放教育的思想——知识应该被自由地分享，并且学习的渴望应该不受人口、经济、地域限制的被满足。鉴于此 MOOC 课程大多是开放免费的。从 MOOC 三巨头的融资情况来看，数以亿计美元投入到了 MOOC 的开发、运行、维护当中，但仅凭向学习者收取获得证书的少部分增值服务费用以及广告费用对于支撑资金循环是一大挑战。将免费的教育资源提供给学生，意味着 MOOC 自身维持将是一个很大的问题。

六、MOOC 运用于护理教育中存在的问题

慕课在护理教育中的应用日益广泛，其规模大、开放性强、参与人员广泛及其网络化和个性化的特征与我国教育现状相契合，促进了我国护理教育的改革，使护理开放性教育和终身教育的实现成为可能。但慕课作为一种新的教学模式，在我国护理领域应用面临以下挑战。

（一）课程内容有待完善

目前我国护理教学仍以传统的教学模式为主，所推出的护理慕课课程内容单一，应以临床实践能力培养为主线，合理调整理论与实践学时比例和课程设置，应用慕课增加教学内容，弥补课堂实践教学的缺陷，提供多样化的学习资源，保证高度共享。要停止思考慕课的细则，利用教学条件进行教学革命。丰富课程内容，提高课程质量，培养专科人才和

提升教师队伍相关的专业技能，充分发挥慕课的作用仍是目前面临的主要问题。大胆应用慕课开设内容丰富、形式多样的护理慕课课程供护理人员共享学习，以高质量的课程推动未来国际护理日程。要加强教育资源建设的交互性与开放性，要根据现代护理学习者的特点设计护理慕课课程，发挥慕课教学模式的优点，在应用反馈后完善课程内容，从护理慕课中得出教学艺术、教学科学及新的教学组织。

（二）课程数量不足

国外，Coursera、edX 以及 Udacity 三大平台已遥遥领先，基础、临床医学教育领域慕课的应用日益广泛，尤其是发达国家，已覆盖大多医学院校。护理慕课课程数量也在逐步增加，平台逐步完善，护生对护理教育领域中开设的慕课课程表现较高的兴趣及满意度。紧跟这一潮流，慕课在国内基础、临床医学教育领域也相继开展。而目前在护理教育中，真正将慕课应用在护理教学改革者相对较少。我国慕课研究进展较慢，所开设课程的数量有待提升，应采用将优质慕课资源与高校实体课堂有机融合的混合式教学模式，实现追求个性化教育与提升教学质量的协同发展。利用慕课这一教学模式，增设护理慕课课程数量，解决优秀资源共享，立足长远，坚持可持续发展，才能促进我国护理教育改革。

（三）课程评价体系不健全

传统护理教学采用小班级、精英培养的教学模式，评价客观，而慕课课程为大规模网络在线课程，参与者来源广泛，参与率高，但完成率低，退出率高，出现"井喷式"趋势，课程评价体系不健全。慕课不能避免网络效应，对于学习内容和学习目标的自动化测试有待完善。面对慕课教学模式所存在的证据不足，缺乏教育规范与相关支持，特别是对初学者学习不切实际的期望等问题，应引起我们的关注和思考。慕课在我国护理教育中的发展和建设还处于起步阶段，需授课者和学习者共同努力，集思广益，健全护理慕课课程评价体系。

（四）课程推广有限

目前，我国护理教育引入慕课受到许多限制。调查授课者研究发现，护理高校教师对慕课的整体认知水平较低，应提高护理高校教师对在线互动开放课程的认知，促进新兴教学与传统教学更好地结合。调查学习者的研究发现，对护理慕课课程认识不足、缺乏了解是影响慕课推广的重要因素，应以学生为中心，设计一系列高质量、内容丰富的护理慕课课程吸引学习者积极参与进来。教育部在《关于加强高等学校在线开放课程建设应用与管理的意见》中强调，要深化高等教育教学改革，主动适应学习者个性化发展和多样化终身学习需求；应借鉴国外先进经验，采取"高校主体、政府支持、社会参与"的方式自主建设；立足国情建设在线开放课程和公共服务平台，推动信息技术与教育教学深度融合，建立在线开放课程和平台可持续发展的长效机制，将护理慕课课程对外推广应用。

第四节　小规模限制性在线课程（SPOC）

一、SPOC 的起源及定义

MOOC 作为一种新型在线教学模式，在互联网产业及在线学习、高等教育领域刮起了阵阵"飓风"，MOOC 以其大规模、在线、开放等显著特点为学习者提供了大量的学习机会，然而众多研究表明，MOOC 在发展过程中也暴露出一系列问题。MOOC 平台上课程和学生注册数量的激增引发了质量危机，大规模使个性化学习更加困难；师生之间缺乏互动，学习效果难以评估，学习结果缺乏认证，学习者的充分自主造成学习主动性的缺乏，使得 MOOC 的课程完成率不高。MOOC 学习者的学习体验缺失，学习体验的完整性与学习过程、学习环境的完整性密切相关，是 MOOC 单一的在线课程、论坛和讨论无法替代的。当前 MOOC 对大学实体课程的影响很小，而这原本应该是大学的最初目标和出发点。针对 MOOC 存在的问题，哈佛大学、加州大学伯克利分校等全球顶尖名校开始尝试一种小而精的课程类型。2013 年，美国加州大学伯克利分校的 Armando Fox 教授正式提出 SPOC 这一概念。

SPOC 是 Small Private Online Course 的缩写，中文意思是"小规模限制性在线课程"。在这里，Small、Private 与 MOOC 中的 Massive、Open 相对。"小规模"（Small）是指学生人数一般在数十人到数百人之间。"小规模"有助于提升学习参与度、互动性及完课率。"限制性"（Private）是指只对"小规模"满足准入条件的申请者完全开放课程（而对旁听者仅限于部分开放），故具有一定的私密性。因此，SPOC 也被译为"私播课"。SPOC 是将 MOOC 教学资源如微视频、学习资料、训练与测验、机器自动评分、站内论坛等应用到小规模的实体校园（不限于校内）的一种课程教育模式，实质是将优质 MOOC 课程资源与课堂教学有机结合，借以翻转教学流程，变革教学结构，提升教学质量，既能充分发挥 MOOC 的优势，又能有效地弥补 MOOC 的短板与传统教学的不足。SPOC 的受众主要包括两类学习者：（1）围墙内的大学生。因此，维基百科将 SPOC 解释为：在校学生在本地使用的 MOOC 版本。Hoffmann 也认为，SPOC = MOOC+Classroom。比如，Fox 就创建了一门独立的（Separate）在线课程——《软件工程》，专门对加州伯克利分校的学生开放。（2）根据准入条件从全球范围内选取的在线学生（通常在 500 名左右）。因此，有文将 SPOC 注解为"SPOCs 就是注册人数固定的 MOOCs"。

对于任何一场技术支持下的学习变革，厘清它的价值诉求显得十分必要。SPOCs 作为校园学生的补充性材料，学生有着不同的截止日期和分级策略，可以提高校园学生与教师的参与度。SPOC 的"限制性"能让申请通过的学生产生一种公开对外宣示的责任感和占据有限资源的紧迫感，从而提高其重视程度和学习动力，有效保证学习质量。如果 MOOCs 作为课堂教学（classroom teaching）的补充而不是代替，那么它便可以提高教师调节能力、学生过关率和学生掌握与参与程度。这是就 SPOC 模式。哈佛大学 Lue 教授认为，SPOCs 的重大意义是让在线学习试着超越对当前教室课程复制，并将创造出更加灵活、更加有效的东西。这种灵活有效的事件主要是教学流程与教学模式的改变与创新。

SPOC 的基本价值取向是：设计和利用优秀的 MOOCs 资源，改变或重组学校教学流程，促进混合式教学和参与式学习，扎实提高学与教的质量。

二、SPOC 与 MOOC 关系辨析

（一）SPOC 对 MOOC 的继承、完善与超越

首先，SPOC 吸收和传承了 MOOC 的先进思想与做法。MOOC 尤其重视：重点突出的微视频；少量高效的精准测验；基于大数据的学习分析；学习、学分和学位认证以及就业推荐；广泛联通的社交网络；技术研发和应用创新相融合（如"按需"设计的个性化选择与控制、精准测试与及时反馈、全新运作机制），等等。这些具有突破与创新特征的思想与做法值得 SPOC 借鉴与吸收。

其次，SPOC 可化解 MOOC 面临的主要挑战。当前 MOOCs 模式尚不完善，它还面临着不少挑战，如较高的辍学率、制作成本较高（如微视频制作、知识网络设计、技术平台、一流师资）、缺乏成熟的商业运作模式（如资金来源、盈利模式）、激发自主学习动机（自觉投入时间、精力，需要较高元认知）、创新教与学方式（要与慕课内容、学习者特点相吻合的新型教与学方式）、规范教学质量认证（如学分、学位认证）、缺少浸润式学习体验（immersive MOOC-based learning experience），等等。SPOC 申请者要满足准入条件并经历某种筛选，只有小规模的（small）成功申请者才能免费使用包括核心资源在内的全部课程资源，而未被接纳者只能作为旁听者使用部分课程资源。这就是私播课的"私密性"（private）。"私密性"能让学习者产生一种对外宣示的责任感和占据优质资源的紧迫感，激发他们产生较高的参与动机。小规模群体之间的互动性和"黏性"较高，有利于提高完课率。在商业模式探索方面，SPOC 可以为某所大学或教育机构开设私密的、定制化的小规模在线课程，甚至提供 VIP 服务（如定期答疑、私密讨论区等）。在认证方面，Coursera 还推出了 Signature Track（ST，签名跟踪）收费认证服务，用于认证学习者的身份，并证实其本人完成了该课程。为了增强浸润式学习体验，SPOC 力倡采用混合学习模式，将 MOOCs 材料用来支持面对面教学，让教师有限的时间与精力大幅增值。SPOC 要利用 MOOC 技术来支持教师把努力转移到更高价值的活动之中，如小组讨论、面对面交流。

最后，SPOC 对 MOOC 的超越。虽然 SPOC 和 MOOC 在技术平台、知识点设计方面并无太大差异，但 SPOC 在运行机制、教学形式、教学流程等方面却发生较大创新。事实上，SPOC 已经成为"MOOC 规则的改变者"。比如，SPOC 针对在线课程提出了"限制性申请"和"私密性"机制，在较大程度上可降低学习管理复杂度、增强学习互动、激发自主学习动机、提高完课率和学习成绩。再如，MOOC 主要采用线上学习形式，而 SPOC 却力倡混合式学习，有助于将 MOOC 之所长与面对面教学的优势融为一体。为此，要针对不同教学目标、教学内容和学习者特征，将"慕课"内容与技术和多样化的面授活动（如讲座、实验、问题解决、项目设计等）有机结合起来，实现对现行课堂的有效翻转，即改变或重组教学流程、变革教学结构，最终提高教学质量。

（二） MOOC 与 SPOC 差异比较

（1） SPOCs 注册通常不对外开放、是限制性的（例如，仅限于参与在校课程的学生）；而慕课注册则对所有人开放；（2） SPOCs 是在 edX 实验平台 edge. edx. org 上递送，该平台功能与 edx. org 相同，但它的设计不支持大规模注册；（3） SPOCs 可能由一个或多个模块（如一部分在线课程资料）而非一门完整的课程组成；而慕课通常是一门独立（Standalone）的课程。从多个维度对 MOOC 与 SPOC 进行比较，它们的优劣差异如下（如表 5-1 所示）。

表 5-1 **MOOC 与 SPOC 的比较**

	MOOC	SPOC
开放性	完全开放，任何人均可选课	限制性申请
学员人数	大规模，无限制	小规模，数百人
学习形式	线上自学	混合学习，翻转课堂
课程周期	短（平均约 4~8 周）	长（多按学期制，18 周）
完课率	低（约 10%）	高（近 100%）
教材内容	自制	自制或选用他人教材
学习成本	低（无人数与资格限制）	相对较高（学分等）
评价形式	在线测验、作业、同侪互评等	除采用 MOOC 在线测评外，还重视课堂测验与互动
选课竞争性	低（无人数与资格限制）	相对较高（有人数与资格限制）
学员资格	无限制	以校内注册学生为主，热门课程会设定不同程度的资格限制
优势	（1）学校层面：提升教育国际品牌与形象；当修课人数较大时可能有金钱与名誉的回馈； （2）学生层面：适合自学习动机较强的学员，可以最经济的方式达到最大学习成就	（1）学校层面：相对于 MOOC 成本较低，聚焦于本土教育与在职进修市场； （2）师生层面：学习成绩导向，教学资源集中，利用翻转课堂模式提升教师教学设计与学生学习成效； （3）平台与机制运作相对简单
不足	（1）高成本（人力与资本）； （2）投入成本与获得效益可能不成正比（如完课率问题）； （3）平台与机制运作相对复杂	（1）国际曝光度相对较低； （2）就教育目标的时间层面来看，SPOC 相对于 MOOC 几乎没有优势
共同点	重点突出的微视频；少量高校的精准测试；学习过程记录；基于大数据的学习下分析；学习、学分和学位认证以及就业推荐；广泛联通的社交网络	

三、护理教学中应用 SPOC 的必要性

(一) 有利于实现课程教学现代化、高效化

传统的教学模式以任课教师为主线，课程设计和授课均由教师一人完成，而对于实践性强的护理学科来说，这种填鸭式的教学方式不利于护理课程建设的发展与进步，在 SPOC 教学模式中，教师是课程资源的整合者和学习者，可以根据学生的实际需求整合线上和实体资源，从而制作出高效化的教学资源。另外，网络教学平台可以随时对现有资源进行更新和推送，促进护理课程现代化和高效化的持续发展与建设，同时有利于护生及时了解护理领域的新动态，并根据自己的需求观看相关课程资源，使教学过程更加人性化。

(二) 有利于提高护理实践教学效果，培养学生自主学习能力

护理实践教学设护理教育的重要组成部分，不仅是两件理论教学与临床实践的重要桥梁，也是培养学生创新实践能力的关键，传统实验教学注重对各种操作技能的重复与强化，结果导致学生死记硬背操作流程，机械模仿教室动作，无法使学生树立以病人为中心的教学理念，制约了学生的学习积极性和操作灵活性。将 SPOC 引入护理实验教学，教师可以运用影音、图片、文字的各种信息，通过网络平台为学生动态地演示护理的情景模拟和操作流程，让学生在直观仿真的教学情景中内化职业岗位角色，同时可以随时随地通过手机观看教学视频，反复强化学习，即实现了真实临床场景的构建和教学空间的转换，又提供了多种资源化的学习资源，有利于学生对护理操作技能的掌握，增强学习效果。另一方面，SPOC 对实地课堂的翻转式教学内容，部分转移到课下进行，在这一过程中，学生主动了解授课内容，并完成课前作业和总结问题，有助于促进学自主学习能力的提高。

(三) 护理院校间建设 SPOC 有利于实现教学资源共享

2015 年有教育部颁布的《教育部关于加强高等学校在线开放课程建设应用与管理的意见》中明确指出，鼓励高校通过在线学习，在线学习与课堂教学相结合等多种方式应用在线开放课程，创新校内、校际课程共享。因此，SPOC 作为线上线下混合式教学模式，迎合了"互联网+教育"时代教学方式转型的新需求。传统的教师工作模式中，教师之间的沟通，一般较少，SPOC 作为一个课程系统教师团队建设，在课程设计，视频录制与剪辑师生互动等具有重要的支持作用，所以在 SPOC 教学模式中，团队教学是教学实践中的重要组成部分，护理院校间加强教学团队合作，共同建设 SPOC 课程整合凸显专业特色，符合互生学习需求的教学资源，能够促进 SPOC 教学模式在护理领域得到快速发展。另外，护理院校间可通过网络教学平台，联合学分互认的合作院校，使学生实现跨校选课，并通过 SPOC 考核后获得学生所在学校授予的学分，一方面弥补教师师资力量的不足，促进教师教学能力和教学积极性的提升，另一方面有利于共同探索护理人才培养策略，实现真正意义上的资源共享。

四、SPOC 与翻转课堂结合在护理教学中的应用

(一) 教学模式

结合护理专业课程的教学特点，充分利用教学平台资源，将基于 SPOC 的翻转课堂教学模式主要设计为线上课前教学和线下课内教学这两个模块。

1. 线上课前教学模块

线上课前部分的教学模块有 4 个方面：老师对总体教学目标和内容进行设计，要求参加教学实验的学生必须先行在课前开展自学活动；教师则将课程微视频相关资料发布到 SPOC 平台之上，再安排学生利用空余时间观看视频；将课前的测试题提前发布到网络平台上，通常这些试题包含个人和团体两个方面的练习题；学生则依据他们所学到的课程内容，在网上针对其遇到的关键问题进行讨论，老师只需要进行适当指导即可，线上课前教学模块的教学内容主要由学生自行独立完成。

(1) 教学设计与要求：在课堂教学活动开展前，老师为学生介绍基于 SPOC 的翻转课堂教学模式相关内容，包括线上课前教学与线下课堂教学两个模块的内容，并积极与学生开展互动。其中，在线课前教学主要是基于 SPOC 平台开展教学活动，教师需根据所在院校实际情况选择相应的 SPOC 平台，例如 Blackboard 平台、云课堂 App，或利用微信建立云班课等。然后，教师根据课程教学的既定目标及内容，组织课程教学的相关工作，包括微视频制作、课前学生自学任务和小组团队任务设计以及在网上开展讨论和回答学生问题等。学生是翻转课堂线上学习的主要力量，他们将按照教师对课程教学的要求，自主观看和学习相关微视频，并在网上完成老师布置的学习任务以及与其他学生开展网上讨论等。

(2) 线上课前教学视频：运用 Camtasia Studio Practice 等软件进行录制，也可借助网络开放教育资源，于课前将微课、PPT 课件上传至 SPOC 平台授课内容模块。每个视频准备一个或两个基本的问题，供学生在课程学习之前通过线上渠道进行思考和讨论。学生则在学习平台上将他们学习中的问题反映给老师，由老师对这些问题进行及时回答。老师持续关注学生如何观看微视频，并适时提醒他们通过观看老师提供的视频开展课程学习活动。

(3) 在线自测：包括个人和 (或) 小组两个方面的在线自测练习题，这要求学生在看完视频后在既定期限内及时提交这些测试任务。其中个人方面的测试则主要是选择题，由学生自行在网上完成自动评价和反馈，但评分和反馈的具体评价标准则主要是由教师在课前教学设计阶段就已经确定；小组测试形式则主要为问答型的题目，由学习小组共同完成测试任务，评价方式为教师在线评估。课前习题内容主要为课程教学的相关知识点，以基础性理论居多，用以评估学生开展自主学习的效果，进而及时找到课程教学中存在的相关问题。

(4) 课前线上讨论：老师依据学生在微视频开展学习活动过程中遇到的相关问题，鼓励相关学生在平台上通过发言和讨论，积极与其他人开展互动，而教师则在此过程中为其提供指导和学习效果的评估，进而打牢学生在课程学习过程中的知识基础。

2. 线下课内教学模块

线下教学共有组织和指导学生开展课堂讨论、开展随堂测试、病案讨论、对学生的讨论进行总结和评估等模块。同时，鼓励学生通过小组合作学习的方式，开展互相讨论以解决他们在学习中遇到的问题，并促进其投入课堂训练和病例讨论，安排小组进行相互评估，确定每个小组的学习成绩，借助这些教学环节使他们在课堂上所学到的知识得以内化，持续培养护理专业学生的临床思维能力。

（1）课堂交流讨论：教师总结和反馈课前学习情况，基于前期针对学生的预试、讨论和反馈的结果，通过理论教学，找出学生在课堂学习的过程中应当注意的问题，有意识地引导他们进行思考和讨论，逐步提高其对课堂所学知识的理解。

（2）随堂测试：由教师按照相关章节的重要知识点和课前教学中遇到的问题，设计若干与之相关的选择题，各个学习小组采用竞答的方式阐述答题的依据，并且对于那些不能达成一致意见的答案，教师负责对课堂讨论进行指导，帮助学生获得最好的答案。

（3）临床病例讨论：教师在课前编制系统的临床病例，所有小组讨论病人护理评估、诊断、临床诊疗及其相关护理对策等内容，并要求学生通过角色扮演的形式对部分临床情景展开学习，每组随机选取特定的病人案例进行报告，教师则通过对学生进行指导和问答，深入探索和塑造学生的临床护理思维能力。

（4）课堂总结与评价：该部分工作由师生协作完成，要求所有小组的学生开展教学后总结其学习过程中存在的相关问题，并各自按教师设计的学习评估标准对其他小组的表现进行评价。而与此同时，教师也对学生的表现进行评价，规定他们课后复习的具体要求和布置学习任务。借助课前教学和线下知识的在线自学，在课堂教学中完成知识学习的任务。

（二）教学策略

基于 SPOC 与翻转课堂的教学模式步骤：（1）教师首先根据课程知识点制作课程教学视频、确定教材素材和准备学习任务；（2）安排学习者借助在线学习平台完成课程学习任务，进而实现开展课程学习的预习活动；（3）在教室开展课堂教学活动，使学生能够在课堂中开展讨论和分享等学习活动。因此，不管是以语言形式存在的知识，还是以技能和操作存在的知识，其教学活动策略应当基于这 3 个步骤进行设计。

1. 言语信息教学策略

教学人员要确保每个学生在教学活动开始前都能够获得学习信息。通常学生所学习到的语言信息包括名字、事实和系统知识的学习。而语音信息可以通过各种方式展现给学生，既能够以口头方式传递给学生的耳朵中，也能够以图文印刷版的形式传送到学生的眼里。语言信息在数量和组织的差异，使得这些信息被分为以上三类情境，即语言信息包括名字、事实和系统知识的学习。

2. 设计教学策略

语言信息相关的知识点通常能够以学生在课前自学教学资料的方式，以小组为单位进行知识考核，而课堂中则由其他人进行评卷；重新评分，老师再依据小组互评的情况，选出最好的团队作品及其经验进行分享，要求学生在课堂上相互评价。通过一系列的考卷设计与评价活动，学生反复多次学习了相关知识点。

3. 行动技能教学策略

行动技能是某个特定动作的一系列反应，而这些动作组成了更复杂的行为，这使得基于 SPOC 和翻转课堂的教学模式不同于以往的教学技能教学和策略。与语言信息类特点学习不同的是，以群体教学设计和测试考试知识点更加注重操作练习。

第五节　翻 转 课 堂

一、翻转课堂的起源及定义

翻转课堂（flipped classroom）的出现是信息技术与课堂教学的整合。在 2000 年，迈阿密大学教授 Maureen Ease 等人发表了《翻转课堂：创建全新学习环境的门径》，首次提出了翻转课堂的概念。2004 年，Salman Khan 将制作的教学视频发给家长辅导功课，同时将教学视频上传到 Youtube 网站引起了较大关注，随后在翻转课堂理念的指导下开发了大量个性化的网络课程资源，并推动了翻转课堂在全球的流行。2007 年，林肯公园高中 Jonathan Bergmann 和 Aaron Sams 将翻转课堂真正运用到教学实践中。他们通过使用 PPT 演示文稿的播放和讲解声音，首先让学生在家里观看教学视频，布置作业，开辟出课堂时间进行面对面的讨论和辅导。这种方式改变了课堂教学形态，增加了师生的互动，提高了学生的学习兴趣和成绩。随后有更多教师开始利用在线视频在课外教授学生，回到课堂的时间则进行协作学习和概念掌握练习。在 2011 年我国也加入了翻转课堂教学模式的改革实验，推出了大量的教学视频，逐步在中小学、大学中尝试这种新型的教学理念。

翻转课堂（flipped classroom），是指教师或专业制作者创建视频，学生课外观看视频中的讲解、学习新知识，回到课堂上师生共同交流、探讨、合作，从而解决具体问题、完成学习任务的教学模式。它也是一种手段，旨在增加学生、教师间的互动和深入接触的时间。学生自行安排学习，老师不再是讲台上的指挥者，而是学生身边的"教练"。张新明等人对翻转课堂进行了较为详细的描述："翻转课堂是指教育者借助计算机和网络技术，利用教学视频把知识传授的过程放在教室外，给予学生更多的自由，允许学生选择最适合自己的学习方式接受新知识，确保课前深入学习真正发生；而把知识内化的过程放在教室内，以便同学之间、同学和老师之间有更多的沟通和交流，确保课堂上能够真正引发观点的相互碰撞，使问题引向更深层次。"翻转课堂改变了传统课堂中教师和学生的角色，颠倒了传统课堂中的学习方式。学生在课堂外通过互联网自主完成基础知识的学习，在课堂上与老师、同学交流互动，共同探讨、解决学习中遇到的问题，吸收内化知识。

二、翻转课堂的理论基础

（一）建构主义理论

建构主义认为每个人对世界的建构或者说认知是不同的，主要源于其原有认知结构的不同。建构主义认为教学的最终目标是能够解决现实生活中的问题。因此，建构主义主张学习者在初期阶段要基于教师或同伴的帮助。随后，帮助会逐渐减少，学习者要充分发挥自己的主动性，从而形成自主能力。在翻转课堂的教学模式下，学习者要改变以往依赖性学习的习惯，在课前进行充分的预习和自主性的学习，并对知识形成初步的认知。课堂上，教师要指导学生学习，并对其提供帮助。学习成员之间要经常讨论和相互学习、相互帮助。这两种帮助随着学习的深入逐渐减少。课后，学习者要通过实践对知识进行内化。以上三个过程和建构主义思想基本一致。

（二）人本主义学习理论

以人为本是人本主义理论的基本要义。该理论认为在学习的过程中，教师不能压抑或强行改变学生的个性。教师要结合每个学生的实际情况，营造轻松愉快的学习氛围，激发学生的学习积极性，促使其形成适应社会发展的能力。在翻转课堂教学模式中，课前、课后的学习都可以由学习者自主控制，不受教师教学进度的控制。这种方式有助于充分调动学生的积极性，尤其是激励喜欢在线交互的学生参与其中，学习过程会变得愉快而有吸引力。这一点和人本主义理论是完全契合的。

（三）学习金字塔理论

学习金字塔理论主要是说在不同的学习方式下，学习者会获取不同的学习效果。常用的学习方式有被动学习和主动学习两种。其中，被动学习包括听讲、阅读、观看示例等，学习的效率相对较低；主动学习则会涉及实际应用、演练或者教别人等，学习的效率比较高。以上所有学习方式中，传统课堂中常用的听讲的学习效果最差，仅为5%。翻转课堂教学模式主张调整思路，在课前、课中、课后均以学生主动学习为主，并将"听讲"放在次要位置上。

三、翻转课堂引发的相关转变

在翻转课堂教学模式中，教师不再是教学的主导者，更多的自主性掌握在学生手中，师生关系发生了转变。在打破传统教学模式的情况下，需要建立新型的师生关系，使得师生之间相互制约、相互促进，真正以"学"为主。课堂环节的转变则是翻转课堂所引发的本质变化，通过对不同学习资源的学习，学生能够更加个性化地发展，教学因此变得更有意义。

（一）教师角色的转变

传统课堂教学通过教师引导学生进行知识的探索，教师能较好地掌握课程节奏与课堂气氛；在翻转课堂模式中，教师不再是知识传播的唯一来源，同时教师还需提高教学技能，从而在翻转课堂模式中发挥更好的作用。教师需要更多的专业知识和更好的职业素养，在把握课堂、引导学生的同时也要关注学生的学习动态，及时形成对策；教师还需掌握更多的计算机基本技能，丰富视频教学内容，视频课程的内容需要易懂且能激起学生的学习兴趣；还要合理安排教学内容与教学策略，提高知识的传授效率，提高学习者的学习质量。因此，翻转课堂不仅需要教师具有专业的教学能力与较高的课堂组织和管理能力，同时还需要教师掌握多媒体辅助教学的技巧。与传统教学模式不同的是，教师需要在课前根据授课内容录制出相关教学视频。教师需要选择有效的学习内容进行讲授，提高视频课程的质量，视频课程的质量会影响学生的学习兴趣，决定了知识的传授能不能有效进行。教师上课时同样要注意语速和表达方式，利用有限的时间将知识准确地传达给学生，把握课程的节奏，营造轻松欢快的学习气氛，有效地发挥短短几分钟视频课程的作用。教师在录制视频课程时表现得端庄得体，易亲近，将教学内容通过镜头传授给学生，这对教师而言也是一种能力的提升。

（二）学生角色的转变

翻转课堂需要学生的高度参与；在翻转课堂的学习过程中，学生的角色发生了变化，成为了学习的主体，能够做到"以学为主"，符合素质教育指导思想。建构主义认为学习者可以在一定的情景也就是社会文化环境下，通过他人（包含教师和同学）的帮助，有效利用学习资料，使知识不再是由教师传授获得，而是通过意义建构的方式获取。建构主义学生观的主要思想是"学生不是空着脑袋进入教室的"，在传统课堂环节，教师通常通过提问或课堂测验的方式来检验学习者是否掌握所学知识；在翻转课堂模式下，学习者需要在课前完成对知识的学习，带着学习中遇到的问题进入课堂，在课上积极主动地参与到讨论中。学生可以选择个性化学习内容，自主控制学习节奏，还可以借助其他优质资源平台对知识进行自我延伸，提高学习者的学习兴趣和归纳总结问题的能力。

（三）课堂环节的转变

翻转课堂最为显著的特征，就是将新知识的学习过程与学习深度内化的过程颠倒过来，可以称之为课堂组织结构的翻转。翻转课堂模式中课堂环节的转变最为明显，比传统课堂更具个性化，它将教学空间从单一课堂拓展到了任何场所和时间，把传统教学中教师单一讲授转变成交互学习。学生在课前学习的知识，毕竟还是初步的、表面的，教师还需要在课堂中帮助学生进行知识的整合和内化。这个整合和内化的过程，主要通过教师在课堂上的引导与互动协作完成。学生根据教师提出的课前要求和相关问题，在课前学习中发现问题，和同学与教师在课堂上讨论并解答问题，再提出新发现的问题。由于翻转课堂将知识的传授转换为课堂外的自主学习，这种灵活的学习方式能够充分调动学生学习的积极性，培养学生独立思考的能力，使学习更加个性化，实现学习的自主与灵活化。

（四）学习资源的转变

学习资源是指学习者在学习过程中可以使用的一切资源，网络环境与开放的优质资源学习平台能够帮助教师和学生获取到更多的学习资料，有助于学生学习能力的提升。在翻转课堂教学模式中，学生可以充分利用信息化环境中的网络资源使学习资源多样化，教师不再是知识唯一的传播者，教材或相关辅导资料等也不是知识唯一的载体，还可以借助互联网平台等渠道获得知识，如教学视频、课件等。

四、翻转课堂 BDA 表现性评价模式研究

翻转课堂模式打破了传统的教学格局，使得课内和课外的教学功能置换，从而形成了多时空的课堂延伸、多角色的教学参与以及多渠道的学习途径。因此，对学生学习行为的评价，必须秉持一种全新的教育理念。（1）评价主体的多元性：翻转课堂模式下学生学习行为的评价者不只是任课教师。由于翻转课堂是由家长的监督参与、学生的自主学习、师生的互动沟通、同伴的互助交流、小组的合作学习等有机组合起来的，所以翻转课堂模式下学生学习行为的评价者，应该由学生家长、学生本人、学习小组成员和任课教师等不同的主体构成。（2）评价角度的全面性：翻转课堂模式下学生学习行为评价，需要对课内学习行为和课外学习行为采取不同的评价方式。具体讲，就是要对学生在课前、课中、课后三个阶段的学习行为，采取不同的标准，进行全面而细致的评价。唯有如此，对学生学习行为的评价才能够准确全面。（3）评价内容的多样性：翻转课堂的学习评价，不仅要关注学生认知能力和逻辑思辨能力的评价，更要按照三维目标（知识与技能、过程与方法、情感态度与价值观）标准来评价学生的学习行为。对学生的学习行为评价，应体现内容的多样化。

所谓 BDA 表现性评价模式即三段式的表现性评价模式：课前评价（before class）、课中评价（during class）和课后评价（after class），这与翻转课堂的三个阶段一一对应。翻转课堂同样也分为这三个阶段，课前学生观看教师指定的视频并完成相应的任务，课堂上教师指导学生理解和内化知识，课后师生在网络平台进行交流，解决学习过后依然存在的问题。

CIPP 评价模式是由美国著名教育评价专家 L. D. Stufflebeam 于 20 世纪六七十年代提出的一种改进绩效问责取向的评价模式，该评价模式认为：评价最重要的目的不在于证明，而在于改进；评价视为评价者提供有用信息，使得方案更具成效。CIPP 评价模式突出了评价的发展性功能，整合了诊断性评价、形成性评价和终结性评价，提高了人们对评价活动的认可程度。CIPP 评价模式是由背景评价（context evaluation）、输入评价（input evaluation）、过程评价（process evaluation）、成果评价（product evaluation）这四种评价名称的英文第一个字母组成的缩略词。

在以上四种评价中，背景评价（context evaluation）是对所在环境的需求、资源、问题和机会的评价，其实质是前期的诊断性评价。输入评价（input evaluation）是在背景评价的基础上，对达到目标所需的资源条件及各备选方案的相对优点所做的评价，其实质是对方案的可行性和效用性进行评价。过程评价（process evaluation）的"过程"是相对于"结果"而言的，具有导向性，是对方案实施过程连续不断地进行监督、检查和反馈。成果评价（product evaluation）是对目标达到的程度进行的评价，包括测量、判断、解释方案的成句，确证人们的需要满足程度，并检视方案成果与设定目标之间的差异情况。

基于 CIPP 的翻转课堂 BDA 表现性评价模式（见图 5.2）理念（李书光）同样是：评价最重要的目的不在证明，而在改进，使课堂逐渐走向发展性课堂，注重评价过程的动态性。发展性的课堂教学评价标准更多地反映学生的需要，希望课堂上通过教师主导性的发挥来确保学生主体性的展示和促进学生主体性的发展，突出主体的自主发展性，致力于提

升发展潜力。翻转课堂 BDA 表现性评价模式的三个阶段课前评价（before class evaluation）、课中评价（during class evaluation）和课后评价（after class evaluation）与 CIPP 评价模式中的几种评价相呼应，其中课前评价（before class evaluation）对应背景评价（context evaluation）和输入评价（input evaluation），课中评价（during class evaluation）对应过程评价（process evaluation），课后评价（after class evaluation）对应成果评价（product evaluation）。

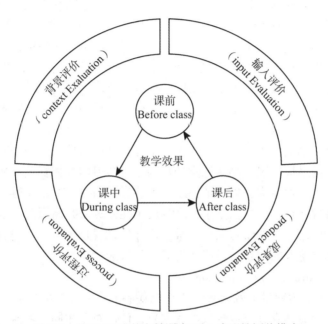

图 5.2 基于 CIPP 的翻转课堂 BDA 表现性评价模式

翻转课堂教学中的表现性评价的主体是多元的，因为单一的教师评价难以科学地考察教学的所有环节。在翻转课堂教学评价中，评价主体一般包括教师、学生、小组，对应的评价有教师评价、学生评价、小组评价等。"课前评价"采用学生评价为主、小组评价为辅的方法，"课中评价"采用他组评价为主、小组评价为辅的方法，"课后评价"采用教师评价为主、学生评价为辅的方法。

表现性评价（performance assessment）是指通过学生给出问题答案和展示作品的过程和结果来判断学生所获得的知识和技能。它将学习与活动结合起来，依据学生在实际解决问题活动中的行为表现，来对学生的学习过程与结果进行评价。在翻转课堂教学模式下，课堂被用来实现学生个性化的学习，在课堂上学生通过个性化的项目展现自己学习的成果，从传统教学中的"教师主体"变成了"教师主导、学生主体"，表现性评价可以在一定程度上判断学生的知识掌握情况和技能提升情况。基于 CIPP 的翻转课堂 BDA 表现性评价模式在纵向上分为三段：课前、课中和课后，从横向上又可以分为两条线：教师评价和学生互评。《新课程学生评价》认为表现性评价可以是一个演讲，也可以是一个典型的实验；可以是作品展示，也可以是一项调研获得，等等。概括起来可以分为三类，分别是作品展示性任务、限制性表现性任务和扩展性表现性任务。

1. 课前评价（before class evaluation）

翻转课堂的第一个阶段是课前学习阶段，教师根据教学大纲确立教学目标，例如，哪些内容需要小组合作完成，哪些内容需要教师讲授完成等。教师事先选择、采集、编辑较好的教学视频，然后通过网络媒介发布给学生，作为学生课前学习的素材，并根据维果茨基的"最近发展区理论"设置相应的表现性的教学任务，借此实现学生新旧知识网络的重组和联结。学生根据教师发布的教学视频，结合教师预定的教学任务和自身已有的知识结构进行自主学习，在观看教学视频学习的过程中，学生可以自由掌握学习方法和进度，提前梳理内化各个知识点，对于无法串联重组的知识点可事先做好标记，方便在课堂上集中交流和解答。表现性评价在本质上是一种"基于证据推理"过程，即根据学习者在少数特殊情境或任务中所观察到的种种表现作为证据，推断其实际具有的知识、技能或成就。表现性评价的核心要素之一是表现性任务，任务设计的好坏直接影响学生学习的积极性，同时间接影响学习的效果。对于翻转课堂中课前的表现性评价，教师根据课前所提供的学习资源通常采取书面报告、作文、作品展示等作品展示性任务来判断学生已有的知识结构和对于新知识的掌握情况。翻转课堂的目的是将学习的主体真正交还给学生，让学生以主人翁的身份投入学习中去，提高他们学习的主动性和积极性，培养他们的学习兴趣。教师通过课前的表现性评价，根据学生提交的展示性任务来判断课前教学存在的问题，例如提供的视频是否引起学生的学习兴趣，教学任务的设置是否与学生原有的知识结构相契合等。对于发现的问题及时纠正，最终实现教学效果最大化。

2. 课中评价（during class evaluation）

俗话说："一千个读者眼中就会有一千个哈姆雷特"，由于每个学生的知识背景、认知方式、学习能力等方面存在着或多或少的差异，他们对于相同学习素材的理解和看法是不同的，这样会使学生之间产生新的认知不平衡。翻转课堂教学的重要环节之一就是课堂教学活动的设计和组织，教师要组织学生在课堂上进行交流，并针对学生观看视频的情况和课堂交流情况所反应的问题进行解答，师生共同探讨、共同进步。翻转课堂的课堂组织形态大致如此：学生被分成不同的小组，一般 3~5 人为宜，学生在课前独立探索学习阶段建构的知识体系需要在课堂交流合作中完成对知识的深度内化，也就是我们通常所说的交往学习，因为学生在与他人的对话、交流和讨论的过程中可以实现自身的发展。教师作为课堂的引导者，需要融入学生的小组交流学习中，当学生在交流、讨论中遇到意见不一致的时候，教师及时提供必要的帮忙，引导学生正确认识所学知识，加深知识之间的联结，形成新的知识网络和认知结构。表现性评价是针对学生的学习过程和学习结果的双重评价。在翻转课堂教学过程中，学生的学习行为是多元性的，包括智力、思维、技能等多个方面，任务也是多样的，如口头表达、实验报告、操作实践等，并且学生给予的"答案"也是弹性的。对于课中评价，口头表达是表现的主要形式，即要求学生以访谈、演讲或其他口头表述等方式来展现他们对于知识的掌握情况。教师对学生的评价大多采用等级评估，通常划分为优秀、良好、中等、较差等几个等级，针对每一条评价指标，教师仔细观察并记录学生完成任务时的外在表现，同时借助访谈和问卷方法，了解学生内在的心理过程，分析和总结结果，使评价标准更具体、翔实。

3. 课后评价（after class evaluation）

翻转课堂的课后学习主要是为了巩固课堂学习效果，拓展知识面。课后学习的活动主要包括课后作业、总结反思、拓展阅读等，对于课后学习活动及效果的评价主要从课后的作业质量、课后的总结反思和课后拓展内容的学习几个方面开展。翻转课堂课后评价是教学效果评价的重要组成部分，对于翻转课堂课后学习效果的表现性评价。通常采用档案袋评价和反思评价表的方式进行。档案袋评价利用书面评论、等级表评价、测验分数和论文报告等多种形式对学生存放在学习档案中的作品进行评价，通常采用教师评价和同伴评价的方式来呈现。档案袋评价为表现性评价收集评价信息，也为教师在日常教学中开展其他的表现性评价收集有价值的信息。除了档案袋评价，还可以采用反思评价表让学生进行自我反思评价，反思表是以问题或评价条目组成的表单，教师可以预先设计好问题，让学生在完成问题的过程中了解到自己的学习情况，使学生清楚自身的学习方法、学习效果还有哪些需要改进和提高的地方。反思表是学生自我评价的工具，借助反思表，可以有效地启发学生进行反思，培养和提高学生的元认知能力和自主学习能力。

翻转课堂 BDA 表现性评价模式还在不断地研究和完善过程中，尤其是在信息化教学技术日新月异的环境之下，该评价模式还有待实践的验证。其实，对于任何一种评价模式而言都需要恰当的、发展性的应用，只有在应用的过程中不断地改进、完善，才能实现教师和学生的共同发展和进步。

五、护理教学中翻转课堂教学法的实施流程

（一）分析学生因素

在翻转课堂模式下，学生是教学的主体，学生自主完成学习内容的传递，合作完成学习内容的内化扩展及成果固化。因此，护理教师需认真分析护生的知识基础、需求、兴趣爱好、认知结构和价值观等因素，构建科学化、规范化、多元化以及个性化的翻转课堂教学模式。护理教师应在设计翻转课堂之前，对护生进行深入调查或访谈，结合护生的看法及需求，为其量身定制相应的教学资源、教学流程和教学评价指标。

（二）开发教学资源

目前，国内外护理翻转课堂的教学资源有配音的 PPT、短视频、电影、讲座、教科书和补充阅读材料等，图片、视频等工具用来提高学生的注意力。教学视频的制作应遵循以下步骤：第一，明确教学目标，决定是否需要短视频等教学工具来实现课堂的教育性目标；第二，做好视频录制，在制作视频之前应了解学生的想法，并选择安静的场所进行录制。Zaid 教授提出教学视频应具备以下七个特点：生动、形象、相关、可理解、有创造性、有教学意义、能激发学生的思考。因此，护理教学资源的开发应基于护理课程的教学目标与教学内容，了解学生的需求及想法，并成立专门的监督小组来审核与督查教学资源开发的合理性及其使用情况。

（三）设计教学流程

教学流程是按一定的方法和规律设计的教学方案。护理课程翻转课堂模式的基本教学流程为：课前护生自主观看学习指定教学视频、PPT 或其他教学材料，通过社交媒体和学习资源共享平台进行学生之间和师生之间的交流合作来完成知识传递，课中教师指导学生在独立探究的基础上进行团队合作学习完成知识内化，课后通过在线讨论、思维导图、反思日记等方式完成知识巩固。翻转课堂教学的难点在于把控学生完成课前学习的时间，时间太长会导致学生产生巨大压力，失去信心，时间太短达不到学习的效果。相关研究表明，课堂学习时间与课外学习时间的比例为 1∶2 可以减少学生的压力，且教师和学生完成相同的任务所需的时间不同，学生所需时间是教师所需时间的 2~5 倍。因此，教师在进行翻转课堂的设计时，应综合考虑学生的理解能力、学习内容的深度，平衡课前学习材料的数量与质量，并将课外自主学习和完成家庭作业的时间与课堂时间的比例调整为 2∶1。

（四）构建教学评价指标

恰当的评价是翻转课堂的核心要素之一，评价方式应与教学目标、教学内容、教学活动相一致。目前，国内外针对护理翻转课堂的评价方法主要有定性评价、定量评价、形成性评价、总结性评价；评价指标有护理理论考试成绩、护理操作考试成绩、评判性思维能力、团队合作能力、自我效能、自我领导能力和解决问题的能力等；评价的主体为老师、学生。此外，在课前自主在线学习模块中嵌入自我评估可帮助护生在课前评估其对内容的掌握程度，而评估的频率也是翻转课堂实践的重要影响因素。许多主动学习的教学法都依赖于学生的课前准备，学生应对课前学习负责，可通过课前评价的方式来促进学生的自主学习。在构建护理翻转课堂教学模式的评价体系时，应注重课前学习评价，采用多元化评价方法，加强过程评价，并从教师、学生自我、患者、同伴等利益相关者的角度进行评价。

六、翻转课堂在护理教学中的应用效果

（一）翻转课堂对护生的影响

1. 促进护生学习知识和技能的提高

翻转课堂实施的目的是为护生提供自主学习、合作学习的机会，将护理理论与实践相结合，以此来增加护生的知识储备、提高临床操作技能，为患者提供安全、有效的护理服务。目前，国内外护理翻转课堂涉及的护理课程内容包括公共基础课、护理基础课、护理专业课以及临床实践课程；研究对象涵盖了护理大专生、本科生、研究生、博士生以及临床护士。相关研究表明，基于模拟教学的翻转课堂模式提高了护生的学业成绩和护理操作技能。护生在参与翻转课堂模式的临床技能培训后，增加了其操作信心，提高了其护理操作技能。运用翻转课堂联合教练式教学培训护生的岗前护理操作的教学方法，能促进提高护生的理论知识和操作技能。由此可见，无论是在高职护生、本科护生、研究生、博士生

还是护士，无论是护理理论还是实践教学环节，翻转课堂模式可显著提高护生的理论知识和操作技能，并具有可行性和推广性。

2. 促进护生综合能力的提高

鉴于护理实践的复杂性，护生必须参与创新的、积极的学习活动，构建其知识体系，培养其评判性思维能力和解决问题的能力，促进其更好地融入护士角色。翻转课堂强调学生学习的自主性、交流性和合作性，教学设计巧妙地利用了课堂，突出学生学习动机、态度、兴趣等非智力因素的培养。目前，国内外研究表明，翻转课堂能激发护生的学习动机，提高护生的评判性思维能力、问题解决能力、团队合作能力、沟通交流能力、自主学习能力以及自我领导能力等护士核心能力。翻转课堂能提高护生沟通交流能力、评判性思维能力、应急应变能力以及保健指导能力。此外，翻转课堂能提高护士的综合能力，激发护士的学习兴趣，培养其自主学习能力、分析问题的能力、组织和协作能力。

3. 护生对翻转课堂的看法及满意度

提高护理翻转课堂的教学质量需要对实施的护理翻转课堂的现状和问题有明确的把握，而实现这一目标的重要手段是了解护生对翻转课堂的看法和满意度。目前，护生对翻转课堂的总体看法是积极的，护生认为翻转课堂可提高其学习能力、增强其学习兴趣、增加其成就感、自我效能、培养其团队协作能力、促进其知识内化。翻转课堂有助于调动护生的学习积极性，培养其团队协作能力，促进其知识内化。但由于护生习惯于传统的教学模式，缺乏翻转课堂模式的经验，对翻转课堂的满意度不一致。护理翻转课堂模式虽能提高护生的学习成绩和操作技能，但不一定能提高护生的满意度。课前大量的准备工作和课堂活动的时间不充足是护生对翻转课堂模式不满意的两大原因。护生一开始不喜欢翻转课堂模式，但随着时间的推移，越来越多的学生喜欢翻转课堂。即使是对翻转课堂模式持中立态度或负面态度的学生，也会从教学学习倾向的特征走向翻转课堂体验中的学术学习倾向。

(二) 翻转课堂对护理教师的影响

1. 促进师生互动，提高护生对教师的满意度

教学活动是教师与学生之间的一种以文化为中介的互动，也是实施素质教育，培养创新型、实用型人才的基本途径，可通过强化课内外师生互动来提高教学效果。相关研究表明，翻转课堂能增加师生互动的频率，并提高了护生对教师的满意度。翻转课堂模式促进了师生互动（师生互动的质量会影响学生的学习动机和学习效果），提高了护生对教师以及教学总体评价的满意度，提高教学效果。

2. 教师对翻转课堂的看法

教师是保证翻转课堂质量的关键要素之一，教师的学科素养、教育教学素养、信息技术素养和教育智慧是其关键子要素，深入了解教师对翻转课堂的看法，可为翻转课堂的有效实施和提高教学质量提供依据。相关研究表明，信息技术素养是护理教师实施翻转课堂应提高的素养，能帮助教师很好地实现预定的教育教学目标。高年资的护理教师在刚开始使用新技术来开展护理课程时会感到焦虑和不安。随着时间的推移，教师开始习惯于在课堂上使用新技术，并意识到其使用的潜在好处。护理教师必须精通护理理论知识和操作技

能，并具备强大的学术能力，才能有效地促进小组讨论、提高翻转课堂的教学效果。此外，大部分教师认为翻转课堂对其教学态度产生了积极影响，但需要其投入大量的实践和精力来设计翻转课堂模式。

第六节　情景模拟教学

护理是一门艺术性、应用性很强的学科，随着科学的发展，社会对护理人员的要求越来越高。传统的采用单项技能训练的护理教学已不能培养出满足社会需要的护理人才。随着人民群众健康需求的不断增长和医改的逐步推进，特别是优质护理服务工作的深入开展，对护士的素质能力均提出了更高的要求，从而也对护士在职教育提出了新的挑战。

在临床护理病人的过程中，护士不仅需要有扎实的专业技能包括操作技术、观察和判断能力，还要有综合素质能力包括沟通能力、对病人人文关怀等。因此在护理教育中要让学生进行综合学习，将所学的知识和技能统一起来应用于临床上。情景模拟教学使学生能够在模拟的临床环境中，反复练习护理工作中需要的技能，实现了理论与实践的高度结合，近年来在国内外护理教育领域得到了广泛的应用。

一、情景模拟教学的起源及定义

"情境"一词在现代汉语词典里的解释是"情景、环境"。"情境"这一概念在教学中的提出一般认为始于美国教育家 John Dewey，他认为情境是指"有意识的教育，就是特别选择的环境，这种选择所根据的材料和方法都特别能朝着令人满意的方向来促进生长"，"环境就是那些同个人的需要、愿望、目的和能力发生交互作用，以创造经验的种种情况"。Dewey 指的"情境"就是能引发主体情感体验的环境。情景教学最早被应用于语言教学中，由英国著名的语言教育学家 Palmer 和 Hornby 提出，并盛行于英国，前期被称为口语法，20 世纪 50 年代后被改称为情景法。20 世纪 70 年代情景法被引入中国，家喻户晓的《新概念英语》就是使用的此方法。1989 年，Brown 等首先提出情景教学的概念。1995 年我国学者李吉林老师首次将情景教学用于语文教学中，并定义了情景教学的概念，即以生动的直观的与语言描绘相结合的手段，创设典型的场景，激起学生热烈的学习情绪，从而促其主动参与教学过程的一种教学模式，也就是说情景教学就是运用具体生动的场景，以激起学生主动的学习兴趣、提高学习效率的一种教学方法。许多发达国家自 20 世纪 90 年代将情景教学应用于护理课堂教学中。我国在 2006 年后越来越多的院校将护理情景教学应用于护理教学中。从护理专业的角度来看，认为它是由师生共同参与的根据书本理论知识设计的一种临床常见病例情景，然后由带教师和实习护生共同模拟再现临床病例情景，使学生仿佛置身其间，如临其境，师生就在此情此景中进行教学的一种情景交融的教学活动。

情景模拟教学法是从情景教学中衍生出来的一种教学方法，这种方法强调学习环境的真实性。但是，在现代大规模、高科技、速成化的教育背景下，在完全真实的环境中开展教学活动已经很难做到，只能退而求其次，通过采用各种方法、手段创设出尽可能接近真实状况的场景因素和状况，进行模拟教学。因此，这种教学法的重点是对场景或场景因素的创设。简单地说，情景模拟教学法就是创设真实情景的模拟场景让学生在教室里实践。

这种教学方法注重提高学习者的实践操作能力和思维分析能力，通过将临床护理工作中一些场景和一些特殊病例的实际操作制作成案例，并将这些案例模拟运用到实际教学中，在仿真的环境下刺激学习者的感观，通过学习者的实践操作来启发思维、加深记忆。较之于传统方法，情景模拟教学为学习者创造积极的学习环境，在学习过程中能有效评估学习效果，促使学习者不断改进并提高自信，更有利于学习者评判性思维、临床实践能力和解决问题能力的培养，近年来被逐渐应用在我国的临床护理教学中。

情境模拟法（scenario simulation）是美国心理学家茨霍恩等首先提出的。它可以是一种行为测试手段，即根据对象可能担任的职务，编制一套与该职务实际情况相似的测试项目，将被测试者安排在模拟的工作情境中处理可能出现的各种问题，用多种方法来测评其心理素质、潜在能力的一系列方法。在教学中，它是指为达到提高教学质量的目的，根据一定的教学大纲和教学内容，设置一定的情境，以直观、形象、生动的方式，让学生融入到特定的情境中去，加深学生对系统理论的深刻理解和对实际操作的感性认识，设身处地地思考问题，解决问题的教学方法。教师在情境模拟中起指导分析及总结的作用。

在护理教学中，情境模拟教学法是通过创设接近于真实的临床情境，对事件或事物发生与发展的环境、过程进行模拟或虚拟再现，让学习者参与其中，进而获取知识、提高能力、增进情感体验的一种教学方法。情境模拟教学法能为学习者创建安全的学习情境，营造真实的临床工作氛围，有利于培养学习者的综合技能。

情景模拟教学法由五大要素组成，分别是模拟主体、模拟指导、模拟对象、模拟活动及模拟效果。其中，学生为模拟主体，教师为模拟指导，模拟对象为逼真的临床护理情景。

二、情境模拟教学法的理论基础及实践意义

国外学者 Rodgers 总结了 6 种理论支持情景模拟教学在护理教育中的使用，主要包括构建主义学习理论、成人学习理论、社会认知学习理论等。情景模拟教学法的理论基础是情景认知理论（situated cognition theory）。情境认知理论在情境模拟教学方法中发挥着理论基础的作用，基于行为主义与认知心理学发展，是重要的学习理论。借助情境认知理论深入分析社会文化因素，能够对社会文化因素影响学习的程度实施综合考量。情境认知理论是继行为主义"刺激—反应"学习理论与认知心理学的"信息加工"学习理论之后出现的一个重要学习理论，充分考虑了社会文化因素对学习的意义，被认为是真正接近了人类学习的本质。情境认知理论学习的设计以学习者为主体，学习内容与活动的安排与人类社会的具体实践相联通，认为学习最好发生在真实情境中，通过真实实践的方式来组织教学，把知识的获得与学习者的发展、身份建构等统合在一起。也就是说如果学习发生在真实的情境之中，学生通过真实的活动获得知是未来新护士培训的重点与难点，是需要培训双方继续努力的方向。在设计情境认知理论学习中，将学生主体地位充分彰显出来，且学习内容与教学活动也更贴近社会实践。情境认知理论更强调学习与教学在真实情境当中存在，借助实践路径贯彻落实教学与学习工作，确保学生未来发展能够和知识学习实现统一。而情境模拟教学方法就是将情境认知理论作为出发点的一种全新教学方法，对真实的

情境进行模拟，确保教学活动的顺利开展。

三、情景模拟教学质量的评价及影响因素

在教学活动中开展教学效果评价，可为教育者提供重要的反馈信息，从而促使教育者不断改进教学活动，提升教学质量。模拟教学作为一种全新的教育方法和教育活动，需要选择恰当的评价策略，对其效果进行评价，从而确保模拟教学质量。模拟教学效果评价的原则是开展模拟教学效果评价应遵循的基本要求，为了发挥教学效果评价的诊断调控和激励等功能，模拟教学效果，评价必须依据模拟教学自身的规律和特点，确立一些基本要求，总的来说，模拟教学效果评价应遵循全面性、客观性、科学性和引导性的原则。

护理模拟教学分为三个部分，模拟前准备、模拟运行、模拟后效果评价。模拟前准备主要包括模拟案例设计和模拟环境；准备模拟运行主要包括学生参与的积极性和主动性，小组成员之间的合作；模拟后效果主要包括学生对相关知识技能的掌握情况，学生自信心和临床能力的提升，学生对模拟教学的满意度等。护理模拟教学效果评价，应贯彻全面性原则及对模拟前准备模拟运行过程、模拟效果等方面进行针对性评价。

此外，情景模拟教学质量受到多方面因素的影响。

（一）模拟指导

教师作为情景模拟教学指导者，由过去单一的知识传递者变为知识引导者、激励者和促进者，由单一的知识讲解者变为知识设计者、流程的维护者、危机处理者和反馈总结者，因此，情景模拟教学质量在很大程度上依赖于教师素质。参与情景模拟教学的教师要有综合的教学能力，才能保证情景模拟教学的高质量实施。美国护理联盟（national league for nursing, NLN）推荐应用的 Jeffries 构建的护理情景模拟教学实施准则中提到：教师应具备模拟教学设计能力、模拟技术应用能力和模拟活动调配能力。同时提出，模拟教学必须使教师感到舒服，强调教师对模拟教学接受程度的重要性。英国医学教育科技公司开展模拟教育者的培训课程，认为模拟设备齐全的同时，教师作为模拟教学促进者的重要性不容忽视，国内学者也提出了相同的观点。一项针对教师模拟教学方法使用不当的归因研究指出：教师的专业素质如教师专业知识水平、专业能力和实践经验欠缺等影响模拟教学质量；邓海艳在结合护理本科生模拟训练后的反馈评价也提出：教师的参与积极性、临床实践的经验性、内容讲解的针对性以及自身教学能力，对情景模拟教学有重要影响；同时，该研究在专业素质的基础上，也强调了教师对模拟教学方法态度的重要性；张京煜等则提出了教师评价体系在情景模拟教学时受到挑战，建议对教师的评价体系进行研究和完善。情景模拟教学的开展对教师提出了更高的要求，教师在专业知识、操作技能、临床实践经验、对情景模拟教学的态度等方面，都需要足够的资质才能有效指导情景模拟教学。我国护理学教育层次从中专到研究生各不相同，教师素质存在较大差异，因此护理教育者应加强护理情景模拟教学师资的规范培训，构建教师能力评价指标体系。另外，提高学科带头人对情景模拟教学的重视程度，从而为高质量模拟教学的实施提供有力保障。

（二）模拟主体

学生作为模拟主体，在情景模拟教学中所起的作用是问题的分析者、决策者和演员，其参与的积极性直接影响教师的角色与作用，因此，学生的整体素质对情景模拟教学实施有重要影响。Jeffries 认为学生积极的学习态度、对模拟教学的及时反馈、合作性学习等因素需要重视；Arthur 等还提出学生在模拟教学的自我定位尤其重要，要充分认识并融入角色，才能达到能力的训练目标；国际护士协会临床模拟学习小组（The Inthernational Nursing Association for Clinical Simulation and Learning，INACSL）指出参与者应明确自身所要达到的目标，为技能的获得提供动力。蓝晓芸认为，学生学习状况不佳，如学习习惯差、态度不端正、已有知识能力有限等是阻碍模拟教学高质量实施的原因。另一研究报道学生对模拟教学的认识和重视程度、训练过程中的态度以及训练结束后的自我反思，可影响模拟教学效果；张军等通过质性访谈，将学生的价值观念纳入考虑，即学生对护理学专业存在偏见，不愿意从事护理工作，在模拟教学中会有敷衍现象，模拟教学质量受到影响。学生的整体素质，如已有知识能力、对模拟教学的重视程度、自身定位等在很大程度上决定了情景模拟教学质量，因此护理教育者在实施模拟教学之前，应全面评估学生的整体水平，根据学生存在的问题，制订模拟教学方案，提高学生积极性，保证模拟教学质量。

（三）模拟对象

对于护理学专业来说，模拟对象为逼真的临床情景，逼真的情景模拟有助于提高护生的满意程度及自信心，且能提高护生的临床学习能力、评判性思维及精神运动学习能力。Arthur 等指出模拟对象包括两个方面：模拟技术或方法的应用以及环境的逼真，并强调情景的逼真程度应与学习目标相一致。国内学者也提出上述观点，但主要强调实训器材的重要性；模拟中心的场地问题，如模拟区域、观察者区域等的设定；同时提出相应资质的模拟中心实验人员与技术支持人员也须纳入考虑，将设备与人力资源相结合。丛小玲等将情景模拟教学法应用于高职高专护生护理实践，不只强调了客观环境，还提出教师应灵活应用模拟病房物品，保证场景的逼真，在一定程度上也说明情景模拟教学应将个体的主观能动性与客观环境相结合，才能创造出逼真的模拟环境。逼真的临床场景是保证情景模拟教学实施成功的前提，但需要大量的资金支持，如模拟实验室的建设，设备的购置、维修，技术人员的培训与指导等。我国护理院校与医院条件、资源等不尽相同，因此，护理教育者应根据自身学院或医院的实际情况，以追求高质量的模拟教学为目标，因地制宜地实施。

（四）模拟活动

模拟活动包括模拟准备、模拟实施和模拟评价反馈三个环节。沈爱凤提出在模拟活动中，健全模拟实践教学体系的三大原则：（1）创新性原则，即增加设计性、综合性内容的比重；（2）整体性原则，即理论教学与实践教学相互联系、渗透的整体功能；（3）有效性原则，即把不同层次的实践教学环节连接成一个体系，遵循由浅入深、由单项到综合、循序渐进的能力培养规律。

1. 模拟准备

国外学者认为模拟准备对于整体模拟教学的实施最为关键，强调模拟实施前学生及教师应进行充分准备。国内学者也认为，护生实验前充足的准备与练习，如对病例的熟悉，对模拟过程的充分排练，教师对病例合理设置和充分准备是有效保证教学进度的重要因素。情景模拟教学以案例为基础。高质量的病例可提高护生对模拟教学的积极性，因此训练内容、理论知识、临床实践、课程特点相结合有助于保障教学质量。丛小玲等认为模拟的主题和内容，即病例设计应与教学目标相联系，符合护生认知特点才会吸引护生注意力。焦静等也提出，护士在职教育应制订系统的模拟教学方案，强调明确各层级教学目标，选择有针对性的内容和方法。在模拟准备阶段，模拟内容应结合模拟主体即学生的认知与能力水平，与课程相匹配；同时，选取跨学科的模拟病例有助于护生将所学知识进行系统综合，加深其对所学理论知识的理解，更好地应用于临床。

2. 模拟实施

模拟实施过程中，护生的自主探索与参与态度、团队合作能力、师生互动情况、角色轮换的合理性，决定了模拟实施的进程与质量。因此，模拟实施过程中，个体的主观能动性如护生的自我期待、教师的有效推动对模拟教学的顺利实施有重要作用。模拟实施过程应注意时间的安排，教师应适时提醒学生时间与进度，以保证模拟教学有序按时完成。

3. 模拟评价反馈

国内外研究者一致提出，引导性反馈是模拟教学的核心环节，可为学习者提供反思模拟经历及从自身错误中进行学习的平台，对实现模拟教学目标、达到模拟教学成效起着重要作用。模拟活动作为情景模拟教学的实现途径，对保障情景模拟教学质量有着举足轻重的作用；并且，引导性反馈环节可将模拟指导、模拟主体、模拟活动串联起来，为模拟效果的评价提供依据，因此在模拟教学实施过程中，应合理设定模拟教学内容、确定教学目标与要求、建立情景模拟教学的反馈评价体系、明确模拟教学的主要形式等，以模拟实践教学体系原则为指导，保证模拟活动有效进行。

（五）模拟效果

模拟效果是护生在参加模拟活动之后某些本领、技能掌握程度或某种能力、素养提高的程度。情景模拟教学法是实现知识、能力和素质并重培养模式的有效方法。邓海艳认为效果评价应从理论知识、操作技能、临床能力、团队协作和交流沟通等角度全面评价护生，积极反馈模拟效果；国外研究主要针对护生的理论知识与技能操作水平、自信心、临床工作能力、评判性思维能力等进行评价。陈莉莉认为情景模拟教学可提高护生的学习兴趣，增强护生自主学习能力，培养其沟通能力及评判性思维的养成。情景模拟教学的效果已被多项研究证明，但效果评价的工具不统一，评价内容尚缺少系统的理论框架支持。因此，规范情景模拟教学实施的标准化流程及效果评价工具的应用，需要护理教育者进一步研究。此外，情景模拟教学在我国发展迅速，但其教学质量的监控体系研究仍未得到足够重视，因此，制定针对情景模拟教学的一套质量监控体系，以保证情景模拟教学高质量的实施将是情景模拟教学研究的焦点。

四、情景模拟教学在不同领域护理培训中的应用

(一) 情景模拟教学在急救护理培训中的应用

护士在职教育目的是提高其解决问题的能力、危重症护理能力及临床实践能力等，以满足临床护理工作和患者需求。当前，情景模拟教学在我国的急救护理培训中应用较为广泛，主要包括心肺复苏、临床常见危急状况处理等方面。主要训练护士的应对能力、迅速采取正确急救措施的能力、与其他医护工作者的协作能力、与家属有效沟通的能力以及准确及时记录护理文书的能力。季联群对三年内护士进行情景模拟急救演练，实验组采用情景模拟急救演练，对照组采用常规培训方法。案例应急处理过程中包含紧急吸氧、紧急输液、心电监护、吸痰和简易呼吸气囊使用这五项急救操作技能。结果显示，情景模拟急救演练不仅强化了低年资护士的急救理论知识，也提高了其分析解决问题的能力、临床综合应急能力、急救意识和自我保护意识。吴素清等对护士进行了静脉输液不良反应处理情景模拟演练，主要包括配液输液技术与输液反应应急处理程序的实施，心电监护仪、呼吸机的使用与胸外心脏按压技术，输液反应的上报与反应标本的处理，家属异议沟通调解，护理文书记录情况等内容。通过设计病情需要、模拟输液反应过程、模拟家属提出异议、结合提问的方式，进行模拟演练。另外，也有关于情景模拟教学应用于精神科紧急状况处理的培训中。陈艾华等以现场解救、报告、心肺复苏、简易呼吸器使用、转运患者等为主要内容，制订详细演练方案及精神科自缢患者应急处置程序，考核时依据应急程序分为各个环节进行。通过分阶段培训和模拟演练，护理人员急救知识与技能考核成绩及医生对护士急救处置满意度比演练前均明显提高。

(二) 情景模拟教学在护患沟通交流培训中的应用

良好的护患沟通可以提升护理质量，提高患者满意度，防止护患纠纷的发生。情景模拟教学在护患沟通交流中的应用是通过选护患交往中较易发生矛盾和纠纷的环节，让护士扮演不同的角色（患者、家属、护士），体验各个角色的心理感受，学会换位思考，从中获取沟通技巧，提高沟通能力。护患关系中出现的问题往往具有重复性，通过情景模拟护患沟通培训，护士可以获取护患沟通经验，提高分析解决问题的能力。李远珍等在护士规范化培训的沟通交流内容中引入情景模拟教学方法，教师组成员针对不足和临床发现的问题集体备课，选择、设计情景模拟内容、步骤和过程，通过演示、讨论，最终选择合适的模拟场景和教学方法，针对临床常用沟通环节，如新病人接待、手术前沟通、术后康复指导、离院前的沟通内容组织培训。将情景模拟教学应用在护患沟通培训中，使学习者更加身临其境，有效提高了护士的换位思考能力和应对各种情况时的沟通能力。另外，情景模拟可以通过设置逼真的工作场景，让护士按照一定的工作要求，完成护患沟通任务。在护患沟通任务完成不理想时，可退回至上一环节，改变交流方法，重新进行尝试，从而反复锻炼护士的沟通能力，直至完成情景模拟任务。

（三） 情景模拟教学在专科护理教学中的应用

应用标准化病人可以促进护士提升临床技能及应对临床突发状况的自信。以标准化病人（SP）相关理论和方法为基础，通过在专科护士培训过程中采用 NSP 进行专科技能教学和考核，提高了专科技能考核的可操作性，提升了培训的效果。学员认为 NSP 对提高自身专科技能有较大帮助，表示希望能将 NSP 运用到以后的专科护理评估及临床护理教学中去，用人单位也认为受训后的专科护士在专业技术能力、沟通能力等方面得到了明显提高。也有临床护理人员将这种教学方法应用在护理查房中，由护士扮演患者、家属、医生及护士等各类角色，编排患者在住院过程中发生的某个护理场景，如，患者入院、完成治疗、手术前后、突发紧急状况、新技术的开展、护患沟通、出院，等等，并结合临床护理规范和护理服务礼仪规范提出思考问题。这种形式要求查房前参与者要针对模拟病例认真查阅资料，掌握相关最新研究成果与动向，根据自己所扮演的角色围绕问题进行思考，在查房过程中传递新知识、新技术和新理念。

（四） 情景模拟教学在护士长培训中的应用

情景模拟教学在其他领域的管理培训中应用较为广泛，也有管理者报道了该方法在护士长培训中的应用情况。培训目标是提高处理、沟通、协调、指挥等护士长管理工作中必须具备的能力。为了使护士长更快适应临床管理工作，在培训中引入对突发事件应急能力的培养，根据各科室常见的急重症病例特点，针对年轻护士长分析判断能力不足、应急能力薄弱等特点，设置突发各类病情变化护士长组织抢救的能力、失火停电意外事件处理能力、紧急情况下协调护士工作排班能力、发生差错事故及时补救上报处理能力、患者投诉处理能力、与科室主任协调日常工作能力、教学工作组织协调能力、师资队伍培养能力和科研工作能力等几个模块。可采取现场情景模拟考核，考察新护士长对突发事件的处理能力、协调能力。

综上所述，情景模拟教学应用在不同领域的护理在职教育中，取得了良好的培训效果。情景模拟教学对教师提出了更高的要求，国外相关指南提出，培训督导应接受情景模拟教学培训，获得资质，并对其设计的模拟情景中所包含的相关知识了如指掌。同时，在每次情景模拟教学之后，培训督导立即帮助学员进行反馈。因此，这种教学方法更有利于促进学员运用评判性思维，思考其在模拟过程中的表现以及临床判断，从而提高教学效果。

（五） 情景模拟教学在临床护理考核中的应用

传统采用模拟人为操作对象进行护理考核着重于机械模仿操作流程，而缺乏应对临床情景变化的能力，同时也常忽略患者的个体化需求。情景模拟考核是模拟患者和预定的护理问题设计护理技能考核项目，这要求护士根据患者病情及时做出相应反应，并按护理操作技术规程完成操作考核。情景模拟教学在护理考核中的应用具有形象生动的特点，刺激护士的学习兴趣，可有效增强护士的临床应对能力和解决实际问题的能力，更能有效评价护理人员的实践能力。

五、护理教育中运用情境模拟教学法的建议

(一) 精心设计教学情境

教学课程开展前，教师要根据大纲要求以及知识内容设计相应的情境。课前，合理地将学生分为不同的组别，让学生进行主题的选择，结合主题教学案例，发现案例中社区护理服务存在的问题，分析问题并且进行解决。教师可引导学生共同布置情境模拟场景。

(二) 明确师生角色定位

情境模拟教学法在护理教育中的应用，使得师生角色的定位更加明确。教师的主要职责是引导、指导、辅导学生，教师确定课程学习的内容以及情景模拟，学生则运用网络、见习等资源在课前掌握教学的内容，体会情境中不同角色的体会，从而进行角色的扮演。

(三) 完善教学评价体系

情境模拟教学法的应用，完善了护理教育的教学评价体系。在教学中，学生完成各个角色的扮演后，学生之间首先进行自我评价和相互评价。各个小组的学生对情境模拟中的操作以及合作、交流等进行自我评价，分析操作中的优缺点。结束自我评价后，各个小组之间进行补充性的评价，学生之间的评价不仅能够说明模拟中存在的问题，还能够激发学生自主发现问题。最后，教师对学生以及各个小组进行总结，适当地进行点评，帮助学生更好地理解，引导学生解决问题。

六、高仿真情景模拟教学

护理本科生要求具有临床、教学、科研和管理的基本能力，而临床实践能力的高低由护生的护理基础操作技能决定。我国护理教育的实际是重理论轻实践，国内理论课与实践课比值(1.00∶0.48)远低于国外(1.00∶0.70~1.00∶1.00)。当今护患矛盾日趋凸显，护士的沟通交流能力、护理学专业知识和基本技能操作均影响着护患关系的质量，这就对护理学专业的教学提出了更高的要求。随着科学技术的发展，高仿真模拟技术越来越多地应用于护理学专业的教学中。

近些年护理教育事业飞速发展，教学手段和方法也不断改革。从传统的讲授发展到情景模拟、高仿真模拟人的使用，等等，一系列改革的目的是使学生更好地掌握知识和技能。高仿真模拟教学是在高度仿真的病室环境中，通过教师标准化控制模型人展现患者心理和生理，学生以护士的角色，应用护理程序对患者进行护理。由于其较强的实践性，我国近年也大力开展，将其广泛应用于护理专业教学中。

(一) 护理高仿真模拟教学发展概况

护理高仿真模拟教育（high-fidelity simulation teaching，HFS）是 1950 年由 Mrs. Chase 为了训练护理专业学生的健康评估能力提出的，但国际护士联盟在 2003 年才将高仿真模拟教学法引入护理领域，并逐渐发展成为一种新型的护理实践教学方法，这标志着护理高

仿真模拟教学进入了系统化、规范化及成熟阶段。Jeffries 的模拟护理教学框架 Benner 理论是当今国际护理界高仿真模拟技术在护理实践教学中的理论依据，Jeffries 在模拟护理教学框架中提出了模拟教学的重要因素、培训目标的制定、教学实践安排原则、模拟设计注意事项和模拟成效评估方式，使护理高端模拟教学成为规范成熟的教学法。20 世纪 90 年代初我国开始将高仿真模拟教学法运用于临床教学中，但护理高仿真模拟教学的规范化、系统化仍无法与国外相比拟，多数学校仍在使用传统的模拟教学方法。

随着患者维权意识的提高及整个社会伦理道德意识的增强，护生直接在患者身体上进行操作实践的机会受到限制，2003 年国际护士联盟将高仿真模拟技术引入护理领域，以缩短课堂理论教学与临床实践之间的差距。西方护理学者认为护理教师有责任把高仿真模拟教学整合到整个课程体系中，并顺利完成了二者的融合。我国护理领域高仿真模拟教学起步较晚，《国家中长期教育改革和发展规划纲要（2010—2020）》明确提出："重点扩大应用型、复合型、技能型人才培养规模"，而传统的护理"三基"教学无法实现这一人才培养目标的要求。教育心理学指出：成人对于有意义、有趣、相关联事物的学习最为有效，可以通过情景再现和行为联系等方式，促进知识构建，提升个人能力。基于此，情景教学法被广泛使用，高仿真模拟技术的发展，使得高仿真情景教学法进入护理教育者的视野并逐步应用于多门护理课程的教学中。2012 年教育部提出《教育信息化十年发展规划（2011—2020）》，旨在推动信息技术与高等教育的深度融合，创新人才培养模式，至此，护理教育迎来了难得的机遇和挑战，实现高仿真情景教学与护理学专业课程实践教学的融合，是深化护理教学改革，培养应用型护理人才的重要举措。

（二）高仿真情景模拟概念及教学意义

高仿真情景模拟教学（high-fidelity simulation teaching，HFS）是借助高端模拟人开发的，通过创设接近于真实的临床情境，对事件或实物发生与发展的环境、过程进行模拟或虚拟再现，让学习者参与其中，进而获取知识、提高能力、增进情感体验的一种教学方法。高仿真模拟人教学是通过计算机控制，使模拟人表现出相应的症状和体征，结合配置的模拟临床环境，使学生以护士的角色对患者进行各项护理，从而得到综合技能发展的一种教学方法。通过设置一种逼真的、高度真实的工作场景，学生需按照一定的程序完成一系列操作，从中锻炼和提高学生多方面的工作能力和水平，能使受训者在安全可控、可重复、无风险的环境下进行护理操作，增加学生护理操作技能和处理临床急危事件的信心，使学生有足够的操作空间和自由发挥空间，学生可以尽情地发散思维，将理论知识和技能进行有效的结合并加以运用，全面体现学生的综合能力，包括学生的认知、技能等领域。

1. 认知领域

知识的获取体现在每个领域，而认知领域是高仿真模拟教学的教学效果中最为常见的评价内容，并且学生最先取得的学习效果也是在认知领域。高仿真模拟教学配合传统课堂教学，更有助于提高护理专业学生的专业知识。通过高仿真模拟教学，学生能运用综合分析、应用和评价已有的护理知识从而获得较高水平的认知能力，但由于学生拥有的临床经验不同等原因，所观察到的学生知识水平的提高也会有所不同。另外，知识水平的提高并不等同于认知领域提高，还需结合其他学习领域的表现来全面评估学习效果。

2. 技能领域

（1）理论与操作技能。高仿真情景模拟教学是以"学生为主体，教师为主导"的交互式教学方式，通过真实临床场景再现和操作过程使学生感同身受，在护理专业的学生中深受欢迎。传统的护理教学方法是以讲授为主、单项训练为辅的模式，学生学习处于被动的地位，不利于调动学生的学习积极性，对培养学生的操作技能更加不利。将高仿真模拟教学应用于护理教学中，通过情境模拟、角色扮演等形式，让护理专业学生置身于真实或仿真的情境中，来获得更直观、更真实的实践技能，这在无形中使护理专业学生理论知识及实践技能得到很大的提高。高仿真情景模拟教学是一个"准备—模拟实践—讨论—反思"的学习过程，学生通过查阅资料、实践训练、讨论反思解决案例中的临床问题，可促进知识技能的提高。

（2）评判性思维能力。评判性思维是关于护理决策有目的、有意义的自我调控的判断与反思推理过程。护理知识覆盖面广，综合实践应用性强，学生在真实场景的临床实践很难完全依赖于临床实习。高仿真模拟教学为学生创造十分接近临床的真实场景，并可根据教学需要调节学习难度，打破临床局限，操作实用性强。在模拟演练中，学生发现模拟病人发生"病情"变化时，需迅速做出护理决策，采取相应的护理措施，从而培养学生的病情观察、应急应变、临床思维、团队协作、沟通交流能力以及操作技能等综合能力与素质。在多站式仿真教学中，尤其多站式考核中，通过让护士模拟病人的临床特点做到快速分诊、病情评估与抢救处理，能培养护士的分析判断及评判性思维能力，从而培养护士的实际临床思维及工作能力。

（3）团队协作能力与沟通技巧。据 2014 年美国的一项研究数据显示，61% 的常见医疗事故是由于医护人员的沟通不当所致。如何确保医护团队能进行彻底、准确、及时地沟通成为一项重大的挑战。情境模拟教学被证实能够提高护生沟通能力及跨学科合作的能力，高仿真模拟教学是护生之间相互学习、分工协作、共同进步的一种方法，有助于护生自主学习和培养团队合作的精神。

（三）高仿真模拟方法在护理教学中的应用思考

1. 更新理念，正确指导护理 HFS 教学的开展

（1）贯穿"以学生为中心"的教学理念。美国学者 Edgar Dale 于 1946 年以语言学习为例提出"学习金字塔"（Cone of Learning），认为学习方式不同可产生不一样的学习效果。其中，通过演示、试听、听讲等被动学习方式，学生的学习内容平均保留率一般在30% 及以下；而讨论、实践、教授给他人等主动学习方式通常可使学生的学习内容平均保留率在 50% 及以上。故应提倡学生在学习过程中学会主动学习。相关理论也推动护理教学理念不断更新，从传统的"以教师为中心""教师讲、学生听"的被动教学模式转变为"以学生为中心"的主动教学模式，促进了学生的主动学习。由 Nickerson 提出的高仿真模拟定义可见，在护理 HFS 教学中，教师应主要起引导作用，学生需要独立观察"患者"病情、与"患者"沟通、实施技能操作、分析病情并做出临床决策等。这种教学模式充分体现了"以学生为中心"的理念，主要通过"做中学"或"实际演练"鼓励学生积极参与，以达到最佳的学习效果。

（2）了解模拟教学理论框架并执行相关实践指南。2005 年，Jeffries 提出了一个连续性的、有实证支持的模拟教学的理论框架。该框架涵盖了五部分内容，包括教育实践、教师、学生、模拟教学设计及结果。（1）教育实践：包括主动学习、反馈、师生互动、合作学习、高期望、多样化学习、任务时间等。（2）教师：需要给学生提供支持，协助模拟教学设计、设置模拟设备及技术操作等。（3）学生：必须坚持以自我为导向、具有动机的学习，同时应该对自己的学习负责。（4）模拟教学设计：主要包括目标、仿真性、解决问题、学生支持和引导性反馈。（5）结果：包括学生的知识及技能、满意度、批判性思维及自信心。近年来，该框架已被国际护理学会推荐用以指导护理模拟教学的设计、实施以及评价教学效果，且经研究证实，基于该框架的量表具有良好的信度和效度。为持续改进模拟教学质量，国际护士临床模拟与教育协会（International Nursing Association for Clinical Simulation and Learning，INACSL）于 2016 年进一步规范了系列模拟教学标准，具体包括：学术术语、职业操守、教学目标、教学设计、引导性教学、引导性反馈、学习者评价、跨专业合作、情景模拟教育等 9 项内容。目前已经被许多学术机构和仿真中心作为开展模拟教学的核心基础和实践指南。

2. 充分预准备，保证护理 HFS 教学的顺利实施

（1）教学条件的准备。护理 HFS 教学对教学条件的要求较高，拟真程度不足会影响模拟教学的效果。模拟教学中心一般由高仿真模拟人及控制系统组成，并设置有模拟病房。模拟人作为仿真"患者"，可以被问诊，能发出喘息、咳嗽等声音，可模拟胸廓起伏、动脉搏动、呼吸音、紫绀等体征或病理生理改变，并能按设定程序动态变化，还能够完成生命体征、血氧饱和度的监测等。模拟病房的布置应尽可能贴近真实的临床环境，并配备监护仪、呼吸机、中心供氧系统等医疗设备；模拟病房大小一般以能够容纳 20~30 人为宜，最好配有全程实时录制和信号输出设备，并与多媒体大教室相连接，用于实时或录像观摩。控制系统的主要功能是控制模拟人并让学习者方便观看模拟教学的全景，而把病房空间留给学生，营造一个完整的病房环境。

（2）教师的培训和准备。教师既是护理 HFS 教学的案例准备者，也是教学实施及反思的引导者。模拟教学的开展能否成功，很大程度上依赖于教师的教学能力及对教学方法的掌控程度。Jeffries 在模拟教学理论框架中提出，教师应具备模拟教学设计、模拟技术应用及模拟活动调配等能力，同时强调了教师对模拟教学接受程度的重要性。因此，实施 HFS 教学的护理师资需要经过规范化的培训和反复实践。具体培训流程如下：选拔出模拟教学师资候选人；对候选人进行培训；参加培训人员观摩专项或综合模拟课程 2~3 次，经过 3 个阶段的培训成为准模拟导师；准模拟导师开发 1 项专项课程，邀请学员多次演练；准模拟导师预讲高仿真模拟教学课程 1 次，并由专家进行评审及反馈；准模拟导师授课 2 次，邀请资深专家打分，合格者授予授课资质。

实施护理 HFS 教学前，教师需做如下准备工作：（1）案例编制。一般由护理专业教师、临床兼职教师等共同组建教学团队，依据教学大纲的要求、学生已有的知识基础、模拟人具备的功能等，以临床实际案例为主导，完成教学案例的编制。案例模版一般包括案例名称、患者资料（教师用）、病例概要（学生用）、时间、培训对象、模拟教学目标、情景设置、建议的正确处理措施、模拟人参数设置/案例软件设计、引导性反馈等内容；

（2）教学设备调试。模拟教学前，需要将案例资料输入模拟人配套的电脑中，查看模拟人的功能是否正常、能否出现对应的生理及病理变化，并调试其他设备仪器，确保其处于完好备用状态。一般需要配备 2~4 名教师，完成控制计算机、模拟相关角色（如医师、患者及家属等）、指导模拟教学的进展等工作。

（3）学生的准备。首先，学生需转变理念、端正态度，将仿真情景作为真实场景，将仿真患者作为真实患者，将自己作为正式的护理人员。在这个特殊的"课堂"中，没有老师，只有患者，没有学员，只有护士，没有说教，只有疾病。教师应指导学生用严谨、认真的态度对待高仿真模拟教学，使其积极主动地参与到教学中去。其次，学生应结合教师提前 1 周发放的学生版案例、任务要求等，了解课程的时间安排及运转流程，熟悉模拟人的功能和使用方法。

3. 规范实施流程，提升护理 HFS 教学的效果

（1）简短的理论讲解。模拟教学开始前，教师要向学生介绍模拟病房的环境、设备及模拟人的功能，时间一般为 15 分钟。讲解内容主要包括解释模拟人的情境初始状态以及如何借助仪器、设备获取其症状和体征。此外，教师应告知护生整个教学流程以及每个临床情境的教学目标和时间、角色分配等，使学生明确学习目标及自己的职责。

（2）仿真的案例演练。模拟教学实施之初，学生根据已学知识讨论案例、分配角色（护士组长、助理护士、护士长、记录员、观察员等），在教师指导下，合理调整角色，并结合已学过的理论知识，发现患者存在或潜在的护理问题，初步拟定护理计划和护理措施。教师启动高仿真模拟人程序后，学生进入角色，开始临床情景案例模拟，每个场景时间大约为 10~15 分钟。模拟教学过程中，依据案例设计要求，担任"护士"角色的护生负责询问病史、采集资料、体检评估、医护合作，实施照护、健康教育等；担任"记录员"的护生实时记录整个实训过程；担任"观察员"的护生，全程观察每位组员的表现并做好记录。由 1 名教师担任"医师"角色，为护生提供相关信息并根据护生的操作向后台做出相应的指示；1 名教师在后台控制模拟人（担任"患者"角色），与护生沟通，并主导案例的发生发展；另 1 名教师准备环境、设备设施及人员协调；也可以增加"家属"的角色，配合和引导模拟现场。

（3）引导性反馈。在模拟教学中，引导性反馈为学习者提供了对模拟经历进行反思与学习的平台，是模拟教学的核心环节，直接影响模拟教学成效。模拟实训结束后，教师应引导学生以小组为单位，观看回放录像，对情景模拟时的具体环节进行回顾、总结和反思。2013 年 INACSL 提出的《模拟教学最佳实践标准》中进一步强调了应把引导性反馈整合到模拟教学中，教学应围绕教学目标及学习者在情景模拟中的表现展开，并提出引导性反馈的 5 条标准引导性反馈是以学生为中心进行的反思性讨论，需要由能够胜任的人来引导和鼓励；应该在良好的学习环境中进行，在保密、信任、尊重的基础上，鼓励学生开放交流，进行自我剖析和反思；引导者必须全身心投入模拟教学中，以有效引导反馈模拟教学的体验；应以理论框架为指导，以结构化的方式实施；具有明确的目标和预期结果，且与模拟教学相一致，引导性反馈的时间至少为 20~30 分钟。

4. 有效评价，提高护理 HFS 教学的质量

近年来，HFS 教学已逐步在护理及其他医学领域推广及应用，一些研究已经充分验

证了其应用效果。目前国内外尚无公认的评价方法或评估工具来综合评价 HFS 教学的效果。常用的 HFS 教学评价方法包括量性评价、质性评价及其他多元化考核方法等。

（1）量性评价方法。主要通过问卷调查等方法主观评价学生的反馈。国外最常用的是美国护理联盟推荐的 Jefferies 的评价框架及量表。评价框架主要从认知、技能表现、学习满意度、评判性思维和自信 5 个方面评价学生的学习效果。量表主要包括学习满意度量表（the student satisfaction with learning scale，SSLS）和自信量表（the self-confidence in learning using simulations scale，SLUSS），均具有良好的信度和效度。此外，还有 Clark 模拟教学评价量表、临床模拟评价量表、Lasater 临床判断评价量表和 Creighton 模拟教学评价量表等。国内通常采用自制的调查问卷来评价模拟教学的效果，但相关问卷大多缺乏严格的信度和效度检验。

（2）质性评价方法。主要通过访谈、反思日记等方法深入了解学生在护理 HFS 教学过程中的学习感悟、体验及收获等。

（3）其他。也有学者通过多元化的考核方式来评价 HFS 教学的效果，包括学生的自我评价、任务执行过程考查、病例相关知识问答、护理文书书写质量等。

（四）目前我国高仿真情景模拟教学设计存在的问题

1. 教学准备存在不足

高仿真情景模拟教学全程设计和组织管理是临床情景模拟教学成功的关键，教学设计的基础是充分的情景模拟准备。高仿真情景模拟教学在准备阶段主要包括 3 个方面：

（1）教师的准备不足：高仿真情景模拟要求教师在不同系统不同病种的知识广度和深度及讲课技能、课堂把握和学生引导方面都要求具备一定能力，所以教师必须具备全面素质才能高质量完成教学。并且教师准备的案例对高仿真情景模拟的实施十分关键，案例设计应与教学目标相联系，符合护生认知特点才会吸引护生注意力，一份高质量的案例可提高护生对模拟教学的积极性。但是，目前我国高仿真情景模拟存在教师准备不足的表现：主要表现为教师不同病种知识掌握不够，或者是准备案例与学生的掌握知识程度不一致，增加了高仿真情景模拟上课的难度。

（2）学生的准备：高仿真情景模拟教学对学生的综合素质要求较高，不仅需要较丰富的专业知识，还需要一定的知识获得能力、组织协调能力、写作能力（编写剧本）、表演能力（模拟表演），但学生多数不具备这些能力，使得情景模拟教学有一定的困难。有些学生认为短时间内学生较难全面地接收与理解，也难以尽快进入角色。

（3）实验室的准备：物品和仪器的准备非常重要，直接影响上课的效果；准备物品不能一蹴而就，需要考虑周全。情景实践中要实验室老师配合的，如模拟人体征参数及其变动、模拟人的发音等，需要进行详细的要求说明，这样才能起到较好的配合效果。目前因为实验室资源有限，实验室准备老师的临床经验不足，会导致物品准备不全面，或与临床有很大的差距。

2. 教学实施存在不足

（1）情景的仿真程度不够。

高仿真情景模拟实施包括两个方面：模拟技术或方法的应用以及环境的逼真，并强调情景的逼真程度应与学习目标相一致。逼真的临床场景是保证情景模拟教学实施成功的前提。实验室的仿真情景毕竟和临床环境存在一定区别，很难做到高度仿真。高仿真情景模拟教学不仅要求患者仿真，还需要环境的仿真，实验室的设计和情景都很难与临床完全一致。这与国外学者研究一致。如情景设置中要让学生解释检查结果，并和患者沟通，学生由于没有亲身体验，很难提出真实患者可能提出的一些疑问。另外，目前情景设计中，出院时进行的健康指导较多，穿插在住院期间的相对少，学生在情景中做的健康教育形式单一，比如只可以通过口头进行健康教育，不能使用多媒体等设施进行健康教育，并不能达到预期的教学效果。

（2）高仿真模拟系统利用不足。

高仿真情景模拟是借助多媒体辅助模拟人、高仿真模拟人、Simman 3G 综合模拟人、Simbaby 模拟人、Microsim 模拟系统或标准化病人来实现，但是并不是在每一个科目或者系统都可以利用到这些技术。一方面是因为这些技术还存在着一些问题，如系统的不定，有时会在上课时出现故障从而影响课程进度和质量；另一方面是因为有些疾病的情景模拟确实无法使用这些技术，例如传染性疾病、血液系统以及风湿免疫类疾病等。因为模拟人不能模拟出病人的真实情况。

（3）高仿真情景模拟实施时间不足。

由于时间不够充足，学生在高仿真情景模拟中暴露出较多问题，包括护理操作步骤简化，因为上课时间有限，学生在操作时可能将步骤简化，不像在学习基础护理或专科护理操作时那样按部就班，更像临床实际工作，但有教师也担心在学生仍未达到熟练操作阶段时这种简化可能对学生会有不利的影响。

3. 教学评价多集中于教学效果

当前，护理高仿真情景模拟教学评价集中于教学效果评价而缺少对教学过程的评价，甚至忽略了教学背景以及教学输入的评价。目前国内护理学高仿真模拟教学的教学评价多集中于教学效果的评价，如学生自信及自我效能、学生沟通能力、团队合作能力、评判性思维能力等方面，无法实现对高仿真情景模拟教学整个过程全面的评价。另外，高仿真情景模拟教学涉及的观察法、量表评定、自我反思、引导性反馈、小组焦点讨论、访谈法等多种形成性和总结性评价方法，缺少有针对性的标准化评价工具的设计及使用，国内大多为自行开发的调查问卷且缺少信效度检验，致使评价的结果不具有对比性，在对评价结果进行推断或量化时会产生偏差。

（五）高仿真情景模拟教学设计的完善策略

国际临床模拟和学习护理协会（The International Nursing Association for Clinical Simulation and Learning，INACSL）指出仿真设计的关键要素包括：需求评估、可衡量目标、仿真形式、参与者准备、临床情况或案例、保真度、促进者和促进方法、简报、汇报和反馈以及评价。针对我国高仿真情景模拟组织设计目前存在的问题，提出以下相应对策。

1. 明确教学目标和学生需求

高仿真模拟在实施之前需要明确教学目标并且对学生的需求进行评估。在设计教学目标的时候，要考虑到参与者的知识水平和经验，这些目标是可以衡量的目标，有挑战性，但可以达到，并且在适当的时间范围内是可以实现的。根据教学目标和参与者的需求来指导高仿真情景模拟教学的教学设计。在设计阶段，确定参与者在经历之后将会或不会得到哪些目标。

2. 教师、学生和案例的充分准备

临床场景或案例的开发为仿真体验提供了背景。临床案例应尽可能包括临床情况和背景、临床进展和线索、时限、脚本和关键行动。案例的全貌可以以口头方式给予学生，并适当提供线索，在学生偏离预期目标时及时调整，也可以通过数据或以各种方式，包括口头方式、视觉上（例如，通过监视器上的生命体征的改变）结果来实现。在情景模拟教学初期可以对案例进行脚本的编辑，并发放给学生，以增加场景的可重复性和可靠性，但是如果出现脚本之外的对话可能会干扰学习目标的实现，影响场景或案例的有效性。

3. 学生事先熟悉情景病例

在实施前可以对每个案例进行书面或录制，或者对每个案例内容及其案例的过程进行标准化，应包括学生对空间、设备、模拟器、评估方法、角色（学生/教师/标准化患者）、时间分配、目标、患者情况和局限的了解。实践操作前先做介绍并让他们参观SimMan 高仿真综合模拟人以及高仿真情景教学环境。提前让学生观看高仿真模拟教学的录像，或者专门的指导性教学手册，以增加感性认识，了解全部流程和注意事项，提高课堂教学效率。

4. 保证高仿真模拟的真实

基于实验室条件有限，并且由于各种因素造成实验室与临床之间存在差别，不能完全还原临床情景，应从以下两个方面来改善仿真程度。（1）环境保真度：在模拟活动物理环境时可以考虑一下几个因素是否做到，包括 3G 模拟人、模拟器、标准化患者、环境、设备、相关道具等因素。例如，患者和护士允许真实对话，有噪音干扰，还有家庭成员和其他医疗团队成员的参与。（2）概念保真度：确保情景或案例的所有要素以一种现实的方式相互关联，从而整个案例对学习者是有意义的。为了保证概念保真度，案例或场景应由学科专家进行审查，并再与学习者一起使用之前进行测试。

5. 探寻合理的情景模拟教学评价方法

在高仿真情景模拟教学评价中，形成性评价方法和总结性评价方法常结合运用。护理教育者可参照有循证基础的模拟教学最佳实践标准进行教学评价。国际临床模拟及教学护理协会发布的《模拟教学最佳实践标准Ⅶ：参与者评估和评价》中，详细阐述了形成性评价和总结性评价实施标准和指南，为形成性评价和总结性评价的规范化实施提供了科学依据。形成性评价方法和总结性评价方法可结合定性和定量这两种评价方法。用相关量表进行定量评价，以定性评价作为定量评价的补充，并且开发适宜的教学评价框架。除此之外，问卷调查法是高仿真情景模拟教学评价最常见的评价工具，国外发展了 Lasater 临床判断评价量表（The Lasater Clinical Judgment Rubric，LCJR）、西雅图大学高仿真模拟教学评价量表（The Seattle University Simulation Evaluation Tool）、克莱顿能力评价工具（Creighton Competency Evaluation Instrument，CCEI），均有较好的信效度，可以考虑引进并进行本土化的研究后应用于课程教学中。

6. 使用情景模拟设计模板

国外有些学者报道了高仿真情景模拟的设计模板，可以选择模板来指导情景模拟的设计并使设计过程标准化。例如 Alinier G，Zendejas B 等学者在国外发表了情景模拟的设计模板，国外的研究进展值得我国的护理教育者思考与学习。各组织和机构可以通过分享高仿真情景模拟的经验，使用更多基于模拟的经验为学生设计课程。

第七节　虚拟现实教学

美国新媒体联盟发布的《新媒体联盟地平线报告：2013 基础教育版》中指出，3D 打印、虚拟现实技术以及远程实验室等新兴技术在未来的 3~5 年内在教育领域中得到普及及推广。

一、虚拟现实的起源及定义

虚拟现实技术（Virtual Reality，VR）起源于 20 世纪 30 年代，第一个虚拟现实设备是飞行模拟器，体验者乘坐它可以实现对飞行的一种感觉体验。随着科学技术、电子就算技术的飞速发展，各种各样的仿真模拟器陆续出现。20 世纪 50 年代，Heileg 发明了摩托车仿真器，具有三位显示及立体声效果，体验者可以感受到震动的感觉。20 世纪 70 年代，Sutherland 等研制出头盔式显示器，体验者可以通过该设备看到眼前漂浮的一个发光体，还可以通过转动自己的头部来了解该发光体的不同侧面，从而掌握该发光体的整体结构。到了 20 世纪 90 年代，随着计算机科学技术的高速发展，虚拟现实技术已进入快速发展时期，且体验者可以根据自己的眼球转动来体会不同的场景变化。以前的人们在进行人机对话时，主要是通过操作者敲击键盘和鼠标，面对电脑屏幕来输入相应的指令，目前我们处于多媒体时代，可以通过数据手套、头盔等工具来对虚拟物体进行操作控制。

随着虚拟现实技术的发展，学者们对虚拟现实技术的定义也进行了相应的论述，赵群等认为虚拟现实技术是以计算机技术为核心的现代高科技生成逼真的视、听、触觉一体化的特定范围的虚拟环境，用户借助必要的设备以自然的方式与虚拟环境中的对象进行交互作用、相互影响，从而产生等同于亲临真实环境的感受和体验。赵沁平提出虚拟现实技术是以计算机技术为核心，结合相关学科技术，形成与真实环境中的视、听、触觉等方面十分相似的数字化环境，实验者必须借助一定的装备与数字化环境中的对象进行交互作用，从而产生身临其境的感受与体验，是一种逐步认识自然、了解自然、模拟自然、适应自然的科学技术。笔者认为虚拟现实技术是利用计算机技术生成的一种人为的三维的虚拟环境，或者是将现实环境模拟到虚拟环境中，通过多种专用的设备让体验者"嵌入"该虚拟环境中，从而使体验者在视、听、触觉等方面产生一种投入其中的科学技术。

二、虚拟现实技术的特征及分类

虚拟现实技术的四个基本特征分别是沉浸性（immersion）、交互性（interaction）、构想性（imagination）以及行为性（behavior），且这四个体征也被称为 3I+B，其中，沉浸性与交互性是虚拟现实技术的关键特征。沉浸性是指体验者作为主角运用多种方式沉浸在虚拟环境中的真实程度。理想状态下的虚拟环境可以让体验者难以分辨环境的真假程度，如可视化场景随着视觉的变化而变化，有时候甚至能超越现实，形成比现实还逼真的照明和音响效果。交互性是指体验者对虚拟环境中的物体的可操作程度和从环境中得到的反馈的自然程度，即计算机可根据体验者的头、眼及躯体运动来调整呈现的图像及声音，体验者也可通过躯体运动或动作来观察、操作虚拟环境中相应的对象。比如，体验者可用手直接抓取虚拟环境内的物品，不仅可以通过手来触摸，还可以感受该物品的重量，并随着手的移动而移动。构想性是指体验者通过嵌入在多维信息空间中，依靠自己的感知和认知能力来全方位地获取相应的知识，发挥其主观能动性，从而形成新的概念、知识，进而提高体验者感性与理性认知，此外，构想的深度决定着虚拟现实技术的内容和发展深度以及影响范围。行为性是交互性的表达方式，比如，体验者想要更多的互动就需要更多类别的传感器，所以激光定位器、追踪器、运动传感器等应运而生。

根据虚拟现实技术嵌入程度以及系统功能的不同将虚拟现实技术系统分为桌面式虚拟现实系统、沉浸式虚拟现实系统、增强现实性虚拟现实系统和分布式虚拟现实系统。

1. 桌面式虚拟现实系统

所谓桌面式虚拟现实系统是指利用计算机或图形等工具进行模拟仿真，以计算机的屏幕作为用户观察虚拟空间的窗口，用户可以通过使用鼠标、键盘、追踪器及力矩球等设备与虚拟空间进行交互的一种简化的虚拟现实系统。计算机图形技术是该系统的关键技术。在该系统中，体验者会受到周围环境的感染而缺乏沉浸性，是一种初级的虚拟状态，由于其成本较低，实现难度较低，门槛也较低，因此在各领域应用较为广泛。

2. 沉浸式虚拟现实系统

所谓沉浸式虚拟现实系统是利用数据手套、头盔显示器、传感器等复杂的交互设备，为体验者提供完全投入的功能，使得体验者有一种置身于真实体验中的感觉的一种虚拟现实系统。例如，熊晓菊等利用香港理工大学设计的包括 3D 眼镜、鼠标、耳机以及电脑等虚拟现实系统来分散拔智齿患者的注意力，从而降低其疼痛感。此外，这种类型的虚拟现实系统是目前影响最广、在可操作的前提下潜力最大的一种类型，但由于该系统需要相应的硬件环境支持，所以限制了其在教育领域中的广泛应用。

3. 增强现实性虚拟现实系统

所谓增强现实性虚拟现实系统是指体验者利用虚拟现实系统来增强其对现实环境中无法感知或不方便感知的事物的感知，不需要将体验者与现实环境分开，其最终目的是将计算机生成的虚拟信息完全嵌入体验者所能观察到的真实世界中。比如新加坡国立医院的肿瘤科医生通过增强虚拟现实系统来掌握肿瘤周边的复杂结构、血流情况，从而帮助医生顺利切除肿瘤，提高手术的成功率。由于增强现实虚拟系统可以延伸体验者的视觉，增强体验者的视觉感官，因此是教育领域中最具有发展前景的一种虚拟现实系统。

4. 分布式虚拟现实系统

所谓分布式虚拟现实系统是指基于网络的虚拟环境，让位于不同物理环境位置的多个虚拟环境或者多个用户能够通过网络相接，是前面三种类型的虚拟现实系统的集合。比如，在不同省份实习的医学生可以通过网络来实现对患者进行虚拟手术的练习，从而提高医学生的临床操作技能。

三、基于虚拟现实技术的护理教学的优点

护理是一门理论与实践相结合的一级学科，不仅需要掌握理论知识，同时注重临床实践。传统的护理教学模式一般以教科书、教案、板书等形式进行，是一种静态、平面的教学方法，且某些护理课程比较抽象，难以理解，护理实践课程的有些操作较为复杂，难度较大，且实验资源有限；而基于虚拟现实技术的护理教学可以使抽象的护理概念具体化，且还具备教学方式灵活、有利于提高护生的临床实践能力、培养护生独立性和创造性以及扩宽了学生观察的广度和深度等特点。

（一）教学方式灵活

基于虚拟现实技术的护理教学模式打破了传统教学模式的静态、平面等特点，可以将抽象的概念通过三维建模等技术具体化，从而提高护理教学质量。同时，基于虚拟现实技术的护理教学模式可以不受时间和空间的限制随时、方便地促进护生进行知识的内化吸收，并且可以利用网络教学来提高护生的教学效率。此外，该教学模式能够灵活地提供给护生不同的护理教学内容与实验教学内容，护生可以依据自身的学习情况以及兴趣爱好确定学习的内容以及学习进度，从而最大限度地满足护生的个体化需求以及个性化学习。

（二）有利于提高护生的临床实践能力以及动手操作能力

由于护理教育以及医疗技术的快速发展、规模的不断扩大，出现了临床实践教学资源不足、学生接触临床、见到典型案例的机会少等问题，而虚拟现实的实验教学是真实实验的一个有机组成部分，解决护生在临床实践学习过程中实践资源不足、经典病历缺乏等问题。虚、实设备的使用是相辅相成的，虚拟环境中的模式和方法的掌握对实际的设计和动手能力是有很大的帮助的。虽然虚拟实验教学没有办法提供近乎真实的体验，但该模式能够通过反复练习来提高护生对某一项护理操作的认识以及掌握该项护理操作的流程，在今后的临床实践中遇到类似的临床情境时，就有一定的经验来帮助护生做出正确的操作。因此，虚拟现实的临床实践教学有利于提高护生在实际的临床操作中的动手能力。比如，人体解剖学对于每个护生来讲是非常基础以及重要的一门课程，但由于其内容繁多，模型的不真实、标本损耗以及匮乏，且课程讲解以二维图片展示为主，缺乏人体的立体层次结构等问题，导致学生的学习效果差，不能很好地掌握各个结构的空间位置以及难点内容。而长春中医药大学采用美国国家医学图书馆构建的 VHP（Visible Human Project）三维数字化可视化平台构建了全数字化的虚拟可视化人体三维解剖模型，通过该教学方式激发了医学生的学习兴趣，并提高了其动手操作能力。

（三）有助于护生的创新思维能力和探索精神，培养护生的独立性和创造性

基于虚拟现实技术的护理教学模式是一种以经验为基础、具有直接验证和探索性质的学习情境。当护生在检验某一护理理论或假设时，在直接验证的过程中，通过观察、研究实验现象，加深对所学理论知识的感性认识，掌握基本护理操作知识、基本护理操作方法以及流程，获得对知识的准确理解。探索并不一定需要一种理论或者假设来作为指导，但

实验结果可能会成为某一理论提出的某些观点。在探索的过程中，学生能体验到知识产生的过程，扩大自己的想象空间，学会通过实验来解决相应的临床问题，有利于独立性以及创造性的培养。

（四）拓宽了观察的广度与深度

基于虚拟现实技术的护理教学模式不仅可以通过动画将临床实践流程全方位地展示给护生，还可以通过拆卸关键关键部分，对操作流程进行解剖式的展示，从而增强护生对临床护理操作的熟悉程度以及对新技术的把握程度，为更好地护理病人打下坚实的基础。此外，基于虚拟现实技术的护理教学模式可以将抽象的概念变得生动、具体化，并将一些不易观察的微量放大，更便于学生观察临床实践操作细节，减少遗漏，从而避免了因观察范围限制或次要因素影响而产生干扰。

总之，基于虚拟现实技术的护理教学模式，人机界面友好，设备呈现直观、真实；在进行真实临床护理操作前可以熟悉护理操作的流程以及注意事项；具有高交互性，护生所做的每一步护理操作都会得到立竿见影、符合规则的反馈效果，体现出人与计算机和谐相处；此外，最重要的一点是可以准确地反映护生的实际临床护理操作能力。

四、虚拟现实技术在护理教学中的应用

我国的虚拟现实技术研究开始于 20 世纪 90 年代，涉及计算机图形、传感器技术、动力学、光学及社会心理学等众多学科，近年来也逐渐引起了护理学者的关注和重视，在理论教育、护理技能培训等领域均有报道，取得了显著的效果。

（一）利用虚拟现实技术学习护理理论与操作知识

通过虚拟现实技术，教师可以在课堂上陪学生一起经历虚拟情境，一边观察一边讲解；也可以让学生在虚拟景物、虚拟环境中仔细观察、自主学习，进而理解有关的概念和知识。这种与虚拟景物和虚拟管径之间的互动，能有效发挥护生的主观能动性，使护生真正参与到教学活动中，成为学习的主题，并保持较高的学习热情和较好的空间想象力。

（二）利用虚拟现实技术创建三维虚拟校园

虚拟现实技术具有沉浸性、交互性、虚幻性以及逼真性等特点，可以用来创建虚拟仿真校园，这也是虚拟仿真技术与网络技术在教育领域中最早的具体应用。早期的虚拟仿真技术主要用于对校园场景进行三维演示，随着研究的深入和技术的发展，基于教学、教务、校园生活的三维可视化虚拟校园初具规模并不断发展，最终构建成一个完整的虚拟校园体系，为拉学提供真实、互动、情节化的场景。

（三）利用虚拟现实技术进行模拟教学

虚拟现实技术为护生提供了丰富的学习资源以及选择学习材料和学习方式的机会，通过虚拟现实技术，护生可以学习一些在实际中具有时间性、可变性、距离性、抽象性且用

别的方法很难观察和验证的事物。虚拟现实技术的出现，为情景模拟教学法的实施提供更有效的支持。首先虚拟现实技术通过在软件层面的合理设计，已经预先构建出情景模拟教学法所需的场景，从根本上省略了教师前期的准备工作，而且其情景还原程度更为逼真，能够为护生带来身临其境的感受；其次在虚拟现实技术构建的场景中，每个护生都是以主角的角色进入场景，不需要其他护生进行角色转换来配合其完成课程，从而保证了护生整体的操作体验和学习效果。

（四）利用虚拟现实技术对护生开展护理临床技能训练

虚拟现实技术的沉浸性和交互性，使护生在虚拟学习环境中进行学习时，会有一种身临其境之感，这对训练护生的临床操作技能非常有利。例如，应用于护生护理学基础操作流程的虚拟仿真系统，可以模拟吸氧、输液、肌注等 50 项基础护理操作的全过程，也可以根据提示完成 2 项以上的基础护理操作，还可以在有场景的情况下依据临床案例，护生进行相应的病例演练，每个病例包含 4~5 项基础护理操作，从而提高护生的护理操作技能水平。

五、虚拟现实技术在护理教学与护理临床技能培训的典型案例

（一）护理操作技能训练

鼻胃管的放置是一项常见的护理操作，但是插入过程和插入的位置是盲目的，可能会错误地插入到其他位置，导致意想不到的并发症或死亡事件。Choi 等提出了一种基于虚拟现实的模拟训练系统促进鼻胃管放置的培训，它侧重于模拟管插入时通过触觉设备呈现反馈。系统已经被护理专业人员评估，他们发现，模拟所产生的触觉感受类似于他们实际进行鼻胃管插入时的感受，该系统提供了一种新的教育工具来培训鼻胃管置入。当前的静脉注射（IV）导管位置训练方法利用塑料手臂，但缺乏变化。一个互动的拟现实模拟静脉导管穿刺训练系统（CathSim 训练系统），由一台电脑和触觉反馈装置即静脉穿刺用的"胳膊"组成，用户可选择不同的临床情境进行训练，在穿刺过程中通过显示屏观察局部解剖和进针角度，并体验穿刺时"真实"的突破感。系统还可以模拟患者发出疼痛的声音，播放标准操作过程，并将学生操作过程录制下来供学生和指导老师进行评价，该系统具有成本低、高仿真和无风险特性。Engum 等将 CathSim 训练系统与传统实验室的静脉穿刺技能教学方法进行比较，结果传统的学习方法被学生优先选择，但这两种方法的结合的教育可能会进一步提高学生的满意度和技能水平。

（二）护理理论知识学习

护理理论教学一般以教科书为基础，以挂图、标本及多媒体形式教学，绝大多数学生感觉理论课程，尤其是人体解剖学、生理学、诊断学、病理生理学等医学基础课程的学习枯燥、不易理解、不易记忆，容易产生厌学情绪。Microsoft HoloLens 是一种混合现实的设备，混合现实是虚拟世界与真实世界的高度互动和融合，通过这种设备可以看到人体及内部结构，如肌肉和骨骼的各个层面都可以查看，以便掌握解剖学和生理学。这种技术可以

取代尸体，能够加深对人体的真实的三维形态概念，超越了传统的教学方法。

（三）模拟危险场景

Dubovsky 等利用虚拟现实技术模拟急诊科灾害后应付场景，通过模拟不同的场景来确定护士的反应，护士根据病人的严重程度进行适当的分流和处理，并与病人进行沟通，参与研究的护士感觉除了身体的活动，其他的模拟任务和他们在工作场所的工作一样。虚拟的急诊室可以用来研究灾难场景中，护士进行应对和处理，并有与其他学科团队合作意识。Farra 等则注重利用虚拟现实仿真技术培养护士在灾难中的去除污染源、防污染和传染能力、个人安全防护设备（即在有传染病或其他危险暴露的情况下）的安全使用，从而能够降低错误处理所导致的疾病发病率和死亡率，但这种虚拟仿真模拟训练进行灾害教育还需要进一步研究调查以促进积极成果。虚拟现实仿真提供了一个独特的教学策略，学生可以学习临床技能，同时培养协作和沟通能力。

（四）正确评估和处理患者

Digital Clinical Experience（DCE）是学生可以在家自主与 3D 虚拟病人实现语音互动，能识别和响应超过 10 万个问题，这种虚拟环境可以让学生在面对和处理虚拟病人时，可以自由地向他们提问，为他们进行健康教育和体检。DCE 虚拟病人有不同的社会文化背景，包括儿童、青少年、成年人、老年人，可以从任何家庭、教室或实验室的设备接入互联网进行访问。学生通过虚拟教师引导，进行病人身体评估、查看病历、开发诊断或制定保健计划，还可以进行适当干预（如给药），如果同时有其他学生，则可以进行团队协作共同解决问题。此虚拟仿真系统，让学生学会独立思考，在家也可以方便地学习，并提供补救和重复学习的机会。

（五）高风险操作的模拟训练

输血和血液制品的管理是一个复杂的、涉及多个专业的任务，从捐献者到患者其中每个环节都很容易出错。虚拟现实模拟训练可以模拟其中每个环节，进行身份错误识别和风险管理，提高患者安全。Vidal 等运用 CathSim ITS 系统进行静脉抽血技术培训，CathSim ITS 系统有 6 个患者放血模块。一旦选择了一个模块，病人的手臂图像将显示在计算机屏幕上，引导学生通过计算机的鼠标进行相关步骤。学生在鼠标位置插入虚拟针，在屏幕上如果虚拟收集管充满血液，则静脉抽血获得成功。调查结果显示，学生在虚拟现实模拟器下表现得更好，防止疼痛、血肿形成和再插入。

六、虚拟现实技术运用于护理教育中存在的问题

（一）虚拟教学的开展需要大量资金支持

首先，虚拟现实技术相关设备价格昂贵；其次，因为虚拟现实技术涉及了电脑及其他技术设备，需要聘请专业技术人员进行设备维护与培训；最后，部分学校只关注当前利益，不愿花费资金引进虚拟现实技术。

（二）虚拟教学在某些方面无法锻炼学生的自主思考能力

运用虚拟现实技术教学容易导致部分护生在学习知识和完成学习任务时可能出现注意力不集中和怕思考等情况，因此发挥不了虚拟教学应用于临床护理专业基础护理教学中的作用。如果处理不当还会导致一些学生依赖于虚拟的网络教学，其数据信息的简单易取容易导致剽窃他人学习成果的现象，不能使学生养成良好的分析问题的能力，也不能完全解决现实中临床护理专业教学中遇到的所有问题，难以促进学生综合素质和动手能力的提高。因此不能完全依靠虚拟仿真技术来完成对临床护理专业的教学。

（三）虚拟教学对教师计算机水平要求较高

虚拟现实技术是一项新兴科技，技术含量高，对教师的计算机水平有一定要求。在解剖课件制作中，3D MAX 等三维动画制作工具，不易掌握。在国内应用比较广泛的虚拟现实软件有中视典公司的 VRP 和 Eon Studio 开发平台等，每种软件都具有不同的特点，均可以进行虚拟建模的开发与应用。需要教师有一定的计算机水平，但这个要求在现实中难以全部达到。因此虚拟仿真技术与教育的深度融合还需要很长时间来研究与探索。

（四）虚拟教学的节奏和进度难以控制

虚拟现实平台能在短时间内为临床护理专业的学生带来海量护理学学科的信息，而教师在虚拟教学课程设计的过程中难以把握教学速度和临床学生接受知识的能力。部分学生无法跟上课程进度，容易导致学生单纯被动地接受授课内容。虚拟教学可能会在进度上阻碍学生对护理基础学科课程的学习。

（五）虚拟教学给学生带来无法理解的空洞感

由于桌面虚拟教学环境的虚拟性，教学过程中桌面虚拟技术通过图像和声音等要素进行虚拟教学，学习者总是围绕计算机界面来进行学习。这种因时空间隔而产生的空洞感会使学生失去对知识学习的信心，对学习产生厌烦的心理。这无疑加大了学生在学习护理专业基础医学学科的难度。

（六）虚拟教学目前无法根据用户的个性化需求来支持

多种不同的教学风格在实际教学过程中，不同的学习者往往会因为自身学习、工作和生活环境的不同而表现出个性化差异。每个学生都是独一无二的，所以学习方法和接受知识的方式也是不同的。虚拟教学过程中无法实现即时沟通和有效的面对面交流，学生反馈信息无法第一时间得到解决，很难凸显护理专业教学个性化特点。

（七）护理学虚拟教学软件有待开发

由于医学专业性较强，大部分技术人员不熟悉医疗护理领域，因此编写虚拟病例软件时往往不能把握学生需要掌握的重点带难点，阻碍了虚拟现实技术在护理教育领域的发展。

（八）虚拟模拟环境下学习者易出现情感缺失

一方面，学生主要面对各种机器，与老师、同学之间缺乏情感交流并且长时间处在虚拟环境内会产生感知疲劳，影响实验交互感受；另一方面，学习者处在虚拟的环境中，可能会觉得自己无需对错误操作所造成的后果负责，从而造成学习者责任感的缺失。

参 考 文 献

［1］邹妍洵. An Empirical Study on the New Blended Learning Model of College English Writing Teaching［J］. Advances in Education，2018，08（02）：151-159.

［2］王佳文. O2O 线上线下教学模式研究综述［J］. 广西广播电视大学学报，2019，30（01）：5-8.

［3］倪俊杰，丁书林. O2O 直播课堂教学模式及其实践研究［J］. 中国电化教育，2017（11）：114-118.

［4］贺斌，曹阳. SPOC：基于 MOOC 的教学流程创新［J］. 中国电化教育，2015（03）：22-29.

［5］王秋月."慕课""微课"与"翻转课堂"的实质及其应用［J］. 上海教育科研，2014（08）：15-18.

［6］基于 MOOC 的翻转课堂教学模式研究［J］. 教学实践与教师专业发展，2015（339）：102-108.

［7］严小云. 依托 O2O 线上线下教学模式的教学设计"3+1"［J］. 文教资料，2018（2）.

［8］杨丽全，陈良英，林朝芹，等. 创新高仿真情景模拟教学融入护理风险教育模式在护理学综合实验教学中的应用［J］. 护理研究，2019，33（13）：2306-2310.

［9］谢娟，张婷，程凤农. 基于 CIPP 的翻转课堂教学评价体系构建［J］. 现代远程教育研究，2017（05）：95-103.

［10］王爱侠，张海涛，王智钢，等. 基于 MOOC 的 SPOC 教学团队建设思考［J］. 实验技术与管理，2018，35（02）：200-203.

［11］白东梅. 基于 SPOC 与翻转课堂的线上线下交互反馈在内科护理学教学中的模式改革研究［J］. 护理研究，2019，33（16）：2858-2861.

［12］王晓跃，习海旭，柳益君，等. 基于 SPOC 混合式学习模式的学习支持服务构建研究［J］. 电化教育研究，2019，40（03）：48-53.

［13］刘培培，吕利明，王硕，等. 小规模限制性在线课程的发展及其在护理教学中的应用现状［J］. 护理研究，2019，33（11）：1880-1882.

［14］兰英. O2O 混合式教学模式在高职教育中的应用［J］. 新教育时代电子杂志（教师版），2018（48）：271.

［15］贾彦彦，常晓晓. 情境模拟教学在我国护理教育中的应用现状分析［J］. 课程教育研究，2018（52）：254-255.

［16］王桂敏，张新宇，尹兵．情境模拟教学法在护理教育中的应用［J］．中华护理教育，2013，10（11）：516-519．

［17］王艳，尚少梅．情境模拟教学法在护理教育中的研究与实践进展［J］．中华护理教育，2013，10（07）：304-307．

［18］杨宝娜，李映红．情景教学在我国护理教育中的应用现状与思考［J］．现代医用影像学，2018，27（7）：2599-2600．

［19］焦静，张晓静，李越．情景模拟教学在我国护士在职教育中的应用现状与展望［J］．中国护理管理，2015，15（01）：49-51．

［20］朱君鸽．情景模拟教学在我国护理教育中的应用现状［J］．读与写杂志，2019，16（1）：71．

［21］刘军艳．情景模拟教学在护理专业学生学习中的应用综述［J］．课程教育研究，2019（35）：238．

［22］朱可可，崔香淑．情景模拟教学法在护理教育中的应用［J］．科技世界，2018（24）：137-138．

［23］李依霖，康晓凤，陈京立．情景模拟教学课程资源的现状与研究进展［J］．中华现代护理杂志，2017，23（36）：4670-4672．

［24］蔡宝来，张诗雅，杨伊．慕课与翻转课堂：概念、基本特征及设计策略［J］．教育研究，2015，36（11）：82-90．

［25］彭歆，贾会英，梁靖，等．慕课在护理教育中的应用现状［J］．护理学杂志，2017，32（08）：110-113．

［26］郭晶，张玲芝，朱修文，等．慕课网络教学平台在基础护理教学中的应用与管理［J］．中国护理管理，2017，17（03）：351-354．

［27］王璟，王自盼，岳树锦，等．我国高仿真情景模拟护理课程教学设计存在的问题及对策［J］．护理学报，2018，25（22）：11-15．

［28］章雅青．我国高等护理教育中开展学生标准化病人临床情景模拟教学的思考［J］．上海护理，2019，19（10）：1-3．

［29］张文熙，金悦，薛松梅．护理专业高仿真模拟教学的 SWOT 分析性创新研究［J］．智库时代，2019（41）：238-253．

［30］杨婧，沈丽琼，金晓燕．护理情景模拟教学质量影响因素的研究进展［J］．护理学杂志，2016，31（15）：104-106．

［31］祝智庭．智慧教育新发展：从翻转课堂到智慧课堂及智慧学习空间［J］．开放教育研究，2016，22（01）：18-26．

［32］刘海军．构建有效互动的 O2O 教学模式［J］．教学与管理，2018（3）：49-51．

［33］张敏，顾迎春，陆一春．混合式教学在护理教学中应用的研究进展［J］．中华现代护理杂志，2018，24（35）：4330-4333．

［34］王露，朱萍，谢莉玲，等．混合式教学在护理教育应用的研究进展［J］．护理学杂志，2019，34（10）：98-101．

［35］李雯雯，李小玲，赵荫环．混合式教学模式在国内医学教育中的研究现状［J］．中

国医学教育技术，2019，33（05）：518-522.

[36] 李丹，谷芳秋，宫建美，等．线上线下O2O线上线下教学模式在护理学课程中的应用与研究［J］．中国继续医学教育，2018，10（08）：37-39.

[37] 沈秋月，蒋玉娣，倪娟，等．线上线下混合式教学模式在护理教学应用中的态势分析［J］．继续医学教育，2018，32（11）：20-21.

[38] 李书光．翻转课堂BDA表现性评价模式研究——基于CIPP评价模式［J］．南方职业教育学刊，2018，8（04）：72-76.

[39] 吴仁英，王坦．翻转课堂：教师面临的现实挑战及因应策略［J］．教育研究，2017，38（02）：112-122.

[40] 周淑焓．翻转课堂教学模式带来的转变和启示［J］．软件导刊（教育技术），2019，18（02）：31-32.

[41] 费谏章．翻转课堂模式下学生学习行为评价［J］．中学课程辅导（教学研究），2018，12（6）：95-96.

[42] 李斌，侯雨箫，魏岚．翻转课堂研究综述［J］．教育现代化，2017（20）：151-152.

[43] 尹铁燕，彭羽．翻转课堂研究述评［J］．当代教育论坛，2015（01）：94-102.

[44] 张莉芳，丁珍珠，何兰燕，等．虚拟现实技术在护理教学中的应用现状及问题分析［J］．中华护理教育，2018，15（03）：231-234.

[45] 陈赛君．虚拟现实技术在护理教育领域应用的研究进展［J］．国际护理学杂志，2018，37（18）：2590-2592.

[46] 刘和海，张舒予，朱丽兰．论"慕课"本质、内涵与价值［J］．现代教育技术，2014，24（12）：5-11.

[47] 程守梅，贺彦凤，刘云波．论情境模拟教学法的理论依据［J］．成人教育，2011，31（07）：43-44.

[48] 王辉，吴臣，沙凯辉．高仿真情景教学在护理实践教学中应用的SWOT分析［J］．医学教育研究与实践，2017，25（4）：507-509.

[49] 瑄翟，何大维，傅跃先，等．高仿真情景模拟教学在健康评估教学中的应用［J］．医学教育，2012，41（11）：1136-1137.

[50] 梁鸽．高仿真情景模拟教学在我国护理教育中的应用现状［J］．中国继续医学教育，2018，10（11）：27-28.

[51] 吕露露，胡力云，郭红．高仿真模拟人情景教学在临床护理课程教学中的SWOT分析［J］．中华现代护理杂志，2015（36）：4459-4462.

[52] 范琳琳，钟琴．高仿真模拟情景教学在儿科护理实训教学中的SWOT分析［J］．西部中医药，2018，31（10）：27-31.

[53] 白宝鑫，柯玉叶，李明，等．高仿真模拟教学在护理学中的应用进展［J］．护理研究，2015，29（12）：1416-1419.

[54] 章雅青．高仿真模拟教学在护理教学中的实践与反思［J］．上海护理，2018，18（07）：5-8.

[55] 冀小飞．高仿真模拟教学在护理教育中的应用现状研究［J］．当代护士（下旬刊），

2019, 26（02）：15-17.

[56] 凤李，李明梅，李艳萍，等．高校线上线下（O2O）教学面临的困境及应对措施 [J]．科学咨询，2018（27）：39-40.

[57] 罗先武，刘萍．护理模拟教学 [M]．北京：人民卫生出版社，2016.

[58] 朱亚莉，王亚楠，张军．慕课应用于在职护理教育的现状 [J]．实用临床护理学电子杂志，2018，3（11）：197-198.

[59] 杨欢，张军，范湘鸿．CBL 教学法在护理本科教学中的研究进展 [J]．护理研究，2016，30（04）：402-405.

[60] 张军，周焓，韩则政．合作性学习在护理教学中的应用现状 [J]．中华护理教育，2015，12（04）：311-313.

[61] 张军，郑萍萍，李蓉蓉，等．护理本科生对模拟教学的整体体验：益处、过程及障碍 [J]．中华护理教育，2014，11（04）：276-281.

[62] Westerlaken M, Christiaans-Dingelhoff I, Filius R M, et al. Blended learning for postgraduates：an interactive experience [J]. BMC Medical Education, 2019, 19（1）.

[63] Hew K F, Lo C K. Flipped classroom improves student learning in health professions education：a meta-analysis [J]. BMC Medical Education, 2018, 18（1）.

[64] DeLozier S J, Rhodes M G. Flipped Classrooms：a Review of Key Ideas and Recommendations for Practice [J]. Educational Psychology Review, 2017, 29（1）：141-151.

[65] Kim M K, Kim S M, Khera O, et al. The experience of three flipped classrooms in an urban university：an exploration of design principles [J]. The Internet and Higher Education, 2014, 22：37-50.

[66] Jenson C E, Forsyth D M. Virtual Reality Simulation [J]. CIN：Computers, Informatics, Nursing, 2012, 30（6）：312-318.

[67] Littlejohn A, Hood N, Milligan C, et al. Learning in MOOCs：Motivations and self-regulated learning in MOOCs [J]. The Internet and Higher Education, 2016, 29：40-48.

[68] Guo P. MOOC and SPOC, Which One is Better？ [J]. Eurasia Journal of Mathematics, Science and Technology Education, 2017, 13（8）：5961-5967.

[69] Ramírez-Donoso L, Rojas-Riethmuller J S, Pérez-Sanagustín M, et al. MyMOOCSpace：A cloud-based mobile system to support effective collaboration in higher education online courses [J]. Computer Applications in Engineering Education, 2017, 25（6）：910-926.

[70] Gilboy M B, Heinerichs S, Pazzaglia G. Enhancing Student Engagement Using the Flipped Classroom [J]. Journal of Nutrition Education and Behavior, 2015, 47（1）：109-114.

[71] Datsun N. SPOCs in University Education：European Experience [J]. Voprosy Obrazovaniya/Educational Studies Moscow, 2019（1）：162-186.

[72] Hew K F, Cheung W S. Students' and instructors' use of massive open online courses

（MOOCs）：Motivations and challenges ［J］. Educational Research Review，2014，12：45-58.

［73］ Zeng X，Yu C，Liu Y，et al. The construction and online/offline blended learning of small private online courses of Principles of Chemical Engineering ［J］. Computer Applications in Engineering Education，2018，26（5）：1519-1526.

［74］ Waxman K T. The development of evidence-based clinical simulation scenarios：guidelines for nurse educators ［J］. The Journal of Nursing education，2010，49（1）：29-35.

［75］ Hsu L，Chang W，Hsieh S. The Effects of Scenario-Based Simulation Course Training on Nurses' Communication Competence and Self-Efficacy：A Randomized Controlled Trial ［J］. Journal of Professional Nursing，2015，31（1）：37-49.

［76］ McLaughlin J E，Roth M T，Glatt D M，et al. The Flipped Classroom ［J］. Academic Medicine，2014，89（2）：236-243.

［77］ Roberts S，Warda M，Garbutt S，et al. The Use of High-Fidelity Simulation to Teach Cultural Competence in the Nursing Curriculum ［J］. Journal of Professional Nursing，2014，30（3）：259-265.

［78］ Onturk Z K，Ugur E，Kocatepe V，et al. Use of simulation from high fidelity to low fidelity in teaching of safe-medication practices ［J］. JPMA. The Journal of the Pakistan Medical Association，2019，69（2）：195.

第六章　现代护理教育的机遇与挑战

伴随着科学技术的快速进步以及教育技术相关理论的研究与应用，现代教育技术正朝着网络化，多媒体化，理论研究科学化、系统化的方向发展。现代教育技术的发展在一定程度上又促进了现代化教育的形成。同时，对现代化教育的各个方面都产生了深远的影响，带来了新的挑战和机遇。总体上，现代信息技术对现代教育教学的影响主要表现在：教学设施的日益现代化和多元化；教学理念的变革和更新；学习者的信息素养要求逐步提升；由于网络等新媒体的出现，教师和学生的教学关系以及学习模式的变化；学科课程和信息技术手段的进一步整合等。

未来是生命科学的世纪，人类健康观念的转变，同样为护理事业的发展提供了机遇和挑战。新世纪护理教育必须站在战略的高度，以广阔的视野、辩证的思维、长远的设想，重新审视和选择护理教育改革之路。

第一节　中国教育现代化 2035 与护理

《中国教育现代化 2035》是我国第一个以教育现代化为主题的中长期战略规划，是新时代推进教育现代化、建设教育强国的纲领性文件，定位于全局性、战略性、指导性，与以往的教育中长期规划相比，时间跨度更长，重在目标导向，对标新时代中国特色社会主义建设总体战略安排，从两个一百年奋斗目标和国家现代化全局出发，在总结改革开放以来特别是党的十八大以来教育改革发展成就和经验基础上，面向未来描绘教育发展图景，系统勾画了我国教育现代化的战略愿景，明确教育现代化的战略目标、战略任务和实施路径。

2019 年，中共中央、国务院印发了《中国教育现代化 2035》，并发出通知，要求各地区各部门结合实际认真贯彻落实。《中国教育现代化 2035》分为五个部分：战略背景，总体思路，战略任务，实施路径，保障措施。

一、战略背景

《中国教育现代化 2035》提出推进教育现代化的指导思想是：以习近平新时代中国特色社会主义思想为指导，全面贯彻党的十九大和十九届二中、三中全会精神，坚定实施科教兴国战略、人才强国战略，紧紧围绕统筹推进"五位一体"总体布局和协调推进"四个全面"战略布局，坚定"四个自信"，在党的坚强领导下，全面贯彻党的教育方针，坚持马克思主义指导地位，坚持中国特色社会主义教育发展道路，坚持社会主义办学方向，立足基本国情，遵循教育规律，坚持改革创新，以凝聚人心、完善人格、开发人力、培育人才、造福人民为工作目标，培养德智体美劳全面发展的社会主义建设者和接班人，加快推进教育现代化、建设教育强国、办好人民满意的教育。将服务中华民族伟大复兴作为教育的重要使命，坚持教育为人民服务、为中国共产党治国理政服务、为巩固和发展中国特色社会主义制度服务、为改革开放和社会主义现代化建设服务，优先发展教育，大力推进教育理念、体系、制度、内容、方法、治理现代化，着力提高教育质量，促进教育公平，优化教育结构，为决胜全面建成小康社会、实现新时代中国特色社会主义发展的奋斗目标提供有力支撑。

二、总体思路

《中国教育现代化 2035》提出了推进教育现代化的八大基本理念：更加注重以德为先，更加注重全面发展，更加注重面向人人，更加注重终身学习，更加注重因材施教，更加注重知行合一，更加注重融合发展，更加注重共建共享。明确了推进教育现代化的基本原则：坚持党的领导，坚持中国特色，坚持优先发展，坚持服务人民，坚持改革创新，坚持依法治教，坚持统筹推进。

三、战略任务

《中国教育现代化 2035》聚焦教育发展的突出问题和薄弱环节，立足当前，着眼长远，重点部署了面向教育现代化的十大战略任务，其中与护理专业紧密相关的有：

一是学习习近平新时代中国特色社会主义思想。把学习贯彻习近平新时代中国特色社会主义思想作为首要任务，贯穿到教育改革发展全过程，落实到教育现代化各领域各环节。

二是发展中国特色世界先进水平的优质教育。全面落实立德树人根本任务，广泛开展理想信念教育，厚植爱国主义情怀，加强品德修养，增长知识见识，培养奋斗精神，不断提高学生思想水平、政治觉悟、道德品质、文化素养。增强综合素质，弘扬劳动精神，强化实践动手能力、合作能力、创新能力的培养。完善教育质量标准体系，制定覆盖全学段、体现世界先进水平、符合不同层次类型教育特点的教育质量标准，明确学生发展核心素养要求。建立健全中小学各学科学业质量标准和体质健康标准。健全职业教育人才培养质量标准，制定紧跟时代发展的多样化高等教育人才培养质量标准。建立以师资配备、生均拨款、教学设施设备等资源要素为核心的标准体系和办学条件标准动态调整机制。加强课程教材体系建设，科学规划大中小学课程，分类制定课程标准，充分利用现代信息技术，丰富并创新课程形式。健全国家教材制度，统筹为主、统分结合、分类指导，增强教材的思想性、科学性、民族性、时代性、系统性，完善教材编写、修订、审查、选用、退出机制。创新人才培养方式，推行启发式、探究式、参与式、合作式等教学方式以及走班制、选课制等教学组织模式，培养学生创新精神与实践能力。构建教育质量评估监测机制，建立更加科学公正的考试评价制度，建立全过程、全方位人才培养质量反馈监控体系。

三是推动各级教育高水平高质量普及。

四是实现基本公共教育服务均等化。

五是构建服务全民的终身学习体系。构建更加开放畅通的人才成长通道，完善招生入学、弹性学习及继续教育制度，畅通转换渠道。建立全民终身学习的制度环境，建立国家资历框架，建立跨部门、跨行业的工作机制和专业化支持体系。建立健全国家学分银行制度和学习成果认证制度。强化职业学校和高等学校的继续教育与社会培训服务功能，开展多类型、多形式的职工继续教育。

六是提升一流人才培养与创新能力。持续推动地方本科高等学校转型发展。加快发展现代职业教育，不断优化职业教育结构与布局。推动职业教育与产业发展有机衔接、深度融合，集中力量建成一批中国特色高水平职业院校和专业。优化人才培养结构，综合运用招生计划、就业反馈、拨款、标准、评估等方式，引导高等学校和职业学校及时调整学科专业结构。加强创新人才特别是拔尖创新人才的培养，加大应用型、复合型、技术技能型人才培养比重。加强高等学校创新体系建设，建设一批国际一流的国家科技创新基地，加强应用基础研究，全面提升高等学校原始创新能力。探索构建产学研用深度融合的全链条、网络化、开放式协同创新联盟。健全有利于激发创新活力和促进科技成果转化的科研体制。

七是建设高素质专业化创新型教师队伍。大力加强师德师风建设，将师德师风作为评价教师素质的第一标准，推动师德建设长效化、制度化。加大教职工统筹配置和跨区域调整力度，切实解决教师结构性、阶段性、区域性短缺问题。完善教师资格体系和准入制度。健全教师职称、岗位和考核评价制度。强化职前教师培养和职后教师发展的有机衔接。夯实教师专业发展体系，推动教师终身学习和专业自主发展。提高教师社会地位，完善教师待遇保障制度，健全中小学教师工资长效联动机制，全面落实集中连片特困地区生活补助政策。加大教师表彰力度，努力提高教师政治地位、社会地位、职业地位。

八是加快信息化时代教育变革。建设智能化校园，统筹建设一体化智能化教学、管理与服务平台。利用现代技术加快推动人才培养模式改革，实现规模化教育与个性化培养的有机结合。创新教育服务业态，建立数字教育资源共建共享机制，完善利益分配机制、知识产权保护制度和新型教育服务监管制度。推进教育治理方式变革，加快形成现代化的教育管理与监测体系，推进管理精准化和决策科学化。

九是开创教育对外开放新格局。全面提升国际交流合作水平，推动我国同其他国家学历学位互认、标准互通、经验互鉴。提升中外合作办学质量。优化出国留学服务。推进中外高级别人文交流机制建设，拓展人文交流领域，促进中外民心相通和文明交流互鉴。鼓励有条件的职业院校在海外建设"鲁班工坊"。积极参与全球教育治理，深度参与国际教育规则、标准、评价体系的研究制定。推进与国际组织及专业机构的教育交流合作。健全对外教育援助机制。

十是推进教育治理体系和治理能力现代化。提高教育法治化水平，构建完备的教育法律法规体系，健全学校办学法律支持体系。

四、实施路径

《中国教育现代化 2035》明确了实现教育现代化的实施路径：一是总体规划，分区推进。在国家教育现代化总体规划框架下，推动各地从实际出发，制定本地区教育现代化规划，形成一地一案、分区推进教育现代化的生动局面。二是细化目标，分步推进。科学设计和进一步细化不同发展阶段、不同规划周期内的教育现代化发展目标和重点任务，有计划有步骤地推进教育现代化。三是精准施策，统筹推进。完善区域教育发展协作机制和教育对口支援机制，深入实施东西部协作，推动不同地区协同推进教育现代化建设。四是改革先行，系统推进。充分发挥基层特别是各级各类学校的积极性和创造性，鼓励大胆探索、积极改革创新，形成充满活力、富有效率、更加开放、有利于高质量发展的教育体制机制。

五、保障措施

为确保教育现代化目标任务的实现，《中国教育现代化2035》明确了三个方面的保障措施：一是加强党对教育工作的全面领导。各级党委要把教育改革发展纳入议事日程，协调动员各方面力量共同推进教育现代化。建立健全党委统一领导、党政齐抓共管、部门各负其责的教育领导体制。建设高素质专业化教育系统干部队伍。加强各级各类学校党的领导和党的建设工作。深入推进教育系统全面从严治党、党风廉政建设和反腐败斗争。二是完善教育现代化投入支撑体制。健全保证财政教育投入持续稳定增长的长效机制，确保财政一般公共预算教育支出逐年只增不减，确保按在校学生人数平均的一般公共预算教育支出逐年只增不减，保证国家财政性教育经费支出占国内生产总值的比例一般不低于4%。依法落实各级政府教育支出责任，完善多渠道教育经费筹措体制，完善国家、社会和受教育者合理分担非义务教育培养成本的机制，支持和规范社会力量兴办教育。优化教育经费使用结构，全面实施绩效管理，建立健全全覆盖、全过程、全方位的教育经费监管体系，全面提高经费使用效益。三是完善落实机制。建立协同规划机制、健全跨部门统筹协调机制，建立教育发展监测评价机制和督导问责机制，全方位协同推进教育现代化，形成全社会关心、支持和主动参与教育现代化建设的良好氛围。

习近平总书记强调，教育是国之大计、党之大计。教育是全党全社会的共同事业，加快教育现代化、建设教育强国是一个长期的过程，必须一张蓝图绘到底，持之以恒，久久为功。教育系统将紧密团结在以习近平同志为核心的党中央周围，强化责任担当，锐意开拓进取，落实好中央决策部署，全面贯彻党的教育方针，把"四个自信"转化为办好中国教育的自信。在发挥政府主导作用的同时，充分调动全社会力量，加强学校、社会、家庭相互配合，多形式多途径参与、支持教育现代化建设。教育部将及时总结宣传各地、各学校推进教育现代化的典型经验和做法，也希望社会各界关心、支持和主动参与教育现代化建设，协同营造教育改革发展的良好生态和社会氛围，共同开创新时代教育现代化建设新局面。

第二节 现代化教育与护理

教育现代化，就是要建立适应现代社会、经济、科技发展需要的，以培养创造型人才为目标的新型的现代教育体系。它包括教育思想现代化、教育内容现代化、教育设施现代化、教育管理现代化等，是一项系统工程。现代化教育具有以下的基本特征：全民性、终身性、信息化、多媒体化、多元化和创新性等。那么从护理教育的角度出发，将分别就全民健康素养、护理继续教育、护理教育中的多媒体网络教学以及护理创新创业的问题和改进措施展开阐述。

一、现代化教育是全民教育

全民教育的内涵包含两方面意义：一是教育的民主化，即实现教育机会的均等；二是教育的普及化，它是教育民主化的前提保证，其中最重要的一项具体工作就是建立义务教育制度。只有义务教育的实施和普及，才能从根本上保证教育的民主化，从而使全民教育成为可能。

从个人发展层次上看，全民教育既是使每个社会成员都享有受教育的权利并借以实现社会平等的根本保证，又是使每个人获得生存和发展能力的基本手段。从社会或国家发展的层次看，全民教育既是社会经济进步带来的必然结果，也是社会和国家走出危机、摆脱贫困、实现繁荣的必然选择。

从护理角度出发，全民教育的最终目的是提高国人的健康素养。随着社会经济、科学技术的发展，人们认识到不仅仅是生物因素，社会环境、生活方式及心理因素也是影响个体和人群健康的关键因素。随着环境的恶化和老龄化问题的出现，大众的健康面临着巨大的挑战，健康教育和健康促进理论的出现为解决这一问题提供了新的思路和策略，而健康素养（health literacy）则是这一理论中的重要组成部分，在曼谷举行的第六届世界健康促进大会（2005 年）上，通过了《全球健康促进的曼谷宪章》，把提高人们的健康素养作为健康促进的重要行动和目标，美国也把提高国民的健康素养作为全民健康目标之一。很多研究探讨了文化程度与健康的关系发现：在医疗环境中，低文化程度的病人会妨碍与医生的交流，病人往往不能正确理解医生的指令，从而影响医生的诊断；文化程度还会影响个体获取关于自身健康相关的权利和护理方面的关键信息，如低文化程度的慢性病病人不能很好理解关于自己所患疾病治疗和管理的基本信息。这些研究都表明文化程度是影响健康的一个重要因素，低文化程度的个体往往具有较低健康素养，但并不是具有高文化程度的个体就一定具有较高的健康素养。健康素养与健康产出及卫生支出之间有着显著的相关性，大量的研究显示低健康素养给人民整体健康状况和国家卫生系统带来负面影响。很多研究显示健康素养水平对健康相关的各个方面都有着重要的影响，包括健康知识水平、健康状况和卫生服务的使用。因此，全民教育可以有效提高我国国民的健康知识水平，加强国民的健康素养，间接地增强他们的身体素质（肖砾等，2008）。

二、现代化教育是终身教育

现代化教育是终身教育，它包括终身教育思想的确定和终身教育制度的建立。

在护理教育中，继续教育发挥着越来越重要的作用。护理继续教育（Continuous Nursing Education，CNE）是继规范化专业培训之后，以学习新理论、新知识、新技术、新方法为主的一种终身性护理教育。国内亦称为继续护理学教育、继续护理教育、护理学继续教育。它对于提高护士能力、发展新的专业知识和技能、提高专业服务质量，满足不断发展的护理知识和技能的要求具有重要作用。

（一）护理继续教育的问题

由于科学技术的不断迅速发展和医疗系统的重组，护士在其职业生涯中对 CNE 的需求将更加迫切。但目前我国护理人员数量不足，能力水平参差不齐，CNE 不够成熟，管理体制不够健全，计划不够系统，等等，这些都影响着我国护理继续教育的发展，主要存在以下问题：

1. 继续护理教育工作发展不平衡

由于我国东西部经济发展的不平衡，医疗卫生事业的发展也有很大的差距。一些地方和单位迄今尚未把继续护理教育纳入总体工作规划，摆上议事日程，组织机构不健全，管理措施未落实，工作基本上没有开展；有的仅停留在表面，落实不到位；有的被动应付，工作滞后，远远不能适应和满足护理人员学习的需要。

2. 相关配套制度建设有待进一步完善和落实

有的地区和单位没有很好地执行政策，领导的支持力度不够，未把继续护理教育与护理人员年度考核、职称评聘、执业再注册挂钩的要求落实到位，也未纳入领导干部任期目标考核，继续护理教育工作未得到政策支持和制度保证。

3. 教育手段与教学形式不够灵活多样

目前我国继续护理教育的方法还主要局限于传统的课堂讲授和自学等形式，机制、形式创新不够，特别是远程教育技术还未被广泛开发和应用，单位开展的教育比较单一，难以满足和适应在职护理人员特别是农村和基层护理人员的求知需求。

4. 管理的规范化水平和教育质量有待于进一步提高

随着继续护理教育政策的落实和护理人员对学分要求的提高，一些地方和单位出现了乱授分、乱发证的现象，如个别项目主办单位随意更改项目内容，压缩培训时间，培训质量参差不齐；有的单位只重参加人数和授予学分，过程管理和培训考核跟不上；有的护理工作者不考虑专业是否对口，为学分而学习，为了晋升职称而拿学分，背离了继续教育的初衷，达不到预期的效果。这些问题的存在已严重影响和阻碍了继续教育的持续健康发展，必须引起广大护理工作人员的高度重视，采取切实措施，认真加以研究解决。

（二）护理继续教育的改进方向

随着现代教育技术手段越来越先进和便捷，我国继续护理教育的发展前景较为明朗。由于网络教育具有教学时空的延伸性、教育资源的共享性、教学手段的交互性、教学媒体的集成性和教育对象的广泛性等优势，发展现代化网络教育更有利于实现教育界的终身化、大众化、个性化和现代化。这些年来，远程教育、多媒体教学在继续护理教育中正发挥着重要作用。

目前，CNE 普遍存在学分修满率不高，有一半的护士无法完成规定的 CNE，护士不能完成 CNE 的原因为工作忙、教育经费短缺、倒班以及距离教育地点远等，而对于基层单位，没有足够的办学条件和办学信息不灵通也是护士不能完成 CNE 的原因。现在，CNE 形式主要为专题讲座，另外还有短期培训班、学术会议、进修等。这些形式具有授课时间、地点相对固定等局限性。因此，采用合适的教学方法是促进 CNE 发展的有效途径。

三、现代化教育是信息化、多媒体化和多元化教育

在教育现代化进程中，计算机信息处理技术和通信技术将日益得到广泛的应用，自动化程度日益提高。现代化教育是经由多媒体优化组合的通道进行的，并且是多元发展的，他为人们提供不同层次、不同形式、不同规格的教育，以满足人们对教育和学习多种选择的需要。顺应信息时代的发展，利用多媒体网络技术成为现代护理教育的重要途径。护理教育多媒体网络技术不仅为传统教育注入了活力，而且因其具有教学过程的交互性、教学资源的共享性和教学信息的综合性，在护理教育中越来越受重视，并逐步显示其独有的优势。

（一）护理教育多媒体网络教学的问题

目前多媒体网络教学已逐步获得了高等教育工作者的认可，但是，由于护理教育中应用多媒体网络教学的起步较晚，且多媒体网络技术自身的局限性，导致目前护理教育中应用多媒体网络技术尚存在一些急需解决的问题。

1. 学校进行多媒体网络教学的硬件和软件不足

护理教育中利用多媒体网络技术进行教学，必要的硬件设备和教师的多媒体网络技能知识是必须的。目前多数护理学院已投入使用的计算机设备并不能满足现行的教学模式要求，同时，也没有足够的网络信息资源可供使用。因此，护理教育领域亟待在各科专科护理教学和基础理论教学方面加大网络资源的开发力度，多建设一些优秀的学习平台，从而满足信息现代化的教学需求。

2. 护理教师的教育信息化认识欠缺

多媒体网络教学需要教师在进行教学前投入大量的时间和精力进行资源建设和教学组织，并且要求任课教师不仅要在本学科专业知识上不断完善，还要对交叉学科有较深的了解，这些都对教师提出了更高的要求，也为应用多媒体网络技术进行教学带来了一定的难度。不少教师的自身教育理念没有更新，认识不到现代教育技术的优势，缺乏创新的动力，因而很难发挥出多媒体网络教学的优势。

（二）护理教育多媒体网络教学的改进方向

随着现代教育教学理念的不断更新和多媒体网络教育技术的飞速进步，护理教育模式也应该与时俱进，培养出自主、创新、独立的护理人才。多媒体网络技术打破了时间和空间的局限，开创了一个崭新的信息化环境，为护理教育者进行更为快捷、动态多变的教学模式的改革提供了强有力的物质支撑。基于网络环境的教学中，教师的任务不再是让学生"学会"，而是要教给学生在信息社会中获取、加工、分析处理信息的能力和解决问题的能力，从而便于学生自主学习和终身学习。因此，护理教育者应树立现代教育意识，开发出更多的优秀教学资源，在教学实践中不断探讨和研究网络环境下如何更好地进行护理教学，不断完善网络环境下的护理教学模式和教学过程的设计，从而培养出适应新世纪信息社会所需要的新型人才。

四、教育现代化是创新教育

现代化教育是以全面提高学生的基本素质为根本目的的素质教育，它注意发挥学生的主动性，发展学生的文化、科技和心理素质。这样的教育，才能培养出创造型的人才。创新创业教育是当代培养在校学生创新意识、创新精神、创业能力的一种新型教育方式，目的在于培养社会需要的高素质创新型人才。目前，国外创新创业教育已渗透到各个领域，但在医学教育领域发展相对迟缓。由于医疗技术和医疗系统的不断更新给传统的医学教育带来了严峻的挑战，创新和创业相关的教育已经成为一种新的教学方法，以满足医学教育中解决问题技能的需求，帮助医学生包括护理专业学生在未来职业生涯中解决复杂问题。（刘永兵等，2019）

（一）护理创新创业的问题

对于护理专业而言，不仅需加强护生的专业知识水平和技能操作能力，更应培养富有创新精神的高素质专业人才。因此，不断地深化高校创新创业教育改革，满足本科护生对创新创业教育的需求对于我国护理高校的发展至关重要。但是，目前我国高校护理专业的创新创业教育还处于起步状态，发展相对缓慢，还存在着诸多问题，尚未形成系统完善的创新创业教育体系。主要存在以下问题：

1. 我国护理本科生创新创业意识相对薄弱

培养大学生创业意识和创业精神是创业教育的精髓。美国等发达国家创新创业教育开展时间较早，创新精神和创业意识渗透到高校教育的每一个环节，大学生创业普遍可见。然而我国创新创业教育具有功利性和简单化趋势，导致国内高校的学生创新理念滞后，创业意识薄弱。而护理学是一门专业性、应用性较强的学科，大部分高校护理本科生都认为毕业后会到医院从事护理工作或者考研到高校任职，工作薪酬都比较稳定，没有必要冒险创业，固守陈旧的就业观。这就导致护理专业应届毕业生缺乏创业兴趣、就业形式单一、就业压力增大。

2. 我国政府及社会对创新创业教育支持力度不够

发达国家政府强有力的推动促进了创新创业教育的开展，如英国政府将创新创业教育作为高校教育的一项根本任务，开创各种创业指导平台、创业教育机构并出台许多优惠政策，联合企业单位从各方面提供全面的支持和保障。虽然我国政府也出台系列优惠政策以鼓励大学生创业，开设大学生就业创业指导机构和平台，但与护理专业相关的政策却少之又少。在人口老龄化和二胎政策开放的国情下，人们对于老年护理、母婴护理等方面的关注度日益增高，护理专业本科生的创业机会也随之增多，需要政府及社会对此方面的创新创业教育给予更大的支持。

3. 创新创业课程体系不完善

国外创业教育包括全面的创业教育内容，拥有系统的创业教育课程培训体系，如麻省理工学院和百森学院的创新创业系列课程。而我国护理本科创新创业课程仅仅开设几门相关的网络课或者选修课，创新创业相关课程只有就业指导、职业规划等，课程单一、数量少、层次不分明，仅局限于对课程理论知识的学习，缺乏护理创业有关的创新创业课程，存在课程设置不合理、教学内容简单、缺乏实践指导等问题。加上护理专业的课程较多，课程安排紧凑，大部分学生更加注重专业课程学习而忽视创新创业课程的重要性。部分护理高校也开设创办"你的企业"（Start Your Business，SYB）培训课程，但实际报名人数却寥寥无几。

4. 本科护理教育模式和方法相对落后

许多发达国家创新创业教学模式已发展成熟，并且取得较好效果，如德国的"双元制"和美国斯坦福大学的"产学研一体化"。自我国开展创新创业教育以来，教学模式及教学方法也有了很大的进展，护理专业作为实践性较强的专业特别注重操作能力的培养，多数高校摒弃传统的教学方式实行理论与实践相结合、第一课堂与第二课堂相结合等教学模式。虽然我国创新创业已有初步发展，但教育模式和教育方法依然存在一定问题：（1）大部分护理高校的创业教育还处于学习和探索阶段，未能形成稳定成熟的创业教育模式；（2）我国护生的学习侧重于在模拟病房中学习，缺乏对真实临床工作的接触，增加护生对临床环境的不适感；（3）校企合作不密切，缺乏对实际商业案例的分析学习，学生的创业实践能力不能得到很好培养。

5. 创新创业教育师资力量薄弱

目前，我国高校面临着师资数量匮乏、教学技能有限、实践指导能力不足等问题。发达国家创业教育的师资队伍主要由政府官员、成功企业家以及资深专家组成，他们有较丰富的创业经验。然而，我国护理创新创业师资队伍主要由高校任课老师及辅导员组成，绝大部分创新创业课程教师仅仅通过少数几次创新创业相关知识培训后就为学生们授课，而且着重于创新创业理论知识的讲解，缺乏创业的实践经历和经验，不能满足教学需要。大多数高校聘请国内外一些护理相关的学院、企业的领导人来学校讲课，为学生们分享创业的实践经历和经验。学生们普遍对这些讲座表示感兴趣，但为数不多的讲座缺乏系统性，主讲者也缺乏授课经验，教学效果不明显。可见，我国高校护理专业的创新创业教育师资力量薄弱，既有创新创业相关理论知识授课基础，又有创新创业实践经历经验的师资数量严重不足。

（二）护理创新创业的改进措施

1. 树立科学的创新创业理念

护理学与人们的生命健康有着密不可分的关系，在校大学生不仅要掌握相关的护理专业知识，创新精神和创业能力的培养也显得尤为重要。树立科学的创新创业理念是创新创业教育融入护理专业教育必不可少的一步。护理高校应将科学的教育观念融入创业教育，将创新创业精神渗入护理专业教育，使护理本科生充分认识创新创业的重要性，改变创新创业理念，加强创新意识，树立创新精神，增强创业兴趣，培养创业能力。此外还能提高应届毕业生的就业率、创业率，缓解就业压力，满足社会各方面的人才需要。

2. 加大政府及社会对创新创业教育的支持，创造良好的创业环境

首先，政府应不断完善护理相关的创业优惠政策并出台新的政策，提供便利的创业指导服务，为大学生创业提供优越的环境。各高校的护理学院建立健全护理专业大学生就业指导平台及创业指导服务机构，大力宣传国家相关护理创业优惠政策，同时还应及时为学生提供养老机构、母婴保健机构、各地医药机构等护理相关单位机构的动向信息，为学生开展创业相关活动提供参考。其次，政府应联合社会企业单位加大对护理本科生创业资金、技术、平台、基地等方面的扶持力度。护理高校要加强学院与医疗器械机构、养老机构、母婴保健机构等企业的合作，为大学生搭建创业平台，增加大学生到企业机构中实习的机会，鼓励大学生积极参加创业实践。

3. 完善创新创业课程体系

创业课程是开展创新创业教育的核心内容，护理高校创建科学的创新创业课程体系可以从以下几个方面做起。首先，提高创新创业课程在必修课程中的比例，给予相应的学分或学习证书，并针对不同年级的护生分层次设计课程。对于低年级的学生侧重于创新创业相关理论知识的教育，培养学生创新创业理念，而对于高年级的同学应侧重于创新创业实践课程，加强学生的创业实践能力。同时建立跨学科、跨专业的课程，使创新创业课程更加系统、全面、多样，以满足护生对创新创业教育的需求。其次，护理专业的老师应灵活应用专业教材，将创新创业课程融入护理专业课程的教育，例如当下比较热门的社区护理、老年护理、妇产科护理、新生儿护理等，可结合实际商业案例给学生传授创业理念和经验。专业老师在授课时可以给学生讲解养老机构、母婴护理中心、社区家庭护理机构等企业在国内外的发展现状和发展前景，激发护生的创业兴趣，提高护生的创业意识。

4. 改善本科护理专业的教育模式和方法

找到合适的创新创业教育模式是我国创新创业教育发展的关键，我国高校应根据护理专业特色，探索出系统性、规划性的创新创业教育模式。首先，除了现有的情景模拟教学法、以问题为基础的学习（PBL）教学法、教学反思日记法等，还要使护生早期接触临床，利用仿真实训与实践平台提升护生的实际操作技能，通过建立多种实习平台，增加见习实习的机会。其次，要求护生在实习过程中，多观察、多思考，培养独立解决问题的能力，鼓励护生创造发明临床护理用具，并申请专利，培养创新思维，激发创业热情。再者，可以向斯坦福大学学习，走产、学、研结合之路，创建相关的创业实践平台、基地、实验室等，积极开展各种创新创业竞赛活动，鼓励护生积极参与导师的科研项目，积极申报省级、国家级项目，培养科研思维，增强创新创业意识和能力。加强学校与企业的合作，采用实际案例教学模式，分析真实的成功和失败的实际案例，让学生从中学习经验和教训，组织学生进行护理创业实践，为毕业后的创业积累经验。

5. 加强创新创业教师队伍建设

高素质的师资队伍是大学生创新创业教育的关键和基石。一方面，护理高校可从民营机构或企业如养老机构、母婴保健机构、社区医疗机构中，积极引进具有丰富经验的创业人才，并对其进行系统的授课技能培训。另一方面，学校可鼓励护理专业教师积极开拓其他领域知识，如心理学、软件设计、人工智能等知识，使其成为全方位教师，在讲授专业课程时，能激发护生的创新意识，并提高护生的创新能力。此外，还要鼓励教师积极参加创新创业实践，如护理器具的创新发明、护理相关的网站建设、相关企业机构的创办等，以增强创业体验，积累创业经验。打造授课能力和创业经验并重的师资队伍，增强国内护理专业高校创新创业的师资力量。

不断深化高校创新创业教育改革，顺应国际教育改革新潮流，是我国培养护理专业人才、促进经济发展、提升国家竞争力的重要发展战略。将创新创业教育融入护理专业教育对于缓解护生就业压力、增加护生创业率、提升护理专业科研水平、促进护理事业发展有重大意义。因此，在今后推行创新创业教育的过程中高校护理专业仍需不断发现问题、分析问题，根据国外成功的创新创业教育经验提出相应的策略以解决问题。

现代化护理教育教也应遵循现代教育的原则，要建立适应现代社会、经济、科技发展需要的，以培养创造型护理人才为目标的新型的现代护理教育体系。要实现护理教育思想现代化、教育内容现代化、教育设施现代化、教育管理现代化等。同时要做到护理教育教学面向全体护理学习者，面向各阶段护理学习者。

第三节　新形势下我国护理教育发展现状

自 1983 年我国恢复护理本科教育以来，我国的高等护理教育有了飞速发展，取得了较为可喜的成就。随着时代的变迁、科学技术的发展、国家对医疗卫生行业的重视及社会对健康需求的增加，培养护理人才的护理教育也相应改变。尤其是在信息技术革新、医药卫生体制深化改革和医教协同推进医学教育改革与发展的背景下，护理教育面临着全新的形势。下面将对新形势下我国护理教育发展现状的优势（strengths）、劣势（weaknesses）、机遇（opportunities）和挑战（threats）进行分析。（应巧燕等，2018）

一、中国护理教育发展的优势

（一）多层次护理教育体系形成

中国高等护理教育始于 1920 年，北京协和护士学校正式开学，标志着我国第一个护理本科教育的建立。但因历史原因，从 1950 年起高等护理教育停办 30 余年，对我国护理发展带来了严重影响。直至 1983 年，天津医科大学恢复高等护理教育。1992 年，我国设立护理硕士研究生教育，北京医科大学招收首批全日制统招护理学硕士研究生。随着 2004 年北京协和医学院率先推动了与约翰霍普金斯大学进行护理学博士的联合培养，以及第二军医大学、中南大学护理学院开始招收护理学博士研究生，我国护理教育至此已经形成了完整的中专、大专、本科、硕士研究生和博士研究生多层次的教育体系。2011 年，又增设了护理专业学位研究生，同年，国务院学位办将护理学列入一级学科，为护理学科提供了更大的发展空间。

（二）护士队伍建设成果喜人

"十二五"时期，我国护士队伍建设和护理事业发展取得了显著成效，培养了大批卫生和健康事业人才。截至 2016 年底，我国注册护士总数达到 350.7 万，与 2010 年相比，全国医护比从 1∶0.85 提高到 1∶1.10，医护比长期倒置的问题得以扭转。护士队伍的学历结构不断改善，大专及以上学历的护士数占总数的 65.1%。根据国家教育部统计，"十二五"期间平均每年护理专业毕业生有 52 万，2016 年护理学专业在校学生总数达到 180

万，成为卫生事业发展的有力后备军。

（三）开展广泛的国际合作与交流

目前，国内多家高校与国外护理院校或医院建立了长期、频繁的合作关系，如聘请外籍专家为客座教授，参与中国护士教育，学生赴境外参观、学习或访问，开展联合培养或合作办学项目等形式。截至 2016 年 3 月，由国家教育部审批和复核的护理中外合作办学机构与项目有 22 个，获政府审批的护理合作办学项目有 10 个。这些交流与合作项目共享国内外优质护理教育资源，为我国护理教育注入了活力。2013 年，中华护理学会重返国际护士会，为中国护理教育的国际交流提供了更广阔的平台。

（四）护理教育改革不断深入

近年来，我国护理教育对护理课程体系进行了一系列积极而有益的尝试。2001 年，中国协和医科大学（现北京协和医学院）对护理专业的课程体系和教学内容做了整体的改革，获得了较为满意的成果，并获得了国家级教学成果二等奖及北京市教学成果奖一等奖。国内其他院校也从不同的角度和范围，对现行的护理教育进行了改革，包括：

（1）课程设置：增加人文和社科课程，编写新版教材，增加实践课时，提倡早接触临床等；

（2）教学方法：探索并应用以学生为中心的新教学方法，如 PBL 教学法、情境教学法、角色扮演法、计算机辅助教学等；

（3）师资力量：加强培养护理师资力量并优化现有师资的学历和知识结构；

（4）教学效果评价：探索结合传统测验和考试等评价方法的多元评价法，如客观结构化临床考试、小组讨论与汇报等形式，更加全面、客观地评价教学效果及学生能力。在积极改革院校教育的同时，也对护理毕业后教育及继续教育进行探索和普及。

二、中国护理教育发展的劣势

（一）办学资质及能力有待提升

由于中国护理教育规模快速发展，出现了教育质量难以保证的问题。办学点大幅增长，部分不具备开办卫生类专业资质的职业院校、技校、高中也开办了护理专业，同时由于招生数量扩大，有些学校的师资队伍和教学质量难以跟上。

（二）教育学历层次有待优化

目前，我国护士的教育层次水平仍以大专为主，护理本科教育发展速度和发展质量不平衡，护理研究生教育的规模小。2009 年我国建立了全国本科护理教育项目标准，但目前仍未形成护理硕士和博士教育的国家标准，为培养合理定位的护理硕博研究生带来了一定的阻碍。《医药卫生中长期人才发展规则（2011—2020 年）》也提出，我国医药卫生人才总量仍然不足，素质和能力有待提高。

（三）层次教育与职业资格未能有效衔接

随着教育体系的逐渐完善，我国对不同层次教育项目的培养目标正在进行重新定位，但由于培养结果和执业资格之间联系性不强，目前不同教育层次培养的护理人员在临床实践中职责与分工的界定尚不明确和完善，临床护理工作岗位设置和能力要求还在专科和本科水平。尤其对于护理硕博研究生的临床定位，其岗位设置和就业方向有待商榷和完善。

（四）护理教育资源有待进一步整合与提升

目前，尚未完全形成以学生为中心的护理教育课程体系，各层次培养目标未明确界定，对护理学生课堂教学、见习、实习的整合与安排有待加强。研究显示，学生对于目前课程设置模块的认同度并不高，存在重复课程，而人文课程缺乏，理论与实践安排不当，研究生课程设置缺乏专科特异性，尤其是专业型学位研究生的教学缺乏优势和特色。与此同时，目前的教师队伍素质和结构不能适应护理学生质量提升的新要求。在教学条件上，护理实训中心的建设有待加强，在线教育和数字教育资源建设也有待完善。

三、中国护理教育发展的机遇

（一）医学教育投入显著增加

近年来，中央和地方增加了对医学教育的投入。2012 年，中央本级财政医学本科生均拨款标准从 1.4 万元提高到了 2.7 万元，达到各科类专业培养学生的最高生均标准。同时，教育部及国家发改委增加了对医学院校的资金投入，明确用于改善教学条件，提升本科教学能力。2015 年，国务院印发了《统筹推进世界一流大学和一流学科建设总体方案的通知》，并于 2017 年公布了一流大学和一流学科建设名单，北京大学和四川大学的护理学专业在列，意味着将获得国家的专项基金支持，对教学、科研、基础建设、国际合作交流等多方面全面进行改革和建设，以实现更优质的科研与教育水平。

（二）医学教育改革

2014 年，教育部发布了《关于医教协同深化临床医学人才培养改革的意见》；2017 年，国务院办公厅发布了《关于深化医教协同进一步推进医学教育改革与发展的意见》，对我国医学教育改革提出了总体要求和指导意见。意见指出，要始终坚持把医学教育和人才培养摆在卫生与健康事业优先发展的战略地位，并强调有关部门要加强组织实施、保障经费投入和强化追踪监测，为护理教育的改革与发展带来了机遇。

（三）健康中国建设和持续深化的医药卫生体制改革

党的十八届五中全会以及全国卫生与健康大会明确提出要推进健康中国建设，树立大卫生、大健康的观念，关注生命全周期、健康全过程。护理服务于人的生老病死全过程，在满足群众身体、心理、社会的整体需求方面发挥着重要作用。面对国家深化医药卫生体制改革的任务，《医药卫生中长期人才发展规划（2011—2020年）》提出了"到2020年，注册护士达到445万人""强化基层医疗卫生人才队伍建设""加强高层次医药卫生人才队伍建设"等任务；《全国护理事业发展规划（2016—2020年）》也提出"以需求为导向，合理规范确定护理人才培养规模和结构""以岗位胜任力为核心，逐步建立院校教育、毕业后教育和继续教育相互衔接的护理人才培养体系""加强师资队伍和临床实践教学基地能力建设"的规划，为护理教育发展提供了新机遇。

（四）信息化技术的快速发展

随着云计算、大数据、移动互联网、物联网等信息技术的快速发展，必将推动护理服务模式和管理模式发生深刻转变，护理教育也需相应调整。同时，信息化技术将对护理教育的教学方法、教学技术、评价方法等产生影响，如在线测试等的推广。

四、中国护理教育发展面临的挑战

（一）人口老龄化、疾病谱改变及灾害事故频发的社会大环境

截至2016年底，我国60岁及以上老年人口已达2.31亿，占总人口数的16.7%。截至2020年11月1日，60岁及以上老年人口已超过2.64亿，占总人口数的18.70%，并呈高龄化、空巢化的特征，对卫生事业提出了巨大的挑战。党的十九大指出，我国的人口老龄化超前于社会主义现代化，与城镇化、工业化、信息化、市场化相叠加，加上"未富先老"与"未备先老"，带来了多方面的矛盾和问题。同时，2015年我国城乡主要疾病死亡率及死因前4位均为慢性非传染性疾病，分别为恶性肿瘤、心脏病、脑血管病、呼吸系统疾病，而损伤及中毒排在第5位。加之洪涝、干旱、地震、山体滑坡及泥石流等灾害事故的频发，严重威胁人民群众的健康，均对护士数量提出了较高需求，对培养护理人才的护理教育提出了新的要求。

（二）对护理学生选拔和培养质量的高要求

《国务院办公厅关于深化医教协同进一步推进医学教育改革与发展的意见》强调，需将思想政治教育、医德培养、人文教育、专业教育有机结合，提升学生各项能力。具体到护理专业，护理学科知识体系日益丰富，对护理课程设置和教学内容提出了新要求；经济全球化加强了医学院校间的合作与交流，对护理教育的办学体制、教育制度、师资水平形成冲击；随着社会对护理服务的需求和要求增加，对于护理人才的培养目标、教育准备度和专业化程度也提出了新的挑战，如何培养出实用型护理人才及德才兼备的护理专业型人才，是护理教育改革必须面对的命题。

虽然现代护理教育存在许多挑战，但在《中国教育现代化2035》《普通高等学校本科专业类教学质量国家标准》等方针政策的鞭策下，护理学专业教学指导委员会就本学科特点制定了规范化的标准，为未来护理教育的发展提供了方向，奠定了坚实的基础。

第四节　护理院校教学质量新标准

2018 年 3 月教育部发布了我国高等教育领域教学质量国家标准《普通高等学校本科专业类教学质量国家标准》（以下简称《国标》）。这是我国颁布的第一个高等教育教学质量国家标准，涵盖了普通高校本科专业目录中全部 92 个本科专业类、587 个专业，涉及全国高校 56000 多个专业点。护理学专业教学指导委员会在原有《护理学本科专业规范》和护理学专业认证标准实践总结的基础上完成了《护理学类教学质量国家标准》的研制。

一、研制意义

（一）国家标准的内涵

《护理学类教学质量国家标准》包括护理学专业毕业生应达到的基本要求和护理学专业本科教育办学要求两部分：护理学专业毕业生应达到的基本要求部分明确了护理学本科教育的思想道德与职业态度目标、知识目标和技能目标。护理学专业本科教育办学要求部分包括十大内容：宗旨及目标、教育计划、学生成绩评定、学生、教师、教育资源、教育评价、科学研究、管理与行政、改革与发展。

教育部高等教育司吴岩司长总结了《国标》制定过程中所遵循的"三大原则"和"三大特点"。在《护理学类教学质量国家标准》的研制过程中，"三大原则"和"三大特点"均有很好的体现。

1. 《国标》的三大原则

（1）突出学生中心。

《护理学类教学质量国家标准》在思想道德与职业态度目标、知识目标和技能目标中均注重激发学生的学习兴趣和潜能导向，在宗旨和目标、教育计划的确定过程中注重学生参与和理解（《护理学类教学质量国家标准》4.1.2、4.2.1）。在教育计划部分注重改革教法、强化实践、提倡创新创业能力培养（《护理学类教学质量国家标准》—4.2）。2010年为纪念《Flexner 报告》发表 100 周年，21 世纪医学卫生教育专家委员会发表的《新世纪医学卫生人才培养：在相互依存的世界为加强卫生系统而改革医学教育》报告（以下简称《新世纪医学卫生人才培养报告》）中提出学习的过程有三个层次：记忆式学习（informative）帮助学生获取知识和技能；形成式学习（formative）着重学生社会价值观的形成、职业素养培养；转化式学习（transformative）培养领导特征与能力，培养推动变革的有心人。三个层次的递进促进学生成长，帮助学生从死记硬背转化为整合信息用于决策；把为专业文凭而学转化为为了有效的团队合作而获取核心能力而学；从不加批判地接受现有教育转化为借鉴全球经验，致力于针对本地需要的创新；推动学生从"要我学"向"我要学"转化，推动本科教学从"教得好"向"学得好"转变。

（2）突出产出导向。

《国标》要求各专业根据本专业教育规律科学合理设定人才培养目标，完善人才培养方案，优化课程设置，更新教学内容，切实提高人才培养的目标达成度、社会适应度、条件保障度、质保有效度和结果满意度。《新世纪医学卫生人才培养报告》提出，在相互依存的世界里，卫生体系和教育体系是相互依存、相互促进的。护理学是实践型学科，与临床护理的发展有紧密的联系。在《护理学类教学质量国家标准》中，要求护理学院（系）必须依据医学模式的转变、卫生保健服务的需要和护理学科的发展，制订符合本院（系）实际的课程计划，并对实践教学体系必须包括实验教学、临床见习和临床实习提出要求（《护理学类教学质量国家标准》—4.2.1），以保障学生培养质量。

(3) 突出持续改进。

《国标》中强调做好教学工作要建立学校质量保障体系，要把常态监测与定期评估有机结合，及时评价、及时反馈、持续改进，推动教育质量不断提升。《护理学类教学质量国家标准》中要求护理学院（系）必须依据国家医药卫生服务体系改革和护理学科的发展，不断进行教学改革，以适应社会发展的需要；包括必须定期调整专业培养目标、教育计划、课程结构、教学内容和方法，完善考核方法；必须定期调整招生规模、教师数量和结构、经费投入、教学设施等教育资源（《护理学类教学质量国家标准》—4.10）。

2. 《国标》的三大特点

(1) 既有"规矩"又有"空间"。

在《护理学类教学质量国家标准》中，既有统一要求的规定动作，保证基本质量，如主要课程的要求；又有自选动作，如课程计划能体现本学院（系）的特色或优势（《护理学类教学质量国家标准》—4.2.1）。为各校人才培养特色发展留出足够的拓展空间，"保底不封顶"。

(2) 既有"底线"又有"目标"。

《国标》中既对各专业类提出教学基本要求，兜底线、保合格，同时又对提升质量提出前瞻性要求，也就是追求卓越。在《护理学类教学质量国家标准》中，既有基本要求，又有发展要求，如在护理学专业课程部分，基本标准为：护理学院（系）必须在课程计划中安排护理学专业课程及相应的实验教学和临床实践教学；发展标准为护理学院（系）应当积极开设旨在提高学生综合运用专业知识开展整体护理的整合性、创新性课程（《护理学类教学质量国家标准》—4.2.2）。

(3) 既有"定性"又有"定量"。

《国标》中既对各专业类标准提出定性要求，同时包含必要的量化指标。在《护理学类教学质量国家标准》中，对有些指标提出了明确的量化指标，如护理学专业实践部分，要求安排不少于40周的毕业实习，确保学生获得足够的护理学实践技能（《护理学类教学质量国家标准》—4.2.2）。

3. 《国标》的两大特色

除以上特点和原则之外，《国标》还有两大特色。《国标》特色之一就是将专业准入标准、专业建设标准、质量评价标准三合一。专业准入标准提出了办学的硬条件和师资的基本条件等；专业建设标准以发展标准的形式提出了前瞻性要求。如在课程计划中的发展标准为：应当积极开展课程改革研究，合理整合课程内容，实现课程体系的整体优化；课程计划应当体现本学院（系）的特色或优势（《护理学类教学质量国家标准》—4.2.1）。

质量评价标准：明确质量持续改进和提高的目标方向。《国标》的另一特色是应用附录的形式列出专业类知识体系和核心课程体系建议，并对有关量化标准进行定义。

（二）国家标准对护理学专业发展的意义

国家标准明确了对本科教育的具体要求。教育部指出《国标》的颁布对推动省、行业部门（协会）和高校联合制订专业人才评价标准（行标）、促进各高校根据经济社会发展需要和本校实际制订各专业人才培养标准（校标）有重要的指导意义。《国标》将对实现政府以标准来管理，高校以标准来办学，社会以标准来监督，用标准加强引导、加强建设、加强监管有积极的促进作用。教育部将把《国标》实施与"一流本科、一流专业、一流人才"建设紧密结合，对各高校专业办学质量和水平进行监测认证。

此次颁布的《国标》明确了各专业类的内涵、学科基础、人才培养方向；对适用专业范围、培养目标、培养规格、师资队伍、教学条件、质量保障体系建设都做了明确要求；特别对各专业类师资队伍数量和结构、教师学科专业背景和水平、教师教学发展条件等提出定性和定量相结合的要求；明确了各专业类的基本办学条件、基本信息资源、教学经费投入等要求。《国标》还列出了各专业类知识体系和核心课程体系建议。

（三）国家标准对护理学本科教育的意义

《关于印发促进护理服务业改革与发展指导意见的通知》中提出：到2020年护理队伍将得到长足发展，护士队伍的数量、素质、能力基本能够适应卫生健康事业发展和人民群众健康需求。为实现这个目标，需要培养大量的合格护理人才。陈宝生部长提出"质量为王，标准先行"。《国标》的颁布将有利于护理学专业规范办学行为，更新教育教学理念；对课程设置提供框架指导，各高校根据《国标》修订人才培养方案，培养多样化、高质量人才；《国标》将为教育质量评估提供依据，同时便于社会各界、用人单位、学生和家长对教育质量进行监督。《国标》将进一步推动护理学本科创新人才培养机制的探讨，激发高校办学活力，促进特色办学，深入推进管、办、评分离。

2017年，护理学专业教学指导委员会获得教育部高教司课题立项，正在通过文献回顾、现场调研、专家论证等研究方法构建适应我国护理学专业本科教育发展现状的《护理学专业实践教学标准》，包括实验教学标准和临床基地实践教学标准两个模块。这个标准将成为实现国家标准的基本保障，为提高护理学专业办学质量起到有力的推动作用。

二、教育计划的解读

在护理本科教育质量评价中，教育计划是最重要的质量评价指标，因为教育计划是为落实培养目标服务的，教育计划的质量决定了护理本科人才的培养质量。

（一）培养目标是教育计划的逻辑起点

教育计划是为实现教育目的、落实培养目标服务的，因此首先应制订科学合理的培养目标，培养目标是教育计划的逻辑起点。在制订培养目标时，主要考虑4个方面的问题。

1. 立足人的全面发展

培养德智体美全面发展的人才是所有教育的基本立足点，是国家总的教育方针，因此也是护理教育培养人才的基本规格。

2. 服务国家战略需求

教育是培养国家的合格公民和所需要的各级各类专业人才，因此在制订人才培养规格时必须考虑国家需要什么样的护理人才，当前护理教育就应精准把握国家健康中国战略对人才类别和素质的需求。

3. 适应本科教育层次

目前护理教育体系已经健全，所以各层次人才都应有其对应的社会需求、岗位需求和人才结构需求。重构层次清、方向明确、岗位适任的护理人才培养目标体系是当前护理教育改革的一项重要任务。本科是一个人一生中世界观、人生观定型的关键时期，美国的本科教育最大特点就是通才教育，旨在培养学生的整体素质，他们的理念是培养学生先成为一个完整的人，然后才是专业，强调基础教育，注重学习能力的培养。这点值得我们学习，要清醒地认识到，本科就是给学生打好学术基础，基础扎实，脚下有根，才能远行千里。

4. 体现人才专业素质

人才专业素质是护理学专业人才的共性特质，比如护理学的基础知识、基本技能、职业精神和职业道德教育。要克服目前存在的有些院校课程体系不符合医学人才成长和医学教育的规律，不做科学论证，盲目开设一些于学生成长无益的所谓创新课程。

（二）教育计划评价指标一：课程计划

课程计划是教育计划质量评价的核心，体现了人才培养的专业特征和规格要求。

1. 基本标准解读

课程计划的基本标准主要是对课程计划制订质量、先进性和可行性做出规定，对课程设置的构成质量和规范性做出规定。

（1）各院校制订课程计划首先要做 4 个方面的评估：国家的宏观战略需求、现代卫生保健服务的需要、护理学科的发展和学校自身发展的实际水平。因此需要做到以下几点。院校的课程计划应定期修订、完善，体现时代特征，与时俱进。但应注意定期修订是以相对稳定性为基础的，不得过于频繁。课程计划中应充分体现社会人文课程的补充和建设，以保证学生整体专业素质的培养。课程计划应满足卫生保健事业发展带来的新的需求，补充建设新课程。

（2）课程计划要明确目标、设置模式和保证全员参与。强调课程目标的重要性。应明确每门课程设置要达到的目的是什么，对学生素质的哪方面有价值。课程设置应注意课程结构的合理性，包括课程设置的模块划分是否合理，如通用模块、基础模块、专业模块、选修模块等；各课程模块的比例、各门课程安排的时间、课程之间的前后顺序、逻辑联系；各门课程在人才培养过程中的地位和相匹配的课时安排等。课程计划应有明确的课程实施的基本要求，例如设置了培养学生自主学习能力的自学课程，但却没有制订自学计划和指导，自学课程就有可能导致放任自流。课程计划制订应全员参与，使应用课程计划的教师和学都了解课程计划的内容和实施的要求，理解学校的教学改革的思路。国家标准明确了课程计划的制订必须有相关领域专家的参与和理解，体现了对行业专家实践经验在人才培养中的重要价值的认可，同时充分体现了医教协同，共襄医学人才培养大业的国家医学教育改革的基本思路。

（3）课程计划要体现对学生基础理论、能力、素养和个性的养成。可从以下几个方面体现：应有一定分量的社会人文课程；有课程内容的整合和开设综合性课程；开设体现发展个性的选修课程和安排有教育意义的课外活动、课程评价方法等。

（4）课程设置结构应完整。一个合格的课程设置结构至少包括三部分内容：必修课、选修课和实践教学体系。国家标准没有规定必修课和选修课的比例，各校可自定，但要具备完整的实践教学体系。何谓完整？首先从教学实践安排看，不仅包括院校的实验和实训室教学的安排，课程理论与实践学时比，还包括见习和实习；其次是从实践教学资源建设方面，包括临床教学基地和社区教学基地，特别是精神科实践基地；最后是从组织机构上看，要具备完整的实习计划、实习管理体制和教学管理机构。实习科室要有较稳定的带教队伍、具体的实习安排和保证实习质量的保障机制等。

2. 发展标准解读

课程计划的发展标准主要是对课程设置的先进性、课程计划的特色性和不断优化提出要求。

（1）积极开展课程改革研究。

开展课程教学改革要掌握基本原则，即保证科学合理，在此基础上才是创新和特色。应该把握三点：（1）应有审慎的课程改革设计，以保证课程改革是建立在科学的基础上；（2）课程改革应符合当前教育改革趋势，体现先进性；（3）课程改革应符合规律，即学科教学规律、学生学习的心理规律。例如，进行整合课程改革，就应首先确定哪些课程适合整合在一起；哪些课程内容适合整合在一起，整合后放在什么时间段开设，学科间怎么协调，是否能够落实，本单位师资能否胜任，都要做科学审慎的思考。

（2）课程计划应体现本学院（系）特色或优势。

这部分是给予各院校的自我发展的空间。关键还是把握科学性，在确保提升质量效果的前提下，体现人无我有，人有我优，人优我特。

（三）教育计划评价指标二：主要课程

主要课程体现了课程计划的质量构成，因此也是教育计划评价的关键指标。

1. 基本标准解读

这部分国家标准给予了比较宏观的分类指导，确定了护理学本科必须开设公共基础课、医学基础课、护理学专业课和护理学专业实践，对每类课程在学生的专业发展中起的作用做了说明，并对每类课的大致构成都做了注释。建议在专业建设中注意以下质量环节。

（1）参照专业规范中的附录要求开设的课程和课程时数。

（2）普通基础课的比例不宜过多，达到基本要求。最好是针对不同专业需求设置不同级别的基础课程，以供不同专业选用。

（3）医学基础课程比例不宜过多，满足专业学习需要，但必要的课程一定要设，例如解剖学、生理学、微生物学、病理学、药理学等，课时可以根据需要设置，并可以进行课程整合，如病原生物学、人体形态学等新的整合性课程。

（4）社会人文课程要有一定比例。通常应设护理伦理学、护理心理学、护理管理学、护理教育学等，也包括其他新的社会人文课程，例如评判性思维、沟通与交流等。可采取多种课程形式，如任意和非任意选修课（限选课程），但注意不可把社会人文课程都安排在选修课中，还应注意教学内容的深度和广度应和本科层次相适应。

（5）体现对学生实践能力的培养。首先是合理设置课程理论学时与实践学时的比例；其次是体现学生早期接触临床。一般情况下，至少第三学期应有学生临床见习的安排和实施计划。学生整体实习时间不少于40周，特别注意实习科室应包括社区和精神科。

（6）课程均应有相应的质量评价体系、完整的考核方案。专业实践技能训练应该有数量和质量的要求，应保证学生真正掌握必要的专业技能。

2. 发展标准解读

在建立科学护理的课程计划基础上，国家标准鼓励开展课程的改革。建议主要课程的改革与发展应围绕"三个整合"，落实能力为本。

（1）医学基础课程的整合。目的是获得有效教学时间，强化专业课程和人文课程。目前对医学基础课程进行有效整合的院校比较多，体现了多年护理学教学改革的成果。

（2）专业课程整合。目的主要是培养学生综合运用知识分析临床问题、解决临床问题的能力。护理学专业课程整合包括成人护理学、急危重症监护、护理研究等课程。护理人文社会科学课程主要是护理人文修养课程等。我们期待更多以科学性为基础的创新性整合课程。

（3）综合能力培养课程的整合。多是一类创新性课程，例如沟通与交流、终身学习课程等。

（四）教育计划评价指标三：教学方法

教学方法决定了教学计划的实施质量，因此也是教育计划质量评价的动能指标。较之前的试用标准相比，此次国家标准细化了对教学方法的要求。特别是在两个层次中都提出了对教学方法改革的期待，只是不同的层次，对改革的力度和难度要求不一样，一是尊重不同学校的发展水平差异，二是考虑到教学方法改革的难度不同。

1. 基础标准解读

国家标准提倡积极开展以提高学生主体性和核心能力的教学方法的改革。在专业建设中应注意几个问题。

（1）明确教学方法改革的目的是提高学生自主学习能力和创新能力。

（2）强调教学方法改革不是仅仅教的方法，还包括学的方法，体现了对学生学习规律和自主学习能力培养的重视，教师不要只研究自己怎么教，更要研究学生怎么学。

（3）强调教学方法的改革是依据不同的教学内容合理的采用，体现了对学科教学规律的重视。

（4）对采用现代化教学方法的要求区分了层次，基础标准中不再提具体的教学方法，仅在注释中对教学方法概念进行了解释。

2. 发展标准解读

国家标准强调了开展教学方法改革的研究必须性。强调研究，意味着教学方法的改革科学性是第一的，重点是合理采用以 PBL 为代表的一类开展探究性、研究性和自主性学习的方法。建议考虑几个问题。

（1）师资对新教学方法的理解和运用水平，例如案例教学和情境教学、团队教学（team teaching）和小组教学（group teaching）是不同的。

（2）采用新教学方法资源条件，例如资料是否丰富、获取便利，网络教室和 PBL 讨论室是否具备等。

（五）教育计划评价指标四：科学方法教育

培养学生创新创业能力是当前高等学校教育改革的热点，其主要策略之一就是运用科学的方法教育学生，并使之学会运用科学方法。在这条评价指标下，国家标准没有区分层级，重点强调了对培养学生科学思维、创新思维和学会科学研究基本方法的要求，并明确规定了本科生应该有毕业设计作为质量考评的重要环节，因此一些没有设置质量保障环节的院校要进行增设。同时也对本科生毕业设计的形式做了明确的说明，包括个案报告、综述、论文等，无论哪种形式都必须立足于培养学生发现问题和解决问题的能力。建议注意以下问题。

（1）科学方法类课程要配置合理。包括课程设置类型合理，如选修课和必修课的比例合理；课时安排合理，如总学时和理论与实践学时比例合理；课程开课时间合理，如不应安排在学生实习结束后等。

（2）利用课堂教学的途径进行科研道德、精神、能力的教育。不要把科研方法教育理解得过于褊狭，任何课程都可以发挥其培养学生科研能力的作用。比如在课程教学中提供学科研究前沿信息、研究热点动态，提供科研论文参考文献、书籍，开展设计性实验，等等。特别是要重视将科学精神和科研道德的培养渗透在课程教学全过程中。

（3）充分利用各种活动培养学生科学思维能力、创新能力和基本科学方法的训练。例如设立各个级别的大学生创新项目、开展第二课堂科研活动、本科生导师制等，但要注意务实，抓成效。成效并不是以单纯的发表论文数量来衡量，而是学生的参与水平和活动效果上。院校还应给予有成效机制的政策支持。

（六）教育计划评价指标五：课程计划管理

课程计划管理是教育计划实施过程的规范性和有序性的表现。国家标准对课程计划管理的组织机构、主要职能和参与管理方做出了明确规定。在这部分的评估建设中应注意如下问题。

（1）进一步确立以学生为主的基本教育理念，重视学生对课程教学的体验与需求，认真地听取他们的意见。

（2）课程实施主体以临床为主的护理院系，要真正发挥指挥部、协调处的角色作用，做好对临床教学的组织、培训和管理作用。要建立临床教学质量考核制度。同时要培养重点课程的师资队伍。

（3）课程实施主体主要依托院校护理学科的护理院系，一定要尊重和倾听临床同行专家的意见，以及用人单位的意见。

（七）教育计划评价指标六：与毕业后和继续护理学教育的联系

毕业生与社会需求的吻合度，不仅体现了高校育人功能，也决定了高校对社会进步的贡献度。国家标准明确规定了教育计划必须考虑学生毕业后的发展，保证毕业生具备持续学习和接受教育的能力。这部分标准在执行时主要是看各护理院系课程设置与学生毕业后的工作岗位的需求是否相适应，与学生的进一步发展要求是否相适应，目的是提高毕业生离校后的个人适应性、专业适应性和发展性。

（1）建立与用人单位、地方继续教育培训基地的联系和定期沟通制度。

（2）加强学生就业指导和职业规划指导，例如开设相应创新创业能力基础、职业发展与规划的课程，设计各种有利于学生创新创业能力发展的项目计划。

（3）注意课程设置与毕业后教育相衔接，加强方法类课程、技能型课程的设置，如为研究生教育打基础的课程：计算机应用基础、医学信息检索与利用、流行病学等；为进入临床工作做准备的课程：临床营养学、护理人际沟通及循证护理等，也可以设地区特色需求的课程作为选修课。

（4）组织引导学生参加各种形式的社会实践活动，例如暑期专项实践、主题社区服务、各类志愿者活动、基层调研等活动，以获得经验，提高社会适应能力。

三、教育资源的解读

教育资源是教育过程中所占用、使用和消耗的人力资源、物力资源和财力资源的总和。其中，人力资源包括师资和受教育者两方面，物力资源包括建筑物、图书资料、教学和科研设备等物质资源或办学条件。教育资源配置水平对于高校人才培养和教育质量具有重要影响。我国护理本科教育自 1983 年恢复以来，目前各地区护理院校教学条件和教育资源发展不平衡，整体存在护理教育师资及人才匮乏，护理教育物资、财力投入不足与利用不足共存等现象。针对国家标准中护理学专业本科教育办学标准中的教育资源进行解读，其中"基本标准"是指作为护理学本科专业院校办学需达到的最低合格标准的要求，"发展标准"是指院校在达到基本标准要求后，教学改革发展获得更高要求的标准。解读标准则以期为护理教育管理者、护理教师及广大读者更清晰地理解和把握该标准提供帮助，为护理学院（系）进一步提高和规范护理学本科专业教育发展和建设提供参考。

（一）教育预算与资源配置

1. 标准内容

基本标准：（1）护理学院（系）必须有足够的经济支持，有稳定的经费来源渠道。随着护理教育的发展，教学经费投入应相应增加，确保教学计划的完成。（2）必须严格执行财务管理制度，明确教育预算和资源配置的责任与权利，严格管理教育经费，提高教育投资效益。

2. 标准解读

（1）教育经费来源。

近年来，随着社会老龄化及人民健康需求的提高，社会对高层次护理人才需求增加，多数护理学院（系）扩大了招生规模，然而也出现了教育经费短缺及分配不合理等现象。院（系）教育经费可来源于政府财政拨款、事业收入、财政专项经费，亦可通过申报国家级/省级/校级学科项目、企事业单位的合法捐赠等多种渠道获得教育经费的支持，保证稳定的经费来源。

（2）教育经费的投入与支出。

院（系）每年的各项经费支出必须提出预算方案，并且具有稳定的来源与投入。随着护理教学模式的不断变革、实验教学的快速发展、基础设施和人员配置的不断加强，以及招生规模的增加，教学经费投入须相应增加，其年增长速度应至少不低于国家或当地财政增长的速度，以保障教学计划的完成及教学改革与研究的进行，为各项事业的发展提供基本保障。

院（系）可按年度列出护理本科教学经费的各项投入情况，如基础设施、实验室建设、临床基地建设、师资队伍专项、教学改革专项、图书资料建设等。

（3）教育经费管理。

学院（系）应建立并严格执行财务管理制度，对教育经费的使用情况严格把关，保证资金专人负责、专款专用，使有限的经费发挥更大的使用效益。学校收取的学费应当按照国家有关规定管理和使用，其中教学经费及其所占学校当年会计决算的比例应达到国家有关规定的要求。

3. 常见问题

（1）没有稳定的经费来源渠道。

（2）教育经费投入不足或分配不均衡。

（3）无相应的财务管理制度，未做到专款专用。

（二）基 础 设 施

1. 标准内容

（1）基本标准：①护理学院（系）必须配备足够的基础设施供师生的教学活动使用，对基础设施定期进行更新和添加，确保教育计划的完成。②必须具有与招生规模相适应的、能满足护理学教学要求的实验室（包括基础护理、内科护理、外科护理、妇产科护理、儿科护理、手术室、急危重症护理等），并具有相应的实验器材设备和教学模型，保证学生护理学专业技能训练的落实。

（2）发展标准：根据学科发展需要，建设具有学校护理学专业特色的、符合创新能力培养要求的教学实验室，或者省级或国家级实验教学示范基地。

2. 标准解读

（1）基础教学设施。

根据办学规模和人才培养的实际需要，配备足够的基础设施。应包括各类教室及多媒体设备、小组讨论（学习）室、图书馆（中文及外文图书资料、图书馆馆际间服务、图书馆咨询服务）、信息技术设施（网络教学资源、计算机辅助学习资源、网络服务、远程医学/电子图像连接、文献检索培训课程）、文体活动场所（运动场馆/地/设施、文化娱乐设施）、学生食宿场所（宿舍楼、学生住宿条件、食堂、超市、复印店）、心理咨询服务及安全保障设施等。

（2）实验教学用房。

必须具有与招生规模相适应的、能满足护理教学要求的实验教学用房，包括基础医学与护理学实验室、实验准备室、仪器室（中央供氧室）、库房等。基础医学实验室可借助学校其他院系的实验室资源共享，如人体解剖学实验室、生物化学与分子生物学实验室、病原生物学实验室、机能实验室、临床诊断学（健康评估）实验室等，以满足护理学本科专业学生医学基础课程的实验教学。护理学实验室（中心）应包括基础护理（技能实训）、内科护理及外科护理（成人护理）、妇科护理、产科护理、儿科护理、手术室、急危重症护理、院前急救室等，以承担护理学专业课程的实验教学任务。在发展标准方面，各院（系）可根据本校的特色，建设省级或国家级实验教学示范基地，增设中央控制室、模拟病房、虚拟/高仿真实验室、智慧实验室、云端实验室、客观结构化临床考试考站等，为提升学生的临床实践与创新能力提供更好的条件保障。

（3）实验教学设备与软件。

学院（系）须根据实验课程的具体需求，配备足够的基本教学模型和实验器材设备，并定期更新、申购、报废及维护，各类设备仪器记录应翔实，如护理模拟人、新生儿及年长儿模拟人、CPR 模型、心电图机、心电监护仪、除颤仪、分娩机转模型等。在资金充足的情况下，还可配备智能化无线高仿真拟人，开展高仿真实验课程教学；开发或购买虚拟仿真软件，如静脉输液、鼻饲法、导尿术虚拟仿真软件、产科虚拟仿真软件、新生儿窒息的复苏虚拟仿真软件、心搏骤停的急救虚拟仿真软件等，开展虚拟仿真实验教学，加强虚拟仿真与实体实验平台的交叉、融合。此外，建设多媒体教学系统是实验室实现多功能化的重要辅助手段，实验室内多媒体设备的使用，可使教学过程直观化、形象化、生动地体现最新的教学资源。

（4）护理教学实验室的开放、运行与管理。

院（系）应制订相关的实验室运行与管理制度，还须注重实验教学资源的最大化利用，对已开设实验课班级开放实验室，学生可利用课后、节假日等时间到实验室进行练习，并做好登记与管理。有条件的院（系）可通过开发自主学习平台、交互学习平台及实验室智能管理系统等，进行网络云端实验室开放与预约、实验仪器设备使用、远程师生交互、智能化教学过程评价等，使实验室管理和学生实验教学的开展更加智能化、便捷化与系统化。

3. 常见问题

（1）实验室规模与招生规模不匹配，实验项目以示教为主，学生实训机会不足。

（2）护理教学实验室严重脱离临床，设计规范性欠缺。如实验室床单位和院前急救模型等摆放拥挤，没有按照医院病床设置标准；设计了床头带，却没有给氧装置、吸痰装置以及相应的饮食或药物过敏反应标识等；床单位有模拟人却没有床头卡，甚至空置床单位；模拟人没有手腕带；床头卡或手腕带标识时间过于陈旧。

（3）设备陈旧，投入不足或使用不当；大型设备没有使用说明或程序步骤；没有设备维护记录。

（4）科学管理机制不完善，如无实验室管理规章制度或未执行，无实验室开放登记记录，实验室开放形同虚设。

（三）临床教学基地

1. 标准内容

（1）基本标准：①护理学院（系）必须有不少于1所三级甲等综合性医院的附属医院、社区卫生服务中心、精神卫生中心或精神科作为稳定的教学基地。护理学专业在校学生数与学生实习使用的床位数比应达到1：1。科室设置齐全，能够满足临床教学的需要。②必须建立稳定的临床教学基地管理体系与协调机制，确保临床教学质量。③临床教学基地必须成立专门机构，配备专职人员，负责临床教学的领导与管理工作，建立临床教学管理制度和教学档案，加强教学质量监控工作。

（2）发展标准：临床教学基地应加强对基地的教学基础设施及护理技能实验室的建设，保证临床教学和实习计划的有效落实。

2. 标准解读

（1）临床教学基地资质与遴选。临床教学是护理教育的重要组成部分，是决定护理教学质量的关键性环节，临床教学基地的建设水平直接影响护理人才的培养质量。临床教学基地按与医学院的关系及所承担的任务，可以分为附属医院、教学医院和实习医院三类。其中教学医院必须符合下列条件：有政府认可为医学院校教学医院的批件；学校和医院双方有书面协议；有能力、有责任承担包括部分临床护理理论课、见习和实习在内的全程临床教学任务；教学组织机构及管理制度健全；有一届以上的毕业生证明该医院能够胜任临床教学工作。护理学专业在校学生数与学生实习使用的床位数比应达到1：1。科室设置齐全，能够满足临床教学的需要。此外，还须建立社区卫生服务中心、精神卫生中心或精神科作为稳定的教学基地。

（2）建立稳定的临床教学基地管理体系与协调机制。临床教学管理一般由三级管理体系构成，即学校—学院—医院。省内各临床教学基地可成立临床护理教研室，报送学院审核，学院审核后报送校人事处备案，临床护理教研室成员每1~2年将根据临床教师的考核情况实行动态调整。学院（系）应专门成立护理临床教学指导工作小组，对临床教学基地的教学工作进行有效的指导和管理。通过逐层管理，形成有效机制，加强对临床教学基地的规范管理。学院负责临床教学工作计划的制订和落实，各临床教学基地负责按计划实施，完成临床教学既定目标和任务。定期召开各临床教学基地参加的临床教学工作会议，布置临床教学任务，总结和交流临床教学情况。学院（系）可通过督导、教学管理人员、辅导员不定期到各基地督导、检查、了解学生临床实践教学情况，保证临床教学质量。

（3）建立临床教学基地教学组织机构及管理制度。临床教学基地可实行以医院—护理部—各临床科室的三级管理机制，每个临床教学基地均由基地医院的分管院领导负责，成立由护理部、护士长、总带教和带教教师组成的临床教学工作小组，由分管教学工作的护理部副主任统筹安排。各临床教学基地须建立完善的教学管理制度，如实习带教教师的遴选制度、实习生管理制度等。基地护理部作为医院护理教学管理部门，全面负责医院的护理教学管理，并配合学院开展临床教学质量监控。建立规范教学档案，召开教师和实习生座谈会，了解临床教学过程中所出现的情况，加强对临床教学质量的监控。

（4）临床教学基地的建设。根据发展标准，院（系）及医院要重视临床教学基地的教学基础设施及护理技能实验室的建设，在师资培养、学科建设、资金筹措和经费投入等方面都给予一定的支持，如建立护理技能实验室，捐赠护理实验教学模型等，保证临床教学和实习计划的有效落实。

3. 常见问题

（1）没有稳定的临床教学基地，学生只能自找临床实习基地。

（2）护理学专业在校学生数与学生实习使用的床位数比达不到1∶1。

（3）院（系）对临床教学基地的教学过程及教学质量督导未落实，如未组织临床教学检查、教学反馈会等。

（4）无实习带教教师的遴选制度及培训记录，带教师资资质较低。

（5）临床教学基地教学档案资料未规范管理等。

（四）图书及信息服务

1. 标准内容

基本标准：（1）护理学院（系）必须拥有并维护良好的图书馆和网络信息设施，必须建立相应的政策和制度，使现代信息和通信技术能有效地用于教学，使师生能够便利地利用信息和通信技术进行自学、获得信息，开展护理服务和卫生保健工作。（2）必须具备满足护理学专业发展需要的专业中外文图书、期刊和网络信息资源，根据需要添置，以满足学生创新能力培养、教师教学改革和科研的需要。

2. 标准解读

（1）图书馆和网络信息设施。图书和信息服务是高校办学的重要基础和保障。院（系）必须拥有并维护良好的图书馆和网络信息设施，如图书馆基础设施规模、学校图书资源的投入与更新等能满足学生需求，图书馆馆藏中英文数据库建设情况、电子期刊品种、纸质图书收藏量、其中护理学专业相关期刊及图书馆藏情况应能满足护理专业学生需求。

（2）信息服务。图书馆可配备专门的文献检索指导教师，开展图书资料检索等相关讲座，提供信息咨询包括电话咨询、网上实时咨询服务；通过图书馆网站推介新书，开设图书馆微博，拓宽师生沟通渠道，推送资源，发布信息；参加高校联盟文献信息资源共建共享及慕课联盟建设，使师生能够便利地利用信息和通信技术进行自学、获得信息，满足学生创新能力培养、教师教学改革和科研的需要。此外，校园网络实现办公自动化，课程中心平台、教学基本状态数据库、人事管理、科研管理、学工管理、教务管理、财务管理、设备管理等业务网络系统运行及信息互通、数据共享等，良好地服务于教学。

（3）学校图书及信息安全管理制度。学校或院（系）应制定相应的图书管理制度，从借阅方式、图书赔偿、图书馆开放时间和方式等方法进行具体规定和管理。此外，应保证学院信息服务安全，制订相应的网络信息安全制度，做好网络授权体系，注意业务操作系统的安全性，注意数据的保护等。

3. 常见问题

（1）图书资源的投入不足，未定期更新、补充图书资料。

（2）护理学专业相关期刊及图书馆藏较少。

（3）中英文数据库及电子期刊品种少，网络检索范围有限，可利用的共享资源少。

（4）无专职的信息服务指导人员；缺乏相关的网络安全管理制度及培训等。

（五）教育专家

1. 标准内容

（1）基本标准：①护理学院（系）必须有教育专家参与护理教育和教育改革的决策、教学计划制订等管理制度，并有效落实。②建立与教育专家联系的有效途径，能证实在师资培养和护理学教育中发挥教育专家的作用。

（2）发展标准：护理学院（系）应该逐步建立和完善结构合理、职责明确的教育专家队伍，保证教学质量。

2. 标准解读

（1）教育专家参与机制。教育专家指来自本校、外校或国外从事护理教育、医学教育、高等教育研究的专门人才，包括具有较丰富的护理学或相关学科教育研究经验的教师、管理学专家、教育学专家、心理学专家和社会学专家等。教育专家参与教学及教学管理工作的咨询、指导和决策，能为深化教学改革、提高教育质量、培养高素质护理人才发挥重要作用。护理学院（系）应制订相应的教育专家聘请与管理制度，并有效落实。逐步建立和完善结构合理、职责明确的教育专家队伍，保证教学质量。

（2）教育专家联系途径。学院（系）应建立与教育专家联系的有效途径，如通过学院学术委员会、教学委员会、发展规划专家咨询委员会、教材委员会、学位委员会等形式与教育专家建立联系，也可通过聘请客座教授和教育专家讲学和项目指导等方式，邀请教育专家参与学院（系）的专业发展规划、修订人才培养目标及方案、教学管理与改革等。此外，学校及学院（系）应成立校院（系）两级教学督导小组，聘请有关专家深入开展教学督导，参与集体备课、试讲、临床见习、实习等教学活动，掌握教学动态、及时发现教学中存在的问题，并在实践过程中不断改进，使教学督导工作落到实处。

3. 常见问题

（1）缺乏教育专家聘请与管理制度，无聘请教育专家及相关聘请合同。

（2）无教育专家到院（系）进行专业指导、授课、讲座等计划安排表或记录。

（3）无教学督导计划表及记录等。

（六）教育交流

1. 标准内容

（1）基本标准：护理学院（系）必须提供适当途径和资源，促进教师和学生进行国内外交流。

（2）发展标准：护理学院（系）应该与国内外其他高等教育机构建立合作及学分互认的机制，积极利用国内外优质教育资源，促进护理学专业建设和发展。

2. 标准解读

开放合作是实现专业发展的必由之路。学院（系）可通过建立激励机制，鼓励师生参与对外交流。教师交流形式可包括访问学者、博士后进修、短期研修、学术会议交流、举办国际国内会议等；学生交流形式可包括国内外的合作办学、短期交换生、夏令营、参加学术论坛等。除对外交流外，护理学院（系）可定期邀请专家前来讲学和指导，也可积极开展和接待国（境）内外院校师生前来参观访问，通过深化与国（境）内外高校的教育合作，拓展师生的学术视野。在此基础上，教育交流的发展要求为与国内外其他高等教育机构建立合作关系，建立学分互认机制，学分互认的机制须建立在院校之间的课程认可基础上。实现学分互认后，可对访学的学生境外所修学分进行认定，承认其成绩和学分，并计入学习档案中。

3. 常见问题

（1）师生对外交流途径及机会较少。

（2）师生对外交流的存档相关资料，如遴选程序及记录、访学报告、学术会议通知等不齐。

（3）学生教育交流学分互认机制不明确等。

充分利用各种资源是保障教学工作的正常运转和持续发展的必要条件。护理学院（系）应根据办学规模在保证经费充足的情况下，完善各项标准，加大投入进行护理教学基础设施建设，尤其是护理学实验设施的建设，确保教学计划的完成和护理学专业技能训练的落实。

此外，还应加强护理学教学信息化建设、保证具备能够满足护理学专业发展需要的图书信息服务，并深化与国（境）内外高校的教育合作，建立与教育专家的合作联系，通过多渠道、多角度实现护理学专业教学质量的不断提高。

四、教育评价的解读

专业认证本质上是一项教育评价工作，同时，教育评价又是作为专业认证依据的《国家标准》中的一级指标，提示教育评价体系的建设和运行在护理学专业建设中的重要地位。

（一）教育评价概述

教育评价是指在系统地、科学地和全面地收集、整理、处理和分析教育信息的基础上，对教育的价值做出判断的过程。从教育管理的角度来看，教育评价区别于传统的单纯经验管理，是科学管理（定量、规范、程序化）的一种手段。从教育科学研究的角度来看，教育评价是与教育基础理论研究和教育发展研究具有同等重要地位的研究领域。是否具有相当程度的教育评价技术，是衡量一个国家教育水平的尺度之一。教育的目的是要培养适应社会需求的人才，为满足特定社会的政治、经济、文化的需求服务。教育评价的目的在于通过科学的、客观的评价，增强学校主动适应社会需求的能力，即实现教育的社会价值。通过教育评价，在国家层面能够加强教育主管部门对教育的宏观指导；在学校层面能够对学校工作进行综合性评价，通过比较对照，找到差距，改进工作，以促进整体优化，提高办学的社会效益和经济效益。

教育评价是对学校办学水平和教育质量的系统评价。根据评价的目的，教育评价可以分为合格评估、水平评估以及选优评估。（注：在教育评价工作中，"评价"和"评估"在我国常常通用）也就是说，教育评价可分为绝对标准评价和相对标准评价。绝对标准评价是指依据有关标准，对学位授权点进行评价，通过者表示获得对学校或专业的认可，此类评价结果认定分为"合格""暂缓通过"或"不合格"，例如近年来对高等学校硕士/博士学术学位授权点、专业学位授权点的合格评估和专项评估。在我国，此类评估是教育行政部门主导的、办学单位必须接受的评估。而水平评估是相对参照性评估，其关注的是校际比较的相对位置，例如由教育部学位与研究生教育发展中心在 2004 年开始进行的、每 4 年 1 轮的学科评估。水平评估通常是由第三方进行的、各办学单位可以自愿参与的评估。选优评估则是以择优支持为目的的评估，例如"双一流"建设学校、学科的选择评估。在教育评价中，通常分为自我评估（学校内部评估）阶段和他人评估（国家评估或非官方评估）阶段，其中自评是基础，他评是重点。

（二）《国家标准》中的教育评价部分解读

在《国家标准》中，明确规定了护理学专业本科毕业生应达到的基本要求，设定了思想道德与职业态度目标、知识目标以及技能目标；规定了护理学专业本科教育办学标准，对宗旨及目标、教育计划、学生成绩评定、学生、教师、教育资源、教育评价、科学研究、管理与行政以及改革与发展等设置了具体要求。办学标准分为基本标准和发展标准这两个层次，基本标准是护理学本科教育的最基本要求和必须达到的标准，发展标准则是各高校的护理学本科教育提高办学质量的要求和应该力争达到的标准。其中，教育评价作为教育全过程的基本要素之一，是《国家标准》指标体系中的一级指标，在质量标准中占有重要的地位。《国家标准》中的教育评价部分，实质上是对教育评价在办学单位的教育质量保障中的作用进行判断。

（三）教育评价机制的建立和运行

1. 建立教育评价体系

此项标准要求各院校建立教育评价体系，使领导、行政管理人员、教师和学生能够积极参与教育评价活动，形成有效的教育质量监控运行机制，对本科教育的目标、计划、过程及结果进行全程的评价与质量管理，确保课程计划的实施及各个教学环节的正常运行，并能及时发现和解决问题。教育评价体系的建设，应该是建设一个科学、系统、规范的管理体系，并能够与学校的其他管理活动有效地融合。教育评价体系的构成应有监管机构、制度保障、过程监督、信息反馈和整改调控机制。

（1）设立教学质量监控与管理的组织机构。教学质量监控与管理的组织机构至少由学校、学院（系）、教研室 3 个层次构成。例如，学院（系）应设立本科教学委员会、学术委员会、教学督导组等，以及教务、学生等相关管理部门。各个机构和成员必须有明确的工作职责及角色分工：规划、咨询、指导、审议、决策、检查、监督、反馈和调控等，共同对教学质量进行管理和监控。

（2）制订质量标准和监控制度体系。质量管理制度包括教学管理制度、教师及学生管理制度以及行政管理制度等。例如，教育计划、课程教学大纲教材使用制度等教学管理制度，课堂教学管理、教学检查制度等；在实践教学管理方面，应有校内和临床（含医院、社区）实践教学基地管理的制度；应有教师的听课、学生评教，教师试讲、集体备课，教师培训、进修，青年教师培养等制度。

（3）建立运行机制。运行机制是各项规章制度的执行保证，通过执行各项规章制度使领导、行政管理人员、教师和学生参与教育评价活动落到实处。有效的教育质量监控运行机制可以确保制度完善，职责明晰，监控到位，信息收集、处理和反馈渠道畅通，确保课程计划的实施及各个教学环节的正常运行，能及时发现和解决教学过程中出现的问题。

2. 教育评价贯穿教学全过程和各环节

此项标准强调教育评价应贯穿教学全过程和各环节，其重点是对教育计划、教育过程及教育效果的监测。

（1）教育计划及教学大纲。教育计划及教学大纲应定期修订，佐证材料应能反映出历年来课程计划的调整和修订情况及其依据。教育计划的修订应紧扣本科护理学专业人才的培养目标，应符合教育规律，应征求各利益方的意见和建议，并应遵循一定的程序。

（2）教育过程。教育过程应监测教育计划各环节的实施、教学管理制度的执行、教学质量的评价等，应做到教学过程的规范管理常态化。例如，对教风、学风、教学设施和条件、教学秩序、教学基本运行、教学档案、教学活动开展等的检查，对考试命题、阅卷、成绩管理等的检查，对教师教学质量的评价等。检查可以多种方式进行，如实地检查、教学督导、听课、评教、学生教学信息员联系，教学基本档案查阅，定期召开师生座谈会、教学工作会议、临床教学工作会/座谈会等。应注意教学基本档案的整理和保存。

（3）教育效果。教育效果的监测包括考试分析、培养质量调研等。应加强对学生学业情况的评价和分析，根据评价结果来改进教学。

（4）发展标准及解读。在教育评价机制建立和运行中，"发展标准"的要求是教育评价体系能够形成特色并具有示范价值，能与护理专业行业基本标准相衔接，并能够充分利用教育评价的信息持续改进教育教学工作。各院校应以教育评价体系的整体设计、运行情况，教学质量与教学管理信息的利用，以及人才培养的效果进行评价体系的展示，说明其特色和推广价值。

3. 教育评价要系统地收集教师和学生的反馈

此项标准强调重视教师和学生的反馈意见，要确定相应机构或人员，并且要系统地、定期地收集和分析反馈意见，以获得有效的教学管理信息，为改进教学工作提供决策依据。例如，学校应有教学质量监控与评估工作机构，并设有专人负责收集教学管理信息。此项工作应作为教育评价的常规工作，有计划、有结构地进行，要重视原始资料的收集和积累，可采用多渠道、多形式收集信息，例如，教学工作/研讨会、教师/学生座谈会、师生 QQ 群/微信群、网上评课系统等。

4. 教育评价要重视各利益方的参与

各利益方包括校内和校外的机构和代表，校内如学院（系）的领导、行政人员、教师和学生，校外如政府主管部门、毕业生、用人单位、毕业后教育机构。参与教育评价不仅是听课、评课，评价应贯穿教学全过程和各环节，应对教育计划、教育过程、教育效果进行全方位评价。教学委员会应有学生代表和用人单位代表，参与教学管理与评教，以各种方式广泛收集多方意见，以改进教学工作。同时，教育评价要充分考虑来自教育行政部门、卫生行政部门、用人单位、学生家长及毕业生的意见和建议。在教学委员会成员中必须设立校外利益方的代表，例如卫生行政部门、医疗机构、行业协会等。在这个过程中，教育评价发挥着社会（校外专家、用人单位、毕业生）对学校教育的监督和促进作用。

5. 教育评价必须重视对毕业生质量的反馈

（1）毕业生质量评价。办学单位应建立毕业生质量调查制度，从护理学专业毕业生工作环境中收集改进教育质量的反馈信息。毕业生质量包括历年毕业生就业情况、国家护士执业资格考试情况、毕业后成就追踪、工作与专业相关度等。同时，要重视毕业生对学校的评价，例如对教学水平、师德师风、学风建设、课堂教学效果、实践教学效果、考试的评价，以及对学生支持、奖/助学金评定、就业求职服务等学生工作的评价。

用人单位对毕业生工作表现、业务能力、创新能力及职业道德素养等方面的评价信息，应作为调整教育计划和改进教学工作的主要依据。可以通过走访用人单位、召开校友座谈会、问卷调查等方式，收集用人单位对毕业生职业道德、临床思维、临床知识、临床技能、协作精神、适应能力等信息。

（2）发展标准及解读。在毕业生质量调查制度方面，"发展标准"鼓励办学单位定期开展毕业生质量的第三方调查，并且能够充分利用毕业生质量调查的信息持续改进教育教学工作。通过第三方独立调查机构开展毕业生社会需求与培养质量跟踪调查和评价，能比较客观地评价毕业生质量及人才培养方案的有效性。以评促建，教育评价的目的是改进工作，因此发展标准强调应建立起对已收集的毕业生质量信息的分析和有效利用机制，使反馈信息切实用于质量持续改进。

教育评价体系的建立和运行应成为学校教学管理的常规工作，常态化地进行。只有建立和运行符合《国家标准》的教育评价体系，才能使教育评价在培养满足国家、社会需求的护理学专业人才中发挥好教育质量保障的作用。

五、科学研究的解读

作为本科教育办学标准之一，科学研究对于学科发展和学院（系）建设发挥了较为关键的支撑作用；作为大学的主要职能，教学是传播知识、培养人才的重要手段和过程。如何妥善处理两者的关系，一直是学校及教师关注和解决的基本问题。

（一）教学与科研的关系

1. 基本标准内容

基本标准是护理学本科教育的最基本要求和必须达到的标准。本部分共4条，即护理学院（系）必须：（1）明确科学研究是高等学校的主要功能之一，设立相应的管理体系，制订积极的科研政策、发展规划和管理办法；（2）为教师提供基本的科学研究条件，营造浓厚的学术氛围，提高教师创新和评判性思维，促进教学和科研相结合；（3）制订政策鼓励教师开展具有护理学专业特色、提高临床护理质量、促进护理学科发展的科学研究活动；（4）加强对护理学教育、创新创业教育及管理的研究，为教学改革与发展提供理论依据。

　　2. 基本标准解读

　　（1）理解不同层次教学与科研的关系。处理教学与科研关系的前提是正确理解两者的关系。不同层次下，教学与科研的关系存在些许差异。深入理解这些差异，有助于促进教学与科研更好地融合发展。从高等教育系统层面看，教学与科研是统一不可分的，师生通过教学与科研联系在一起；从大学组织层面看，大学的定位决定了其教学与科研的基本关系，如教学型大学、教学研究型大学、研究教学型大学和研究型大学等；从院系和学科层面看，鼓励以科研为基础的教学方法的应用，将两者结合以共同促进学科建设和院系发展；从教师个体层面看，不同经验、兴趣、职业阶段等影响着教师对教学和科研关系的处理，总体来说，教师应该加强以科研丰富教学内容的意识和实践活动，以其探究精神和个人魅力影响学生。

　　（2）从院校层面鼓励和规范教学与科研活动的结合。高等学校的根本任务是育人，从学校层面理解，教学与科研的关系意指培养人才与发展学科之间的关系。钱伟长曾表示："大学必须拆除教学与科研之间的高墙。"从院校层面重视，完善教学与科研管理体系，在学院（系）的发展规划中明确教学与科研的关系及将两者结合的使命任务，营造积极的环境，有利于教学与科研相互促进，教研相长，最终达到人才培养和学科发展的目的。

　　值得一提的是，教学与科研统一并不意味着所有护理院系都要把教学与科研放在齐头并进的平行位置，也不意味着所有护理院系都采用统一的标准来协调两者的关系。各层次、各类型的护理院校需根据人才培养目标，妥善定位其教学与科研的关系，制订合适的管理政策。如针对精英研究型大学来说，应当适当地以科研为导向，积极推进学生参与教师科研，将科研与教学组织为同一个过程。精英研究型大学包括大多数原"985""211"高校，以及现一流大学和一流学科建设高校（简称"双一流"）。对于新建本科院校来说，其学科建设较为薄弱，培养大量的实用型人才是主要目标，其科研当以应用研究和教学研究为主，学生主要学习一些确定的研究成果，以及它们在现实中的转化和应用。教学与科研的结合主要发生在课堂教学中，学生参与科研创新的程度无需深入。而对于大量的普通护理院校来说，则需兼顾教学与科研，两者平行统一、协同发展。

　　（3）支持和重视护理学专业特色的研究。本次国家标准中明确指出，鼓励开展护理专业特色研究及加强为教学改革与发展提供理论依据的研究。具体到实施层面，应当鼓励教师积极探索护理学科内涵，构建和完善学科理论知识体系，如在结合我国社会政治、经济、文化背景的前提下，开展构建具有中国特色、符合中国文化价值体系的护理新理论的研究；积极开展完善护理学二级学科设置的研究，不仅可以完善学科体系，更可为课程设置提供参考和指导。同时，鼓励教师依据当前护理教育现状和形势，把握方向，开展教学改革和发展相关研究，如进行基于护理胜任力的教学改革研究，从而更好地培养出满足临床需要、能胜任临床工作的实用型护理人才；亦可探讨以学生为主体的教学方法的引入及其效果，如高仿真模拟教学、PBL 教学、微课、慕课、翻转课堂、客观结构化临床考核等新型教学方法和教学手段在护理教学中的应用。此外，开展提高临床护理质量的研究也应当作为各学院支持的重要方向，如基于循证的证据转化和证据应用研究、实施科学研究、护理质量改进方法在临床的应用效果探索等研究，可切实改进临床护理工作、提高护理质量、改善患者结局和满意度，体现护理专业价值所在。

3. 发展标准内容

发展标准是护理学本科教育提高办学质量的要求和应该力争达到的标准。护理学院（系）应当提倡教师将科研活动、科研成果引入教学过程，通过科学研究培养师生的科学精神、科学思维、科学方法和科学道德。

4. 发展标准解读

有多种途径和方式可以帮助实现科研活动与教学过程的融合，增强师生的科学意识。应当充分发挥优秀教师的榜样作用，总结其科研和教学经验进行分享和学习。以下列举几种常见而有效的做法，供高校及教师参考。

（1）进行学科研究方法的教学，分享研究体会。开设护理研究或类似课程，向学生普及科学研究的重要意义并进行学科研究方法、技术与技巧的教学是增强学生科学思维和科学方法最直接的途径。在此过程中，不仅可对研究方法进行较为系统的介绍和教学，还可与学生分享著名学者或教师自身的研究经历和体会，或以名家的科研声望鼓舞学生。

（2）将最新研究成果融入课堂教学内容。除了专门教授护理研究方法的课程，教师亦可在其他课程的教学中穿插讲授护理学领域最新的研究成果，使学生认识到学科和知识是动态的、演化的、不断更新的。如静脉留置针留存时间与感染、堵管等不良事件发生的关系；不同翻身角度和翻身频率对压力性损伤预防的效果；新型敷料的使用及其效果；压力弹力袜对于下肢深静脉血栓发生的预防效果等新的研究成果，既可对传统教材的知识进行补充和更新，也可在教学中渗透研究者的价值观，包括对新事物开放的态度、对已有理论的怀疑精神、尊重数据和事实证据、忍受模棱两可等，给学生带去潜移默化的影响。许多研究也已证实，教师的科研能力对教学绩效可起到积极的促进作用。

（3）对学生进行科研方法和思维方式的训练。教师可把自己的科研成果作为课堂学习和讨论的素材，或围绕某个主题，与学生共同探讨，从而帮助学生深入分析问题，更好地理解这些内容；也可让学生以助手或合作者的身份参与教师的科研项目，发挥科研项目的人才培养效应，或将学生分组，指导他们自行设计并实施科研计划，通过科研过程进行学习，均可让学生从实践中学习，而非仅仅停留在理论知识层面。也有少数学校试行了本科导师制，一对一或一对多地带领学生进行科研训练，均是值得借鉴采纳的措施。

（4）加入教学和科研团队，重视教学反思与教学研究。教师应积极加入某些有组织的教学和科研团队，并参加团队的研讨会、讲座、培训、经验交流会、沙龙、工作坊、专项课题等诸多形式的活动，提升自身知识和技能储备的同时，也可与团队中的其他人就相关经验进行交流。同时，教师应当重视教学研究的开展，因为教学研究是典型意义上的教学与科研的结合体，它是一个可以研究而且必须研究的专门学问。保持对教学进行反思和研究，可有效促进教学和科研活动的融合发展。

（二）教师科研

1. 基本标准内容

护理学院（系）教师必须具备与学术职称相对应的科学研究能力，参与或承担相应的科研项目，取得相应的科研成果。

2. 基本标准解读

（1）护理教师可申请的常见科研项目。包括各种国家级、省（市）部级及校级科研项目，常见的如国家自然科学基金（面上项目、重点项目、重大项目、联合基金、青年科学基金等）、国家社会科学基金、国家科技支撑计划、国家重点专科建设项目、省部级教育教学改革项目、省/市级自然科学基金或社会科学基金、卫健委/卫生厅医学科研基金、中华护理学会/省级护理学会年度科研基金项目、美国中华医学会（China Medical Board，CMB）护理青年教师科研基金以及院校级的各类科研基金项目等。

（2）护理教师可申请的常见科研成果。最常见的为中华护理学会科技奖，该奖项于2009年由中华护理学会向中国科技部申请批准成立，用于奖励在护理学术领域做出突出贡献的集体和个人，每两年评选1次，是我国护理学科的最高奖项。其他常见的科研成果还包括省部级科技奖（如各省设立的科技奖、教育部设立的教育教学改革成果奖）、其他横向课题成果及国际合作与成果奖项等。

（3）改善教师发展制度和评价制度。国家标准对教师科研做出了规定，各护理学院（系）应当构建相应的教学与科研融合式的教师发展模式。如要求教师以本学科的研究成果及研究趋势、研究方法等为基础，开展课程设计并进行教学实践，培养其以科研为基础的教学能力。不仅在教学上争取进步，也要结合课题项目、学术论文专著等共同提升自身的教师影响力。学术界已达成普遍共识，教学与科研是相互促进的，主要表现为科研对教学的促进作用。

教师评价体系对教师教学与科研能力的发展具有明显的导向作用，因此在评价制度上也需做出相应改变，强调教学与科研的结合，将其作为目标之一。如在评价时，教师要呈现自己的科研如何融入教学中、如何影响学生学习、是否能诱导学生主动探究、教学内容是否紧跟学术前沿、是否有助于培养学生的科学方法和科学精神等。需注意的是，有研究显示，由于晋升条件的关系，目前高校重科研轻教学是一种非常普遍的事实。因此，应当注重建立一个多元评价体系，充分考虑到"好教师并不一定是好的研究者，好的研究人员也并不一定是称职的教师"，在制订科研目标、安排科研任务、考核科研成绩时，需适当考虑教师的能力倾向，不能以唯一目标论。

（三）学生科研

1. 基本标准与发展标准内容

（1）护理学院（系）必须：①将科学研究活动作为培养学生科研素养和创新创业思维的重要途径，采取积极、有效措施为学生创造参与科学研究的机会与条件；②课程计划中安排适当的综合性、设计性实验，为学生开设学术活动、组织科研小组、开展第二课堂活动等，积极开展有利于培养学生科研素质和创新意识的活动。

（2）护理学院（系）应当：设立学生科研启动基金，开展科研夏令营或冬令营活动，积极促进学生参与或承担相应的大学生科研项目，取得相应的科研成果。

2. 基本标准与发展标准解读

前述教学与科研关系时提到，院校及教师需对学生进行科研方法和思维方式的训练，除开设护理研究课程培养其科研素质和科研意识、组织学生科研小组就某一问题深入讨论、鼓励学生参与教师科研外，还应当辅导本科生进行简单的科研设计和科研实施，如某些院校针对本科生开展的"解决问题，促进健康（problem solving, better health, PSBH）"项目，就是很好的典范；再如各院校纷纷开展的暑期社会实践等形式，均可为学生及教师提供将教学与科研融合的机会。再者，也可鼓励学生积极申请科研基金，如国家级/省市级/院校级的大学生创新创业项目或其他学生科研项目等。

2018 年 8 月，中华人民共和国教育部、财政部、国家发展改革委联合印发了《关于高等学校加快"双一流"建设的指导意见》的通知，强调了科研育人的重要性，鼓励建立科教融合、相互促进的协同培养机制，促进知识学习与科学研究、能力培养的有机结合，也明确指出了应加大对青年教师教学科研的稳定支持力度，以及重视和培养学生作为科研生力军。因此，从高校层面，应做到鼓励教学与科研的结合和相互促进，制订相关管理政策，营造良好氛围；从教师层面，应培养以科研为基础的教学能力，并积极申请科研项目和成果；从学生层面，应当安排各种形式的学生科研活动。由此，教学与科研才能更好地协同发展，相辅相成、相互促进，共同促进学科的发展及人才的培养。

第五节　护理专业学生的新要求

当今科学技术快速发展，社会对于护理人才的要求也越来越高，为了适应社会发展，护理院校在培养学生时也提出更高的要求。

一、培养护理专业学生的自主学习能力

现代教育技术在教学中的应用，正在努力地促进护理学生地位的转变。学生由学习的被动地位变为学习的主体。从学生角度看，应用现代教育技术在培养学生科学文化知识素质的同时，学生不仅希望教师运用多种教学媒体辅助课堂教学，增强学习效果，提高教学质量，也希望利用现代教育技术进行实践，去感受、体验和探究。各种教育软件和学习资源的不断系统化建设和完善，给学生提供了丰富多彩的学习材料。学生除了课堂学到的知识外，还可走出课堂，走进社会，走进临床。

多项研究表明，我国护理专业学生的自主学习能力总体处于中等水平。在自主学习能力的不同维度上，多数研究结果显示，学生在获取及分析处理信息方面的能力相对较弱，这可能是因为部分学生被动接受老师讲授的知识，机械记忆学习内容，对知识缺乏主动探究的意识，影响其信息素质的培养。

（一）护生自主学习能力的影响因素

1. 年级

谈学灵等的研究表明，本科护生的自主学习能力没有年级差异。杨贵芳等的研究结果显示，随着年级的增长学生的自主学习能力显示出逐步增强的趋势。而赵芳芳等人发现，随着年级增高，护生的自主学习能力却在下降。研究结果的差异性说明本科护生的自主学习能力与年级的关系仍需进一步研究证实。本科护生的自主能力并未随着教育的加深而逐步提高，可能与目前的学校教育并没有针对护生的自主学习能力培养给予完整、系统的指导有关。此外，我国高校学生学业竞争压力不大，也可能是造成上述现象的原因之一。

2. 专业认同和专业情感

专业认同是指学生对所学专业的接受和认可度。护理本科生的专业认同水平与自主学习能力呈正相关关系。研究显示，护理本科生的自主学习能力受其对专业的喜爱和接受程度影响，表示喜欢护理专业及自己选择护理专业的学生对本专业有更大的兴趣，去主动学习的求知欲和动力更强。对专业感兴趣和喜爱的护生在心理上已经有专业认同感，并相信此专业的发展前途比较稳定且待遇也比较好，因此更有动力去学好这个专业。因此，护理教育者可以通过加强专业价值观和职业规划教育，从提升护生专业认同感的角度去提升其自主学习能力。

3. 自我效能感

自我效能感是指个人对自己能否完成某项工作、行为或达成某一目标的自信程度。研究显示，自我效能感与自主学习能力呈正相关，护生的自我效能感越高，其自主学习能力就越强。自我效能感强的学生在学习中处于积极态度，学习目标更加明确，相信自己能够完成学习任务，能够主动地参与学习，更有信心去克服在学习过程中遇到困难。因此，教师应在课前做好学情分析，充分了解护生的学习特点和需求，在课中和课后给予护生充分的肯定和鼓励，增强其自信心，提升自我效能感，有利于护生自主学习能力的培养。

4. 学习动机

学习动机是激发、维持学习行为并使行为指向特定学习目标的动力。研究显示，学习动机总分与自主学习能力总分呈显著正相关，说明学习动机对自主学习能力具有一定的预测作用。学习动机是推动学习行为的动力，而具有内源性学习动机的学生出于对学习知识本身的内在兴趣以及提高自己能力的内在需要，学习的意愿更强，更易产生自发的学习行为。而外源性学习动机与自主学习能力未呈现出显著相关性。这提示要提高护生的自主学习能力，应注重激发学生的内源性学习动机。

5. 评判性思维

评判性思维是对护理临床决策有目的、有意义的自我调控的判断过程和反思推理过程，评判性思维能力是护生应具备的核心能力之一。评判性思维和自主学习能力二者相互促进、相互影响。研究表明具有较强评判性思维的护生，其自主学习能力也较好。提示在护理教育中可寻求将评判性思维及自主学习能力进行共同培养的方法。

6. 教育环境

教育环境涵盖的范畴较广，在学校中与教和学发生直接或间接相关的所有主客观因素均可被纳入教育环境。因此，教育环境既包括客观的物质环境，如教学设施、设备，图书，也包括主观的人文环境，如教育理念、校风学风。营造自由、宽松、学术氛围浓厚的教育环境有利于激发学生的学习热情，提高课堂参与度，培养护生的自主学习能力。此外，学习资源作为教育环境的客观物质条件，能够为学生自主学习能力的培养提供基础保障。

（二）网络自主学习的问题

如今，护理专业学生自主学习的主要途径是网络平台，为契合医学护理专业的快速发展，本科护生基于网络新媒体的学习模式近年来已逐渐成为护理教育中的重要组成部分。在近些年的研究中，发现网络平台的学习方式并非十全十美，仍存在一些不足。

1. 网络学习存在孤独感

学习前缺乏指导，学习中缺乏互动，学习后缺乏反馈。新媒体网络学习充分体现了学习的自主性，但也由于缺乏学校的支持和老师的指导，有时学习效果欠佳。基于新媒体的网络学习较传统学习而言，学习者与讲授者间缺乏充分的互动和交流，网络学习更多是"孤独"地学习。新媒体网络学习中对学习后效果的评价反馈十分重要，是对学习者的一种激励、一种情感支持，恰当地评价反馈可以使学习者感受到"学有所成"或反思其不足。

2. 网络学习资源管理的不完善

信息审核欠缺，信息更新滞后，信息整合不足。网络学习资源缺乏审核，导致其准确性和权威性不足，影响学生对网络资源的信任。而且资源质量有待提高。视频画质较差，不够精简。新媒体信息传播虽然很好地契合了医学护理知识更新较快的特点，但也不乏因为对网络资源管理的欠缺，导致一些知识并未及时跟进，造成信息滞后。当然，网络资源过于繁杂，学生会搜索不到自己想要的学习资源，或所获得的资源不全面、不系统。

（三）改进措施

针对以上问题，研究中也给出了相应的改善策略。

1. 加强开展网络教学，发挥教师引导作用

随着新媒体的发展，网络教育成为现代护理教育的主要发展方向之一。网络教育的开展能丰富师生间的教学形式，有助于教育资源的整合与共享。研究中，本科护生均肯定了开展网络教育的必要性。然而网络资源繁杂，学生要在海量资源中准确获取自己所需的信息有一定困难，因此在加强开展网络教学的同时，应积极发挥教师引导作用，两者相辅相成，共同促进护生发展。护理学教师在课堂教学中应发挥其积极作用，引导护生进行网络自主学习，帮助其树立正确的学习目标，制订详细、可行的学习计划，科学合理地利用网络资源，以达到高效的学习。高等教育经历着改革与发展的新阶段，教育教学方法也向多元化、互动式改变，但是教学观念深入人心，移动学习的理念并没有被普及。从教师方面，对于新兴事物接受和理解有所不足，不能很好地利用，从学生方面研究，传统的教学方式局限于课堂数小时的学习，移动学习更倾向于对零散时间的利用，容易被忽略，为了

使学生更好地成为临床适用性人才，更新和改变传统观念是必经之路，因此要帮助师生改变传统的教学观念，加强师生关于移动学习理念的培养，确保移动学习更好地适用于教育教学中。

2. 创设网络合作学习，增进教学者间互动

与传统学习相比，新媒体网络学习明显不足在于不能进行及时有效地沟通交流，缺乏互动，是"孤独"地学习。主要表现在两个方面：一方面是学习者间的互动。为改善这一状况，目前一些研究提出了实施基于网络的合作性学习，学习者有共同学习目标，分工学习相应的知识，共同完成合作小组的知识储备，调动集体智慧解决问题，拓宽小组成员的学习视野。医学院校可尝试网络合作模式教学，帮助护生成立学习小组，创建医学公众微信号或 App，以提供学习资源和本科护生交流沟通的场所。另一方面是师生间的互动。知识的传授者与学习者间应建立一张互动学习的网，护理学老师与本科护生间应及时沟通，相互合作，共同学习，帮助护生解决学习中的问题，消除"孤独感"，提高学习效益。

3. 重视网络学习反馈，构建学习评价系统

但在多数本科护生的网上学习经历中，往往缺乏激励护生继续学习的评价反馈。有研究表明，有效的评价体系能激发学习动力，促进学习者发展。建立有效网络学习评价体系，可以从以下三个方面开展：首先是构建评价指标，从护生的网络学习环境、资源利用、学习特点、能力及学习成果等多方面构建指标，进行综合评价；其次是完善评价系统，根据护理学专业特点创建评价系统，理论与操作相结合，契合于本科护生发展的要求；最后，可利用新媒体网络的智能性，创建智能型评价系统，如基于自适应模糊神经系统的网络评价智能模型。

4. 强化网络资源管理，完善网络教育建设

本科护生在网络学习中曾遇到一些困难或问题，如网络学习资源质量欠佳、更新滞后及整合不足等。医学知识相对复杂且更新较快，再则本科护生是今后临床护士的主力军，肩负患者生命，因此医学教育对知识的准确性及权威性要求甚严。所以完善医学网络学习资源的管理至关重要，建议从以下几个方面采取措施：（1）对上传网络的资料进行审核和筛选，保证医学信息的质量，学习资源尽量以"碎片化"形式展现；（2）建立个性化学习资源，为本科护生提供个性化网络学习空间，利用聚合机制将学习资源聚合到学习者自己的学习空间中；（3）紧跟护理学科前沿，及时更新网络学习资源，使其与医学发展相契合；（4）注重护理各学科门户网站的建设，对网上杂乱的资源进行整合，便于学习者系统、全面地搜索所需资源。

移动技术发展迅速，内容复杂，正在塑造新的学习行为，在课堂中使用移动设备给学生提供了上网自由和资源便利，但是由于手机 App 种类繁多，游戏、通信娱乐等信息的传播更容易吸引学生的注意力，自控力差的学生可能会利用移动设备进行与学习无关的活动；其次，国内对移动学习的研究应用处于起步阶段，缺乏有效的学习评价体系，因此，为提高学生自觉性，应建立完善的设备监控追踪系统和评价体系，及时反馈学习者的相关活动信息，对其科学性进行准确评估。

二、培养护理专业学生信息意识和信息能力

当今社会，知识经济初见端倪，信息技术飞速发展，社会信息化程度越来越高。在某种意义上讲，知识经济时代就是信息时代，准确、迅速地获取和处理信息是未来社会劳动者的必备素质。现代教育技术，特别是计算机及网络技术在教学中的应用，为学生信息素养的培养打下了坚实的物质基础。2000 年，美国教育部颁布了《美国国家教育技术标准学生标准》，明确规定各年级的中小学学生在各个学科的学习中，除了达到学科课程标准外，还必须学会利用所掌握的信息技术进行学科学习，达到"教育技术标准"的要求。如果学生只达到课程标准的要求而未达到"教育技术标准"，仍不能算是一名合格的毕业生。教师在课堂上利用现代教育技术实施教学的过程，是有效培养学生信息能力的途径。例如，通过开展探究性学习，学生利用网络查找收集资料，用多媒体软件表现探究过程和成果，从而在实践应用中不断提高自己的信息能力。

随着人们对医疗服务水平要求的提高，我国医疗信息化建设迅速发展，护理作为医疗不可或缺的一部分，信息化也被越来越多的专业人士所重视。《全国护理事业发展十三五规划（2016—2020 年）》提出了加强护理信息化建设的要求，明确了信息化建设的急迫性。近年来，我国护理信息学迅猛发展，并将于 2020 年在北京首次承办护理信息学领域最高级别会议——国际护理信息学大会，此举将进一步推动我国对护理信息学的建设。在信息时代下，护士必须具备应用信息技术的知识与能力，才能适应当前的医疗环境。护理信息能力（nurse information competences）已成为护理核心能力的重要组成部分，包括计算机素养、信息素养、信息管理及应用等主要方面。但目前在我国，无论是在校护生、临床护士还是护理管理者，信息能力都较为欠缺，有待进一步提高。研究显示，护理本科生信息意识和信息能力的提高，不论是对在校课程和技能的学习还是对以后临床工作中辩证思维的培养都有着重要意义。但大多数研究显示护理本科生在信息意识和信息能力方面仍然存在不足。因此，开展信息教育，使护理本科生学会利用信息，已经成为个人发展与适应社会的必要要求。提高护理本科生信息意识和信息能力的重要性不言而喻。

（一）重要性

1. 信息意识和信息能力有助于护生终生学习能力的培养

护理学知识内容丰富，实践性强，护理学相关技术发展及更新速度快，这就决定了护理本科生需要具有终生学习的能力。护理教育应注重在本科期间不断培养护理本科生的信息意识和信息能力，为护理本科生在今后的临床工作中不断学习新知识进而为病人提供最佳的护理打下坚实的基础。

2. 信息意识和信息能力有助于循证护理实践的发展

护理人员在解决病人复杂的健康问题时，除了依靠自己的已有的知识和经验来解决问题，更需要通过身边丰富的资源寻找最佳证据来解决问题。因此，拥有良好信息意识和信息能力的护理人员能更好地将最新的护理科研结论应用于临床护理实践。

3. 信息意识和信息能力促进临床护理科研工作的开展

信息意识和信息能力的培养和提高对于研究者扩大知识面、了解科技最新动态、促进

创新等方面都具有重要的意义。有研究指出护理学是一门科学性、技术性、服务性、社会性很强的学科，需要用科学的方法来进行研究，以从整体上提高这一学科的水平。

（二）改进措施

研究表示，提高护理本科生信息意识和信息能力的具体实践方法有以下内容。

1. 优化信息意识和信息能力环境

首先，更新观念，树立信息意识。信息基础设施及信息化环境是满足护理本科生信息需求、加强护理本科生信息意识的先决条件。举办相关知识和技术讲座，定期印发信息知识使用手册，帮助护理本科生有意识、有目的地运用归纳、演绎、分析、综合等方法处理信息资源以提高其信息意识。其次，加强学校信息化建设，构建信息化校园。学校可在自己的网站上设置信息意识和信息能力教育专题，并积极向读者提供科技咨询、专题检索、信息研究等高层次服务，使护理本科生学会利用图书馆和网络信息资源；另外，一些教学环节也可实行网络在线教学，使护理本科生可以在宿舍和教室通过终端进行学习，不断提升护理本科生的信息意识和能力。Shanahan 在实验中通过在线电子信息技术（online electronic information skills，OEIS）干预，即建立持续的 OEIS 干预嵌入基于组的项目，一种基于在线群方法有目的的嵌入模型。该方法在组内为学生提供了丰富的资源、交际的机会、合作、衔接和反思的机会，对调查对象进行网络电子数据库的检索技巧和分析数据能力的培养，结果显示信息化教育能有效地提升护理本科生的信息能力。最后，制定相关的考核制度，提升护生信息素养。制定奖惩制度，增加护生紧迫感，迫使护理本科生寻求新概念、捕捉新信息，营造护理本科生主动提升信息意识和信息能力的紧张环境，如保送研究生需要 2 篇及以上成功发表的论文才合格。

2. 图书馆完善设施

重视新生入馆教育。让护理本科新生了解图书馆，如学校图书馆的馆藏资源（包括图书、期刊及数字化资源）及数字化资源如何使用等，为其信息意识和信息能力的提高打下基础；变更服务方式，积极开展网络化服务建立多渠道的培养途径，图书馆应利用宣传栏、图片展览等形式介绍有关专业在国内外的最新学术动态、科研水平等；图书馆可利用自身馆藏优势定期进行文献检索的基本知识专题讲座，使护理本科生逐步掌握万方医学数据库、中国知网数据库等常用数据库及常用的医学各科网站；引进专业人才。学校图书馆应开设专门的文献检索室，有专门的学科馆员，并且要加强队伍建设，提高人员业务素质，为提高护理本科生的信息意识和信息能力提供更好的服务。

3. 教师加强护理本科生信息素质教育及自身能力的培养

（1）发挥教师的主导作用。在教学过程中教师可以向护理本科生介绍一些护理及相关专业的书籍、期刊和网站，护理本科生主动自学护理方面的最新知识，激发护理本科生对护理专业知识的渴望，从而使护理本科生形成一种良好的行为习惯，将了解和学习本专业及相关专业的新动态、新发展作为一种自发的、经常的信息行为，不断激发护理本科生的信息意识。教师也应经常布置一些课后作业、论文，使护理本科生能在明确、限定的范围内收集内容，提高其信息能力。

（2）加强教师自我学习的能力。对于教师本身，可通过继续教育、外出进修、短期培训等方式加强信息意识和信息能力的培养，从而为更好地教育学生打下基础。McNeil 等在研究中提出教育者应当提高自身的信息能力，发挥其积极主动的作用，正确培养护理本科生的信息意识和信息能力。

目前就信息意识和信息能力的研究已逐步深入和全面，但是仍有不足之处。在国内，信息意识和信息能力的研究虽然越来越多，但大多只是调查现状，国外则更加重视研究如何提高护理本科生的信息意识和信息能力。护理本科生的信息意识和信息能力是其必不可少的基本技能，护理本科生只有不断提高自身的信息意识和信息能力，才能适应时代的发展，做一个不被时代淘汰的人才，教育者应从细小之处入手，设定切实可行的方法，有针对性地逐步推进护理本科生信息素养建设。

三、培养护理专业学生的合作能力

合作能力是人与人交往过程逐渐形成的一种与周围环境相互适应、相互依存、相互促进、共同发展的本领，它是综合素质的重要组成部分，是临床医学和护理学发展的客观需要。人们生活在一个相互联系、相互制约、相互影响的社会大环境中，具有合作能力的人总是乐于同别人交往，交往过程充分体现出信任、友爱、尊重，对其所归属的集体总是关心爱护，有一种休戚与共的感情，必要时能放弃个人的某种愿望以谋求集体的幸福，这对于我们医务人员来说是十分重要的。反之，不具备合作能力的人，常表现出与集体格格不入，厌倦与人交往，或者不能容忍别人的过失与短处或无法调节内心世界的矛盾冲突和人际关系，甚至无法适应正常的社会生活，给本人和他人造成痛苦，也给社会带来不安定因素。

大学生大多是 17~20 岁的青年人，他们正处于生理、心理发展的转折时期，是形成正确世界观、人生观、价值观及获得知识和技能的关键时期。但目前部分护生中存在着一些以自我为中心、骄傲与自卑、懦弱与蛮横、主观与盲从交错的复杂心理，有的护生不能正确处理各种关系，无法正常地与他人沟通，缺乏与他人合作能力，处于被动无助的窘迫之下，这对她们健康成长是不利的，所以只有努力培养她们的合作能力，才能很好地适应社会，充分发挥其身心的潜能。

20 世纪 70 年代，美国学者 David Koonts 率先在教育领域倡导并实施合作学习（cooperative learning，CL），引起了世界各国的关注。时至今日，它已成为当代主流教学理论与策略之一。被人们誉为"近十几年来最重要和最成功的教学改革"。而合作性学习的方式可以有效提高学生的自主学习能力。从表面上看，合作学习和自主学习是两种截然不同的学习模式。前者强调学习者个体的独立性，而后者强调的是学习者相互之间的依赖性。可是，任何外因都必须通过内因才能起作用，任何形式的学习也必须通过学习者的主观努力才能完成。自主学习能力对学习成效起着关键性、决定性的作用。合作小组任务的出色完成依靠每个人的勤奋努力，任何个人的付出都是完成任务的重要保证。开展小组合作学习时。每个组员都被安排了具体的任务，组内同学的"利益"被结合在了一起。也大大加强了组员们的学习自主性。他们明确了自己的责任，从而会选择合适的学习方法，并在一定的时间内完成自己的任务。他们还要增加交往，共同探讨学习中的问题，各抒己见，相互学习。即使在交流过程中出现分歧，他们也会通过协商，达成共识，进而一起解决难题。因此。合作学习模式强化了自主学习的每一个环节，有助于学生自主学习能力的发展，而且小组的成功会增强成员们的学习兴趣和自信心，进一步提高她们的自主学习能力。自主学习能力直接关系到护理本科生的未来发展。它是终身学习必备的能力。合作学习模式通过成员之间的积极依赖、交流、评价和帮助，促进每个学习者从多方面来建构知识和技能。对于提高护理本科生的自主学习能力具有十分重要的现实意义。

在未来的工作中，学会与他人合作，就意味着事业的发展与成功。"以学生为主体"不仅要体现在他们个体的自主学习、自主探索上，还应体现在与他人的合作上。教师应鼓励学生与他人合作互助，集思广益，依靠集体的力量来主动积极地获取知识，培养合作精神。现代教育技术在教育教学领域的应用，突破了传统单一的"小组讨论"合作方式，出现了角色扮演、竞争和伙伴等多种合作学习方式，同学之间可通过合作，自制多媒体小课件等，共同探索新知识，解决新问题，提高了学习效果，更重要的是锻炼了社交能力，培养了合作意识、合作态度和合作能力。

四、培养护理专业学生的软技能

软技能，又被称为非技术技能，是相对于硬技能提出的概念，是一种和工作有关的、相对于专业操作技能而言的，人际间的非技术技能。随着医学模式的转变，社会对医护人才的要求逐步提高。对护理学专业毕业生而言，除对其专业知识、操作技术等"硬技能"要求外，用人单位正在逐渐将"软技能"水平考核纳入用工评价标准。护理本科生软技能特征的成分为自信心、慎独修养、应变能力、观察力、适应能力、人际沟通与协调能力、团队合作、法律意识、职业道德、压力应对/压力管理、自我管理、评判性思维、自主学习与终身学习、创新意识、职业角色意识 15 项。在护理学本科教育中，除传授护理学专业知识外，还应根据以上软技能特征，加强护理本科生软技能相关能力的培养，提高护理本科生的核心竞争力（见表 6-1）。

表 6-1　　　　　　　　　护理本科生软技能特征成分及操作性定义

软技能特征成分	操作性定义
自信心	指一个人相信自己具备选择有效途径完成护理任务或解决护理问题的能力，包括相信自己能适应日益增长的挑战性的环境，相信自己的决定和选择，以及相信自己有处理问题的能力
慎独修养	一个人独处时的行为与他人在场时一样好，能约束自己不违背道德
应变能力	指个人能很好地对将来的变化进行预期，为将来的变化制定计划，并且对自己和他人进行管理，以便能很好地控制变化；能很好地适应护理职业经常面对的各种突发、多变的职业环境；随着条件、任务、职责的变化进行调整以适合需要，灵活地应用规则或程序，对护理工作中出现的新问题，能根据情况变化及时调整自己的策略、目标或计划以完成护理任务
观察力	仔细查看患者症状和动向的能力；能够察觉到他人的反应并理解他们为什么有这样的反应；能够意识到他人的想法、兴趣，能够设身处地地为他人着想．从不甚明显的信息中，察觉到问题的存在，能够考虑到决策或计划对他人的影响

软技能特征成分	操作性定义
适应能力	为了在社会更好生存而进行的心理、生理以及行为上的各种适应性的改变,与社会达到和谐状态的一种执行适应能力
人际沟通与协调能力	沟通指能够进行清晰的交流和公开的反馈,这种素质所要解决的问题是:如何才能有效地传递信息,并且集中注意力倾听别人的反馈;协调指在护理活动中,个体对人事之间的沟通、协调能力。善于运用语言或非语言形式与医生、护士、患者及家属交换意见、传达思想、建立感情及建立建设性与合作性的工作关系,并维持这些关系的能力
团队合作	指真诚地愿意配合他人工作,愿意成为团体中的一部分,反对不能容人或不能与他人共事
法律意识	树立依法行护的法律观念,遵从医疗护理法规,自觉将专业行为纳入法律和伦理允许的范围内,具有运用法规保护护理对象和自身权益的意识
职业道德	利他和助人精神,把患者的生命、痛苦看得高于一切;尊重自己的职业,甚至为职业牺牲自己的利益;不为物质报酬,基于良知、信念和责任,自愿为社会和他人提供服务和帮助,以身作则,以高尚的道德行为感染周围的人;坚持护理道德,在科学研究中不弄虚作假;根据道德规范和标准行事,坚持原则、实事求是,待人处事真诚,言行一致
压力应对/压力管理	指在压力存在或危机出现的情况下保持冷静,镇定和有效地应对和处理来自工作或其他方面的压力;面对挫折而采取的归因、体验和自我调节方式;能够坚定不移地沿着既定目标前进,并能保持对目标的持续关注,不易动摇。这种素质所要解决的问题是:面对挑战或逆境时,如何坚持不懈地追求目标
自我管理	个人依靠主观能动性按照社会目标或教育目标,有意识、有目的地对自己的思想、行为进行转化控制的能力
评判性思维	对所学知识的价值、性质及精确性、真实性所进行的个人分析、解释、推理、判断及评价,并在此基础上进行合理决策的高级思维方式
自主学习与终身学习	学习新事物时,挑选及采用适合当时要求的培训、指导的方法及程序,能迅速接触、理解并最终接受的能力;对知识及其他未知事物渴望了解和掌握的欲望;能及时更新自己的知识结构,满足现实护理工作的需求;对信息有强烈的好奇心及渴望,主动进行信息收集;通过努力去获取更多的信息,而不是仅仅接受呈现在眼前的资讯
创新意识	创造性地解决与护理工作相关的问题,能提出他人没有的思路或倡导新的革新办法
职业角色意识	是护士对本职工作的价值、意义等方面的思考及其在职业环境熏陶下所形成的特殊情感、观念等意识状态的综合;对护士角色以及所包含的权利、义务等的理解、尊重和认可,且工作受角色的趋动;个体对所从事的护理工作所抱有的兴趣和认可态度,心理和行动上自觉与组织的工作目标和价值观保持一致

五、培养"互联网+"新型护理人才

2015 年，李克强总理在十二届全国人大第三次会议上首次提出"互联网+"行动计划。"互联网+"即互联网+传统行业，是指利用信息通信技术以及互联网平台，让互联网与传统行业进行深度融合，创造新的发展生态。"互联网+"行动计划提出以来，大数据、云计算等信息技术迅速发展，教育信息化、远程教育、智慧教育云平台和物联网教育等异军突起。"互联网+"运用于教育领域，有利于优质教育资源的共享，促进教育公平。"互联网+"技术的迅速发展，也为护理专业人才的培养带来了新机遇。

随着《全国医疗卫生服务体系规划纲要（2015—2020 年）》《关于促进"互联网+医疗健康"发展的意见》的相继出台，"互联网+医疗"已成为未来医疗行业的发展趋势。在医疗服务向互联网技术"借道"发力的驱使下，"互联网+护理"的研究与应用也逐渐兴起。所谓的"互联网+护理"，是指将云计算、大数据、移动互联网、物联网等信息技术与传统的护理工作如临床护理、康复指导、出院随访、老年照护、护理教学等相互融合，从而打通护理与互联网的连接通道，用"互联网+"思维解决传统护理工作中存在的痛点和瓶颈，以实现护理工作方式方法的拓展、护理工作流程机制的优化和护理工作边界范围的延伸。近年来，"互联网+护理"已在临床护理、社区护理、延续性护理、护理教育等领域得到广泛应用。

2018 年 7 月，国家卫生健康委等 11 个部门联合印发的《关于促进护理服务业改革与发展的指导意见》，明确提出加强护理信息化建设，借助大数据、云计算、物联网和移动通信等信息技术的快速发展，大力推进护理信息化建设，积极优化护理流程，创新护理服务模式，提高护理效率和管理效能。由此可见，"互联网+护理"将成为护理行业发展的必然趋势。高等院校作为护理人才培养的主要基地，多年来为社会输送了大量的不同层次的人才，为我国护理事业的发展作出了重要贡献。当"互联网+护理"的理念逐步渗透到护理行业的各个环节，社会对于护理人才的需求也发生了深刻变化，特别是对个性化定制、智慧护理建设与管理、跨界复合型等人才的需求与日俱增。

（一）"互联网+"背景下护理专业人才的新需求

1. 个性化护理服务定制人才

近年来，随着疾病谱转变、人口结构变化和老龄化加速，人们对于健康服务的需求日益增加，特别是老年护理、康复护理、慢病管理和社区护理等。个性化定制护理服务就是针对个体的性别、年龄、病种、疾病的不同阶段以及个人文化程度、生活习惯、情感特征、家庭社会关系等，借助大数据为人们设计合适的护理服务产品，满足人们多样化多层次的护理需求。当前，社会急需大量优秀的个性化护理服务定制人才，来满足人民群众日益增长的健康需求，提高人民的健康水平，从而助力健康中国建设。

2. 智慧护理建设与管理人才

智慧护理是通过云计算、物联网等信息技术对护理行业大数据进行收集、存储、分析及应用，以实现资源共享，再通过个人信息基本数据与公共共享数据进行比对，制定出最佳的护理决策、健康管理方案等，以期为患者提供及时、准确、便捷的"端到端"护理服务。开展智慧护理建设，不仅有利于优化护理服务流程，提高护理服务质量，还有利于全方位、全周期保障人民健康。由此可见，既懂得互联网信息技术又掌握护理专业知识与技能的人才将备受青睐。

3. 跨界复合型人才

在"互联网+"背景下，云计算、物联网等信息技术已渗透到护理行业的各个领域，大数据分析、智能终端应用等对护理人才提出了新要求，要求护理人才要掌握跨学科知识，成为复合型人才。同时，随着护理服务领域逐步从医疗机构向社区和家庭拓展，服务内容从疾病临床治疗向慢病管理、老年护理、长期照护、康复促进、安宁疗护等方面延伸，都要求护理人才朝着复合型的方向发展。

（二）"互联网+"护理专业新型人才培养模式

1. 将信息化素养融入护理专业课程体系

课程体系是人才培养模式的核心内容，决定着人才能力培养的高低。在确定了护理专业人才培养目标以后，应结合互联网发展对护理人才的需求调整专业课程体系。在课程设置上，要体现出护理人才信息化素养的要求，加大对学生的护理信息抓取分析能力和护理大数据分析处理能力的培养。具体而言，在基础理论的课程设置上，可增加网络信息安全、大数据应用技术等相关课程，使学生具备相应的信息技术素养；在专业课程设置上，可开设护理大数据分析与应用、护理信息系统等课程，培养学生的数据分析与决策能力。

2. 将信息化教学手段引入护理教学过程

传统的护理教学方法大多采用填鸭式教学，教学手段较为单一，教学方法较为落后，难以满足"互联网+"背景下社会对护理人才的需求，这就要求对教学方法进行改革，使用信息化教学手段。（1）教师要更新教学观念，用互联网思维来考虑教学的整个环节。（2）将信息化教学手段引入护理教学过程，比如利用慕课、网易云课堂等在线开放教育平台，指导学生个性化学习。（3）加强教学的过程性考核，激发学生的学习积极性和主动性，增强学生的获得感。（4）利用慕课等在线平台进行师生互评与交流，实现教学与诊改的智能化。

3. 提高教师的信息化水平

护理学科是复合型交叉学科，而"互联网+"背景下的护理学科更是多学科的融合，因此，护理专业的师资队伍建设需要有不同学科背景的人才。由于目前许多院校的护理专业教师缺乏信息技术的教育背景，师资队伍的引进和培训显得尤为重要。具体而言，高校可以大力引进相关教师。但是由于"互联网+"本身发展时间不长，掌握相关知识并具备相关能力的人才非常短缺，引进难度较大。因此，高校还应当加强护理专业教师的培训，比如鼓励教师申报慕课建设项目；组织开展教师信息化教学比赛；创造条件让教师到先进的医疗机构或护理服务机构培训进修，使其切身体会到互联网给护理实践带来的变化，进而提高其信息化教学能力。

在"互联网+"背景下，无论是医疗机构还是卫生管理部门都非常希望那些既懂得互联网信息技术又掌握护理专业知识与技能的人才加盟。传统的护理专业人才培养方案很大程度上沿用了临床医学专业的课程设置模式，未能突出护理专业特色，而且对于信息化技术应用、物联网技术应用、智能移动平台的创新应用等能力的培养还处于探索阶段。因此，护理院校迫切需要进行护理专业人才培养模式改革。

第六节 护理专业教师的新要求

将现代教育技术引入课堂教学中，可以加速学生的感知过程，促进认识的深化，加深理解，增强记忆和提高应用能力。但另一方面，学生选择学习的内容、时间、难度及进度方面，具有了更大的自由度，有可能会出现学习失控的情况。从传播学角度来看，教师不仅是教育信息的发出者、传播者，更应是教育信息传播过程中的"把关人"。教师应该根据教学的需要、学习特性等，有针对性地选择传播的信息，对学生获取的信息加以监控，并根据学生的反馈，做必要的选择和调整在教学过程中，学生的活动——"学"与教师的活动——"教"，构成了教学的两个并行且统一的活动体系。其中，教师是教学活动的组织者，教师的职业素质将直接影响教学的效果和质量。作为信息时代的合格教师，应该具备哪些教育技术的基本知识、技能和素养，哪些运用信息技术开发教学的知识和技能呢？

美国国家教师教育认证委员会（The National Council for Accreditation of Teacher Education，简称 NCATE）将这个标准作为审核教师认证、培训相关项目的依据。2004 年 12 月我国颁布了《中小学教师教育技术能力标准（试行）》。该标准分别对教学人员、管理人员和技术人员应具有的教育技术素质和能力从以下四个维度进行了规定。

维度 1：应用教育技术的意识与态度，包括信息需求意识、信息应用与创新意识、对信息的敏感性与洞察力、对信息的兴趣与态度等。

维度 2：教育技术的知识与技能，包括教育技术的基本理论与方法，基本操作技能，信息的检索、加工与表达，信息安全与评价等。

维度 3：教育技术的应用与创新，包括教学设计、教学实践、信息技术与课程整合、自主学习与合作学习等。

维度 4：应用教育技术的社会责任，包括与信息利用及传播有关的道德、法律、人文关怀等。

一、培养教育技术能力

当今，信息时代教师应当具备的教育技术能力主要应当包括以下几个方面：

（一）具有全局性教育视角和开放性的教育观念

在教育教学中应该能够应用最新的信息技术手段和最新的教育理念。能够采用开放性的态度进行教学和研究，也能不断引导学生发展这种能力，如将"头脑风暴"的方法引入教研环节；将教育信息化切实实施到教学的具体环节并使之成为一种主流教学形式。

（二）全方位提升信息素养

教师的信息意识、信息技术手段运用的熟练程度不仅影响到在现代教学环境中教学实施的效率和效果，而且也直接影响学生对于信息技术的态度和意识。因此，在新的教学环境下，教师必须苦练内功。要对层出不穷的新技术、新方法、新理念从被动接受到主动探究积极转化，从而在信息社会人与人信息对等的基本前提之下，能够对于学生在思想、方法和意识，以及主流技术发展方向上提供及时有效的指导和帮助。

（三）规范教师专业素质

教育技术能力是教师专业素质的不可或缺的组成部分，随着信息社会的不断发展，这种能力的重要性也彰显出来。教师运用教育技术的思想和方法，创设相应的教学情境达到最佳的教学效果，优化整个教学流程。这必然也促进教师专业素质的不断提升，从而使教育走上良性发展的道路。

（四）树立终身学习的观念和创新性意识

当今社会的知识老化的速度正逐步加快，人们进行知识更新的需求日益迫切。我们必须树立终身学习的态度，以较快的速度更新自身的知识结构才能跟得上时代的发展和社会的需求。在这一过程中，培养创新意识和能力是重中之重。"授人鱼不如授人以渔"就是要求教师能够向学生传授方法和技巧，而不仅仅教授知识点本身。但是，如果教师自身就不具备此种能力，又何谈"授渔"呢？因此，教师自己就应当多多注重自身创新性能力的培养。教学管理中，将对教师进行分类，部分教师可能成为辅导交流的教师、组织讨论的教师，必须和学生同步学习全国各知名大学教授的课程。

二、提升教师信息化素养

教师信息化素养主要指的是教师在教学过程中对所遇到的教学问题采用的信息化技术与技能，它是个体思想意识、心智能力、文化积淀与信息化技术有机融合的能力系统。教师信息化素养主要包含两大层面，第一大层面是指教师对教育信息化的认识与态度，这是每一位教师都应具备的基本素养；第二大层面是指信息能力，也就是教师实际动手操作层面的素养。随着互联网技术、计算机技术的普及以及信息化建设程度的加深，信息素养已经成为一种重要的专业化素养。教育领域已经进入信息化 2.0 时代，这对教育工作者有了全新的工作标准及相关专业能力的要求。在教育信息化 2.0 时代背景下，教育工作者必须改变传统的教学模式，要学会利用互联网技术丰富教学手段，进而使教学工作形成特色，使教学质量得到保证。

教师信息素养对教育工作有着重要的意义，组成教师信息素养的核心分两大部分。第一部分是信息意识，信息意识的形成，可以让教师对信息技术、信息社会及信息化教育的认识水平提高，进而转变其教学时的工作态度；第二部分是信息能力，其主要包括实际操作时的素养，信息能力水平决定着信息技术的实际应用效果，考验着教师利用信息技术获取学生动态及教学评估的能力。评判教师是否具备良好信息素养，主要是考察教师是否具备信息意识及信息观念，同时，还要考察教师使用信息技术的实践能力，以及多媒体技术与课程编排能力。高校教师信息素养大致由六大要素组成：信息化教学能力、信息化应用能力、信息化发展能力、信息化交流能力、信息化就业辅导能力以及信息道德教育能力。

（一）提升教师信息化素养的问题

但在提升教师信息素养方面还存在如下问题：

1. 缺少完整的信息素养培养体系

目前，在开展护理教师信息素养的培养工作时，还存在基础条件不足的问题，主要是因为缺少完善的培训体系，课程设置还不尽合理，培训内容还不全面，这就影响了教师信息素养培养工作的最终效果。在高校中，一些院校没有形成规范统一的培训计划，在信息素养培训工作中投入的高校资源也不充分，另外在培训工作中，培训人员不能认识到信息道德、信息技术及发展趋势等信息素养内容的重要性，没有把这些内容引入培训内容之中，进而让教师的信息素养提升效果较差。没有形成健全的培训体系，没有提高对护理教师信息素养的认识水平，传统教育观念、教育理念难以打破，就会阻碍信息素养的提升，进而制约着护理学科的发展。

2. 缺少信息素养的培养环境

目前，有的护理院校整体存在缺少信息素养培养环境的问题，本身对信息素养认识程度不深，同时，护理教师对自身信息素养的提升意愿也参差不齐。许多教师在传统教学模式及教学理念的熏陶中，失去了创新意识，不敢去尝试新鲜的教学模式及教学方法，对网络的应用也只停留在建立班级交流群的阶段。还有许多教师因为教育工作压力较大、教务繁忙，没有过多精力去学习信息技术知识，通常只是具备计算机的基础操作能力，对大数据、云计算等新兴技术的作用及应用能力还处于空白阶段。因此，在护理院校中开展信息素养的培训工作，还需要重点加强培养环境的形成，通过转变教师教学理念、教学模式、加强培训资源支持的手段，营造更好的信息素养培养环境，最终达到提升教师信息素养的目的。

3. 传统师生关系制约信息素养的提升

在传统教育模式及教育理念下，教师与学生之间的关系一直难以转变，灌输式教学让教师与学生在教学中的主体地位存在显著不同，这影响了学生与教师之间的沟通交流。学生与教师难以建立平等的关系，就很难让教师认识到信息技术的重要性，进而影响着信息素养的提升。教师由于与学生缺少沟通交流，不能及时掌握学生对教学内容及教学模式的要求，也不能及时获取学生的实际学习状况，进而就影响教学计划的制定，影响互联网技术在教学中的有效应用。

（二）提升教师信息化素养的改进措施

1. 构建健全的护理教师信息素养培养体系

护理院校应该针对教育信息化2.0时代的特点与需求，构建健全的信息素养培养体系。首先，护理院校应该对内部教师组织相应的培训工作，根据信息化发展的方向，合理地调整培训内容，将信息素养培训工作加入教师的在职培训考核工作之中，这样可以有效掌握教师信息素养的水平。在利用互联网技术进行教学时，应该对教学效果、应用研究等方面做出完整记录分析，把这些工作作为考核的一部分，这样可以有效地督促教师不断地提高互联网技术的应用水平。应该对护理教师的教育能力水平制定相应标准，将信息素养水平加入标准之中，并设立相应的规范要求。高校应该加强与信息素养培训机构的合作，根据院校实力，建立一个集培训、考核、认证于一体的培训系统，这样才能为信息素养的培养打下扎实的基础。

2. 研究新型护理教学模式的应用方法

护理院校与教师应该重点研究新型教学模式的应用方法，加强对互联网技术在教育工作中的应用研究，将教育信息化作为工作的核心。要充分地认识到教育信息化不是通过软件实现的，也不是通过硬件实现的，而是需要通过实践来实现的。教育工作者必须在传统教学工作的基础上，勇于创新，注重新型教学模式的应用研究，将网络教学与传统教学有机结合起来，这样才能实现教育信息化的最终目标。教育工作者应该将教学与科研充分地加以融合，在保证教学效果的前提下，促进信息素养的研究发展，进而创建出具有更好教学效果的示范性课程，通过网络教学与传统教学相结合的方式，实现线下教学与线上教学的配合，构建出一套具有时代特色的教学模式。

3. 营造培养护理教师信息素养的良好环境

在护理教育中，教师应该增强同行之间的交流，通过取长补短的方式，提高信息技术在教学中的应用效果，进而达到提升信息素养的目的。护理院校应该加强互联网信息平台的建设，建立起一套功能完善、具备交流功能的信息资源共享平台。这样就为提升教师信息素养创造了一个良好的生态环境。

4. 转变传统护理师生关系模式

在教育信息化2.0时代的影响下，网络教学的出现，改变了原有的教学模式。教师的教学理念如果不能加以改变，就难以满足当代教育工作的要求。教师应该注重教学理念的转变，在教学中将学生作为主体，与学生建立起平等的关系，加强师生间的交流，这样才能更好地提升学生在教学工作中的配合性。教师在设计网络课程内容时，应该从学生的角度出发，注重对相关信息的引入。例如，护理职业标准及对护理工作者的具体要求，正确的思想观念的渗透等。通过在网络课程中加入这些元素，可以有效地让学生形成对自我的正确认知，同时，有利于形成正确的人生观、价值观，进而让教师以一个引导者的身份去促进学生学习效果的提升。

随着教育信息技术在护理教育领域的广泛应用，护理教育教学模式发生重大改变。网络信息化所带来的教育资源使广大护理教师足不出户就能了解到最新的政策和信息。网络信息化带来丰富多彩的教学手段，通过音频、视频等多种形式提高教师的教学设计能力，也提高护理专业学生的学习兴趣和主动性。因此，运用现代教育技术，结合信息化时代浪潮，有望进一步发展护理学科，提高护理学生的专业水准。

第七节 护理教育资源管理的新要求

现代教育技术给护理院校教育带来的影响是多方面的。一方面促使具有优势互补条件的院校加强联合，因为计算机网络可以使学校之间的联合变得非常容易，且不受地域的限制；另一方面也进一步加剧了学校之间的竞争，对每个学校的影响并不取决于地域因素，更多地取决于它能提供给学生的信息的质量和数量。这也将促使学校努力提高教学质量。

强制学生到教室自习的规则也将受到挑战。现代教育技术的发展为选修课程提供了广泛的机会，解决了教室和教师不足的问题。学校可以开设更多的通过网络学习的课程。教学和学习的作息时间表必须进行重大变革。

目前，现代教育技术在我国正处于观念更新、优化重组、理论和技术不断完善、寻求新的发展的阶段。现代教育技术的发展将对传统的护理学教学模式产生巨大的影响。随着计算机和通信技术的迅猛发展，以计算机和手机为载体的信息技术环境下的学习方式日益普及。护理是一种实践性较强的专业，既需要相关的理论知识，更需要熟练的操作技能、良好的人际沟通能力和高尚的职业道德。

从某种角度来说，发展教育技术固然需要加强教育资源管理力度，但也更有利于人们满足自身发展的需要，任何一个借助于现代教育技术获得学习机会的个人都可能参与对教育的投资，教育经费的来源渠道大大增加了。教学管理的信息化挑战还包括学校的巨大的信息化建设投入。虚拟实验室、仿真实验室的发展，可以减少学校的实验室设备投入，节约实验室面积，同时，减少学生去医院实习时间和经费的投入。

一、建设"共建共享"的护理专业教学资源信息化平台

随着"互联网+"时代的到来，数字化教学资源的建设与应用日益受到重视，相关研究广泛开展。利用互联网丰富的信息资源进行教学已经成为当前普通高校教育教学改革的一个重要方面。护理学作为技能型和实用性很强的一门学科，信息化资源建设对于学生专业技能的培养、临床思维的形成以及终身学习目标的实现都有重要的意义。国家也在倡导将信息技术作为提高教学质量的重要手段，并明确指出了教学资源共建共享的重要性。

（一）教学资源信息化平台建设的必要性

1. 健康服务需求变化对护理人才的要求

我国是世界上老龄人口最多的国家，人口老龄化规模大、速度快。据国家统计局公布的数据，截止到 2015 年末，我国平均每 6 个人中就有 1 个老年人。面对如此巨大的养老压力，在"未富先老"的形势下，积极应对人口老龄化，推进养老服务与医疗卫生相结合，满足数量庞大的老年人群多层次、多样化的健康养老服务需求，是当前亟待解决的重要课题。在推进健康老龄化战略和"医养结合"养老模式进程中，社区护理和家庭护理需求增加，需要大力发展立足于社区和家庭的老年护理、慢性病康复与护理等工作，而目前社区护理人才明显不足，养老护理人员专业素养欠缺，主要为短期培训上岗的护工，社区护理任务繁重，专业性水平有待提高，与病人的沟通交流不深入，护理工作的专业内涵得不到充分体现。这对护理人力资源的结构和素质提出了新的时代要求，要求他们必须不断学习，不断地自我拓展、更新；要求护理人成为具备终身学习能力的学习个体；要求学校在培养过程中注重帮助学生养成基于资源的学习习惯，掌握获得学习能力的学习方式。而教学资源信息平台的建设恰恰顺应这一时代发展的要求，为学习者搭建一个超越时间和地域限制的交互平台，提供学习支撑，不断满足老年人对更加便利的生活照料和更加便捷的医疗服务需求，提高老年人的生活质量和生命质量。

2. 国家政策导向

《国家中长期教育改革和发展规划纲要（2010—2020 年）》中指出：高校要牢固树立主动为社会服务的意识，全方位开展服务。护理院校作为培养健康服务人才的高校，最好的社会服务职能就是培养社会需要的护理人才和为社会成员提供继续教育服务。《教育信息化十年发展规划（2011—2020 年）》提出高等教育的信息化发展重在推进信息技术与高等教育深度融合，创新人才培养、科研组织和社会服务模式，促进教育质量全面提高。卫生部发布的《医药卫生中长期人才发展规划（2011—2020 年）》提出：要大力培养与培训护理等急需紧缺专门人才，合理扩大急需紧缺专门人才的医学教育规模，加强对相关领域在岗人员的专业培训；而护理教学资源信息平台的建设正是现阶段实现学校人才培养创新模式和社会继续教育的最佳方式，是真正实现大批量专业人才培养和再教育的基本条件。

3. 创新教育评价理念对教学提出了新的要求

教育评价作为教育培养模式中不可缺少的组成部分，对于优化教育过程和检验教育效果具有重要的作用，更有利于调动广大师生的积极性和创造性。创新教育评价理念认为教育评价的目标是"为促进学生的发展而评价"，功能上从注重学生的"选拔、甄别、评定"转变为"激励、导向"，变终结性评价为形成性评价，及时向教师和学生提供反馈信息，促使教师和学生不断改进、完善自己的教育活动和学习活动。传统课堂教学过程中由于教学时间的限制，难以对每位学生的学习情况进行形成性评价，教与学互动受到很大限制，教学效果难以提升，而教学资源信息平台的建设，通过多媒体信息系统，突破了时间和地点的限制，学生和教师可以随时随地进行互动和交流，每位学生对所学知识的理解和完成作业的情况可以直接得到老师的反馈，更有利于学生对所学知识的掌握，促进教学相长。

（二）护理专业教学资源信息化平台建设存在的问题

1. 重资源平台硬件建设，轻专业内容建设

近年来，我国在护理专业教学资源建设方面取得了较大发展。但是从专业发展的角度审视，目前在资源库建设的过程中却普遍存在"为建库而建库"的现象，资源建设内容质量不够高，有些资源库仅是教案、试题等素材的简单堆积，虚拟仿真技术、动画等现代化数字资源缺乏。微课、网络课程覆盖面较小，互动性不强。有些资源库架构不合理，主要功能缺失或实现较差。

2. 强调技能培养而忽视人文教育

受高等院校片面追求教育的经济功能思想影响，导致高等院校教育资源信息化平台建设极具功利性和工具性。

3. 重就业率，轻发展力

片面地认识"一切以就业为导向"必然造成在培养学生时会忽视学生的未来发展。这种错误的导向给教育资源信息化平台的建设带来了严重的困扰，忽略了学生的发展潜力，内容主要集中在简单的知识积累阶段，对于能力的拓展、综合素质培养方面尤其是现代护理综合型人才所要求的临床应变能力、循证护理能力、科研能力的培养基

本没有体现。

（三）学资源信息化平台建设思路与建设

1. 建设思路

（1）平台建设强化人的全面发展。

建设护理专业数字化教学资源的根本目的是提高教育质量、促进学习者全面发展，护理人员无论在医院、社区还是其他保健机构，服务对象都是人而不是机器，所以需要培养一个既精通专业知识和技能，又精通人际交往策略、沟通理论的护理人员。就目前而言，国内教学资源信息化平台的建设主要在院校开展，由于学校层次和教育目标的限制，搭建的平台明显不利于学生的综合能力培养，表现为强调技能培养而忽视人文教育，重就业率、轻发展力。这种导向给教育资源信息化平台的建设带来了严重的困扰，忽略了学生的发展潜力。因此，在高校数字化教学资源建设方面，在关注物质条件、重视技能培养的同时，更要关注人的全面发展，培养综合能力较强的护理专业人才。

（2）突出护理专业特色。

数字化教学平台的建设应立足本校的特色，如中医药大学应充分利用中医思想和护理哲学基础的共同性，将中医整体思维和护理整体观有机融合，将中医治未病思想和现代护理观重在预防的思想相结合，打造高等中医院校护理优质数字化教学资源，组织教学一线教师、教学管理者、技术人员、学生等多群体组建团队，共同设计和研发具有学科专业特色的数字化教学资源。如结合中医体质理论、循证护理理念广泛开展社区人群的生活起居护理指导、积极预防常见慢性病的发生、病后康复、心理指导等。

（3）课堂教学和终身学习并重。

随着时代的进步和现代信息技术的日益普及，人类知识的更新日新月异，教育肩负着传承知识的重任，时代的发展给教育提出了构建终身教育体系和学习型社会的新要求。医学教育全球标准也提出受教育者应具备进行终身学习及在职进修的能力。而信息化教学平台的建设是实现这一人才培养体系的重要载体，它的有效建设，可以实现只服务学校自身的学历教育向兼顾终身教育和学习型社会的转变，加快构建我国学习型社会和终身教育体系。

2. 建设内容

（1）知识积累模块。

按照每门课程独立的设置，同时避免课程间的重复内容，每门课的课程资源包括教学大纲、课程说课、课程教学计划和参考文献。具体素材包括教案、电子课件和教学图片、实训操作流程和虚拟仿真实训、案例情景模拟训练、教学视频、单元配套练习题和考核标准。重在实现本科护理教学中基本理论、基本知识、基本技能的学习。

（2）综合应用模块。

在知识积累模块学习的基础上，本模块结合临床真实环境，对各门课程进行整合，提升学习者为病人提供整体护理的能力，着重通过在线模拟环境、仿真实训、综合考核、临床实际情境护理技能训练等内容进行临床思维能力、应变能力、综合分析问题及解决问题能力的训练。

（3）能力拓展模块。

主要包括循证护理资源和护理研究资源，具体应涵盖循证护理资源的获取、能力的培养、护理研究的素材和方法介绍、护理研究实例演示等要素。前两个模块的学习和实践重在培养学生的临床护理能力，这一模块重在培养学生的护理研究能力，促进护理专业的发展和护理人员专业素养的提升。

高等教育资源是维持高等教育生存与可持续发展的物质基础，高校数字化教学资源是信息化背景下高等教育教学资源的新形式，是推动高等教育从规模扩张向质量提升转变的重要载体，也是直接实现高校的社会服务职能的最快捷的方式。护理专业人才作为紧缺的实用型、技能型人才，随着老龄化社会的发展和医养结合养老模式的推进，"共建共享"的护理专业教学资源信息化平台的建设既有利于在校护理人才的培养和在职护理人员的继续教育，又有利于护理专业的发展和护理人员职业价值的提升。在后期的平台建设中不仅要重视平台硬件资源的建设，更应该关注高质量、实用性强、特色鲜明的平台软件资源的建设；资源内容的设计不仅要关注护理人才就业的需求，同时应关注护理人才可持续发展能力的培养。

二、基于 SaaS 模式的护理教学综合管理系统

目前我国护理人员在职教育方面主要面临着两大问题：集中培训模式大量占用护士的工作时间，影响患者护理质量和护士工作满意度；教学活动组织效率低，人力成本高，管理理念落后。因此，医院结合国家政策要求及实际需求，建成了一套集教学计划制定、教学过程执行、教学结果分析反馈为一体的护理教学综合管理系统，系统采用 SaaS 模式部署，减少了建设及维护成本，也方便护理人员随时随地利用系统进行培训考核，大大提高了培训考核效率，减少了医院的培训成本。以南京中医院为例。

（一）系统设计及实现

1. 系统架构

采用大型系统最先进的 MVC 多层架构模式进行构造，按照分层设计思想，分为基础设施层、数据资源服务层、应用支撑层、系统应用层和应用交互层五层（见图 6.1）。系统采用了 B/S 架构开发，前端基于目前流行的 HTML5 技术，拥有良好的跨平台能力，后端基于 Java EE 技术架构，实现底层数据结构与界面内容管理个性化的有效统一，简化管理复杂性，降低软件开发复杂度，增强系统可扩展性。

（1）基础设施层：为平台提供服务器、存储设备、网络环境等基础设施，并提供相应的网络访问手段，是系统的物理基础。

（2）数据资源层：主要包含各类资源库，包括人员信息、培训课件信息、题库试卷资源、学习记录、技能档案等内容。

（3）应用支撑层：主要提供一些公共的服务模块，如基础信息管理、用户权限管理、监控日志等部件，为业务应用提供支撑作用，并为系统未来的扩展提供了可能。

（4）系统应用层：根据业务需求开发的系统主体内容，包括教学计划管理、培训签到管理、考试考核管理、问卷调查、统计分析管理、技能档案管理等内容。

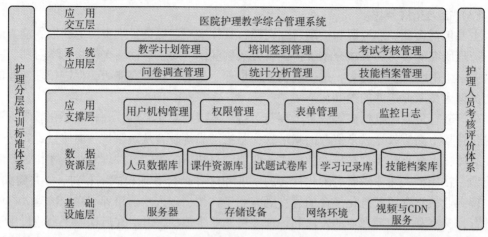

图 6.1 系统整体架构图

（5）应用交互层：系统服务的窗口，依托系统向护理人员提供"一站式"服务。

（6）护理分层培训标准体系：按照各类护理人员培训要求制定护理分层培训标准体系。

（7）护理人员考核评价体系：按照各类护理人员考核要求制定对应的人员护理人员考核评价体系。

2. 网络架构

采用 SaaS 模式部署，可以根据实际需要启用相关服务及增减服务器数量。当一台服务器出现问题时，系统可即时切换到另一台服务器，保证系统服务的稳定性及连续性。为了保证系统在大规模和高并发的场景运行的可靠性，系统设计时考虑使用负载均衡及 CDN 加速等技术，提升了架构设计承载能力及可靠性。

3. 系统功能

护理教学综合管理系统，由教学计划管理、在线培训管理、培训签到管理、在线考试管理、临床操作考核管理、问卷调查管理、统计分析管理、技能档案管理等模块组成。

（1）教学计划管理：可在线制订及共享教学计划，可将教学活动与教学计划绑定，并可实时查看教学计划及教学活动的执行进度和完成情况。

（2）在线培训管理：可自主上传培训课件、创建多种培训活动包括培训课件、课后练习、学习笔记等。培训可按科室、能级、职称等维度分层发布。管理者可对学员学习过程进行监控，实时查看学员的学习进度、学习时长、完成情况等。

（3）培训签到管理：通过系统创建培训签到活动，护士只需通过手机扫描二维码即可实现无纸化签到，后台自动统计培训出席率。

（4）理论考试管理：管理者自主上传试题，创建随机考试，系统支持试题乱序、选项乱序、人脸识别等多种防作弊手段，并可自动批阅试卷和统计分析考试成绩。

（5）操作考核管理：管理者可在线制定评分规则、创建操作考核教学活动，允许护士自主预约参加操作考核，考官通过 iPad、手机进行操作评分，实现操作考核无纸化管理。

（6）满意度调查管理：可发布实名和匿名问卷，实现医院教学满意度调查工作。

（7）统计分析管理：通过列表、柱状图等形式展示所有教学活动的进展程度、完成率、通过情况等信息，实现教学工作的可视化管理。

（8）技能档案管理：自动汇总培训考核记录，同时也可对护理人员的院外进修、科研论文、奖惩等档案信息进行统一管理。

（9）权限管理：支持医院、护理部、大科、科室/病区的多级管理，可根据不同人员设置不同的管理权限，各管理者在管理权限范围内组织培训考核活动。

4. 业务流程

教学管理者根据教学要求在线制定教学计划、创建培训考核活动、查询教学培训落实情况等，主要流程有：

（1）管理员根据各级护理人员的培训要求制定教学计划，并且按照科室、能级、职称等维度设定以学分或学时作为量化考核标准的考核要求，制定完成后发布给对应的护理人员。

（2）各级管理员根据教学计划创建对应的培训课程、现场签到、理论考试、操作考核、满意度调查等教学活动，并通知对应的护理人员参加，护理人员的学习考核记录自动归档到技能档案中。

（3）对于未通过系统进行的院外进修、科研论文、发明专利、奖惩等信息，护理人员可以通过系统自主填写申报，管理者审核通过后自动记录到技能档案中。

（4）系统自动对比人员技能档案与考核计划内容，通知提醒各护理人员考核完成进度。

（二）系统建设意义及效果

1. 提高培训效率和培训质量

目前医院很多培训都已通过系统开展，护士利用手机随时随地学习，培训参与率已提升到95%以上，减少了培训对工作时间的占用。调查显示90%的教学管理者认为系统显著提升了培训考核效率，86.67%的护理人员认为系统对提升培训质量及工作满意度有正向帮助。

2. 提高医院教学管理水平，节省人力成本

系统提供了贯穿教学计划、组织培训、消息通知、在线学习、培训考核、教学反馈、改进提升等科学完整的培训流程，有效落实了院内学分制及岗位考核管理等先进管理思想，提升了医院的管理水平。据测算，南京市中医院每年的护理培训成本多达160余万元，系统上线后，每年可帮助医院节省50万元的人力成本。

南京市中医院通过建设护理教学综合管理系统，覆盖了教学计划、培训考核、分析反馈、技能档案等内容，方便了管理者组织各类教学活动，护士可以通过手机随时随地学习，大大提高了培训考效率和培训质量，减少了医院培训人力成本。随着"互联网+医疗"的快速发展，相信会有很多教学管理系统出现，该系统的建设也为后续的教学管理系统建设提供参考和借鉴。

参 考 文 献

［1］中共中央国务院印发.中国教育现代化 2035［M］.人民教育，2019（5）：7-10.

［2］肖砾，陶茂萱.健康素养研究进展与展望［J］.中国健康教育，2008，24（5）：361-364.

［3］World Health Organization. The bangkok charter for health promotion in a globalized world ［EB］.［2007-12-31］. http：//www. who. Int/healthpromotion/.

［4］U. S. Department of Health and Human Service；Healthy People 2010：understanding and improving health ［M］. Washington：Health and Human Service Dept. ，2000：62.

［5］Weiss,B. D. ，Coyne，C. Communicating with patients who cannot read ［J］. New England Journal of Medicine，1997，337（4）：272-274.

［6］Baker，D. ，Parker，R. M. ，Clark，W. S. Health literacy and the risk of hospital admission ［J］. Journal of General Internal Medicine，1998，13（12）：791-798.

［7］U. S. American Medical Association. Health literacy：report of thecouncil on scientific affairs ［J］. Journal of the American Medical Association，1999，281：552-557.

［8］中华人民共和国中央人民政府.国务院关于积极推进"互联网+"行动的指导意见国发［2015］40 号［EB/OL］.（2015-07-04）［2019-02-08］. http://www. gov. cn/zhengce/content/2015-07/04/content 10002. htm.

［9］平和光，杜亚丽."互联网+教育"：机遇、挑战与对策［J］.现代教育管理，2016（1）：13-18.

［10］中华人民共和国中央人民政府.国务院办公厅关于印发全国医疗卫生服务体系规划纲要（2015—2020 年）的通知国办发［2015］14 号［EB/OL］.（2015-03-06）［2019-02-11］. http：www. gov. cn/zhengce/content/2015-03/30/content 9560. htm.

［11］中华人民共和国中央人民政府.国务院办公厅关于促进"互联网+医疗健康"发展的意见（国办发［2018］26 号）［EB/OL］.（2018-04-28）［2019-02-11］. http：//www. gov. cn/zhengce/content/2018-04/28/content 5286645. htm.

［12］李华才."互联网+护理"模式下的创新思维与发展举措［J］.中国数字医学，2016，11（4）：1.

［13］中华人民共和国国家卫生健康委员会.关于印发促进护理服务业改革与发展指导意见的通知（国卫医发［2018］20 号）［EB/OL］.（2018-07-06）［2019-02-14］. http：//www. nhfpc. govcn/yzygj/s7659/201807. shtml.

［14］中华人民共和国国家卫生健康委员会.关于印发全国护理事业发展规划（2016—2020 年）的通知（国卫医发［2016］64 号）［EB/OL］.（2016-11-24）［2019-02-10］. http：//www. nhfpcgov. cn/yzygj/s3593/201611. shtml.

［15］国家教育部.国家中长期教育改革和发展规划纲要（2010—2020 年）［EB/OL］.［2010-07-29］. http：//www. moe. edu. cn.

［16］国家教育部.教育信息化十年发展规划（2011—2020 年）［EB/OL］.［2012-03-13］.

http：//www. moe. edu. cn.

[17] 国家卫生部. 医药卫生中长期人才发展规划（2011—2020 年）［EB/OL］.［2011-04-28］. http：//www. mob. gov. cn.

[18] 杨茜，鞠梅，李雨昕，等. "互联网+" 背景下的智慧护理建设初探［J］. 护理学杂志，2017，32（11）：8-10.

[19] 刘桂萍，赵伟. 护理教育中应用多媒体网络技术的发展现状［J］. 中国现代医药杂志，2011，13（7）：98-99.

[20] 周秀文. 开展继续护理学教育工作体会［J］. 实用护理杂志，1999，15（2）：53-54.

[21] Aucoin. Participation in ctmtinuing nursing educaticxi programs by staff developmesit specialists［J］. Journal for Nurses in Staff Development，1999，14（5）：219-226.

[22] 陆爱平，方玉桂，杨茜，等. 对继续护理学教育运作中存在问题的分析［J］. 中华护理杂志，2002，37（8）.

[23] 马翠萍. 我区开展继续护理学教育的调查与对策［J］. 解放军护理杂志，2002，19（5）：17-19.

[24] Lazarus J，Pennaloff A，Dickson C. Evaluation of Alabama's mandatory cmtinuing education program for reasonableness，access，and value［J］. The Journal of Continuing Education in Nursing，2002，33（3）：103-111.

[25] 谢红珍，潘绍山. 当前我国护理人员继续教育的现状及趋势［J］. 实用护理杂志，1997，13（10）：55-57.

[26] 李艳，蔡中敏，杨建南，等. 加强护理人员继续教育实践的探讨［J］. 继续医学教育，2002，163（6）：14-16.

[27] 许虹，香港理工大学继续护理学教育的特点与借鉴［J］. 中国高等医学教育，2006，20（8）：94-95.

[28] 刘永兵，沈易静. 国内创新创业融入本科护理专业教育存在的问题及对策［J］. 全科护理，2019，17（34）：4338-4340.

[29] 应巧燕，刘蕾，李莺，刘华平. 新形势下中国护理教育发展现状及趋势分析［J］. 中华现代护理杂志，2018，24（1）：12-16.

[30] 姜安丽.《护理学类教学质量国家标准》解读：教育计划［J］. 中华护理教育，2019，16（1）：12-15.

[31] 姜小鹰，胡荣.《护理学类教学质量国家标准》解读：教育资源［J］. 中华护理教育，2019，16（1）：16-20.

[32] 尤黎明.《护理学类教学质量国家标准》解读：教育评价［J］. 中华护理教育，2019，16（1）：21-23.

[33] 刘华平，应巧燕，冯婷婷.《护理学类教学质量国家标准》解读：科学研究［J］. 中华护理教育，2019，16（1）：24-27.

[34] 郭桂芳，朱秀.《护理学类教学质量国家标准》研制的意义［J］. 中华护理教育，2019，16（1）：9-11.

[35] 教育部. 教育部发布我国高等教育领域首个教学质量国家标准 [EB/OL]. [2018-10-28]. http://www.moe.edu.cn/jyb_xwfb/gzdt_gzdt/s5987/201801/t20180130_325920.html.

[36] 孟萌, 姜安丽. 我国本科护理学专业教育标准构建的研究 [J]. 中华护理杂志, 2011, 46 (1): 68-70.

[37] 教育部护理学专业教学指导委员会. 护理学类教学质量国家标准 [M]. 北京: 高等教育出版社, 2018.

[38] 吴岩. 《普通高等学校本科专业类教学质量国家标准》有关情况介绍 [J]. 重庆与世界, 2018 (4): 48-49.

[39] Frenk J, Chen L, Bhutta ZA, et al. Health professionals for a newcentury: transforming education to strength health systems in aninterdependent world [J]. Lancet, 2010, 376 (9756): 1923-1958.

[40] 教育部高等学校教学指导委员会. 普通高等学校本科专业类教学质量国家标准 [M]. 北京: 高等教育出版社, 2018.

[41] 医政医管局. 关于印发促进护理服务业改革与发展指导意见的通知 [EB/OL]. (2018-07-06) [2018-10-28]. http://www.nhfpc.gov.cn/yzygj/s7659/201807/1a71c7bea4a04d5f82d1aea262ab465e.html.

[42] 推进健康中国战略 关注紧缺人才培养——本刊专访全国政协委员 中华护理学会李秀华理事长 [J]. 中华护理杂志, 2016, 51 (4): 511-512.

[43] 牛跃辉, 李莎. 美"通识教育"的特点及其对中国高等教育的启示 [J]. 中国校外教育 (下旬刊), 2014 (12): 10-11.

[44] 全继刚. 美国高校通识教育的模式及其意义 [J]. 继续教育研究, 2017 (4): 118-120.

[45] 国务院办公厅关于深化医教协同进一步推进医学教育改革与发展的意见 (国办发 [2017] 63号) [EB/OL]. (2017-07-11). http://www.gov.cn/zhengce/content/2017-07/11/content_5209661.htm.

[46] 王彦斌, 侯建林, 陈娟. 中国医学生对就读院校教育资源配置的评价研究 [J]. 中华医学教育杂志, 2016, 36 (2): 170-175.

[47] 王艺璇, 李惠萍, 丁晓彤, 等. 护理教育资源研究现状 [J]. 护理学杂志, 2017, 32 (20): 107-110.

[48] 柯盈盈, 郑晶, 尤黎明. 我国护理专业起始教育规模与层次结构及区域分布中的问题与对策 [J]. 中华护理教育, 2014, 11 (2): 145-148.

[49] 尤黎明, 罗志民, 万丽红, 等. 中国护理教育资源现状及发展趋势的研究 [J]. 中华护理教育, 2010, 7 (4): 147-151.

[50] 管静, 孙宏玉. 护理学实验室功能定位与建设模式的探讨 [J]. 中华护理教育, 2014, 11 (11): 879-881.

[51] 郭桂芳, 朱秀. 《护理学类教学质量国家标准》研制的意义 [J]. 中华护理教育, 2019, 16 (1): 9-11.

［52］教育部高等学校护理学专业教学指导委员会．护理学类教学质量国家标准［S］．北京，2018.

［53］姜安丽，段志光．护理教育学（第四版）［M］．北京：人民卫生出版社，2017.

［54］吴洪富．高等教育学［M］．开封：河南大学出版社，2016.

［55］冯文全．现代教育学［M］．北京：北京师范大学出版社，2012.

［56］戚业国．高校内部本科教学质量保障体系建设的理论框架［J］．江苏高教，2009（2）：31-33.

［57］高海生，胡桃元，许茂组，等．高等教育教学质量保障监控体系的构建与实践［J］．教育研究，2006（321）：89-92.

［58］田宝强，宋云波．高校教学与科研协调发展与良性互动关系研究［J］．教育教学论坛，2017（49）：189-190.

［59］教育部．教育部发布我国高等教育领域首个教学质量国家标准［EB/OL］．（2018-01-30）［2018-08-27］．http：//www. moe. gov. cn/jyb_xwfb/gzdt_gzdt/s5987/201801/t20180130_325920. html.

［60］教育部高等教育司吴岩．《普通高等学校本科专业类教学质量国家标准》有关情况介绍［EB/OL］．（2018-01-30）［2018-08-27］．http：//www. moe. gov. cn/jyb_xwfb/xw_fbh/moe_2069/xwfbh_2018n/xwfb_20180130/sfcl/201801/t20180130_325921. html.

［61］教育部高等学校教学指导委员会．普通高等学校本科专业类教学质量国家标准［S］．北京，2018.

［62］刘献君，吴洪富．非线性视域下的大学教学与科研关系研究［J］．高等工程教育研究，2010（5）：77-87.

［63］吴洪富．大学教学与科研关系的历史演化［J］．高教探索，2012（5）：98-103.

［64］岳宇君．教学与科研：关系、融合、分析及展望［J］．技术与创新管理，2015，36（1）：92-96.

［65］沈宁．中国高等护理教育现状及发展趋势［J］．护理管理杂志，2001，1（1）：40-42.

［66］覃彩连，余永辉，庞怡文，等．国内外高校创新创业教育现状和对策［J］．教育观察（上半月），2018，7（8）：49-52.

［67］Niccu M B A，Sarker A，Wolf S J，et al. Innovation and entrepreneurship programs in US medical education：a landscape review and thematic analysis［J］. Medical Education Online，2017（1）：1360788.

［68］Chang C X. Research on the integration of quality education and innovation and entrepreneurship education in universities of science and engineering in China［J］. Teacher Education and Curriculum Studies，2018，3：6-9.

［69］CHEN G. Research and practice on innovation and entrepreneurship education in colleges and universities based on professional perspective［J］. International Journal of Technology Management，2016（4）：19-21.

［70］洪柳．我国高校创新创业教育短板分析及应对策略［J］．继续教育研究，2018

（4）：35-41.

[71] 王丽娟，高志宏．大学生创新创业教育研究［J］．中国青年研究，2012（10）：96-99；109.

[72] 张佩．护理学本科生创新创业教育模式的探索研究［J］．文化创新比较研究，2017，1（7）：72-73.

[73] 贾书磊，冯琼，何雪莹，等．护理本科生创业教育模式的探索［J］．护理学杂志，2016，31（10）：93-95.

[74] 王鑫星，李明今．我国高等护理教育实验教学改革研究进展［J］．教育教学论坛，2016（45）：109-111.

[75] 杜永红，梁林蒙．应用技术型大学"一融入二协同三促进"创新创业教育的实施路径研究［J］．高等继续教育学报，2017，30（6）：60-65.

[76] 李潘，黄志红．浅谈双创时代护理学专业大学生创新创业教育［J］．湘南学院学报（医学版），2017，19（1）：61-62.

[77] 吕一枚，陶静萍，姜福佳，等．创业教育［M］．北京：高等教育出版社，2016：1.

[78] 洪大用．打造创新创业教育升级版［J］．中国高等教育，2016（2）：47-49.

[79] 教育部．深化高等学校创新创业教育改革［J］．中国高等教育，217（20）：57-58.

[80] 张林，李丹，刘堃，等．专业认证背景下基于器官系统改革的护理学本科专业人才培养模式研究［J］．卫生职业教育，2018，36（17）：10-12.

[81] 胡桃，沈莉．国外创新创业教育模式对我国高校的启示［J］．中国大学教学，2013（2）：91-94.

[82] 孙英璐．护理专业学生创新创业思维能力培养研究［J］．中华少年，2016（20）：47.

[83] 柳杨，周群一．创新创业教育融入专业课程教学的探索与实践［J］．科教文汇，2018（26）：4-6，9.

[84] 孙文婧，刘玉锦．护理专业大学生创新创业课程改革的应用与研究［J］．世界最新医学信息文摘，2017，17（74）：200.

[85] 应巧燕，刘蕾，李莺，等．新形势下中国护理教育发展现状及趋势分析［J］．中华现代护理杂志，2018，24（1）：12-16.

[86] 董楠楠．基于元分析的高校科研与教学关系论［J］．宁波大学学报（教育科学版），2018（4）：69-73.

[87] 杨瑜，邵家儒．高校教学与科研的关系及互动机制探讨［J］．科教导刊（下旬），2018（2）：14-15.

[88] 李永刚．高校教学与科研结合的政策困局与破解路径——基于科教结合政策文本（1987—2016年）的分析［J］．教师教育学报，2017，4（4）：84-92.

[89] 李永刚．难解的谜题：高校教师教学与科研关系研究的几种新视角［J］．教育学报，2016，12（5）：60-67.

[90] 孙晓雅，徐鑫．高校教师教学能力与科研能力协调发展研究［J］．科技视界，2018（5）：90-92.

[91] 孙荣岳，梁绍华．高校青年教师对教学与科研关系的认知及激励机制［J］．科教文汇（上旬刊），2018（6）：3-4.

[92] 何斐，肖世华，梁栋，等．高等医学院校教学与科研互动现状及机制探索［J］．中国卫生事业管理，2017（1）：45-47.

[93] 张璐姣．护理专业学生自主学习能力影响因素及培养策略的研究［J］．智库时代，2020：205-206.

[94] 吴秋月，姜贺．新媒体环境下本科护生网络自主学习体验的现象学研究［J］．中国护理管理，2017，17（10）：1364-1367.

[95] 赵贞贞，赵萍．护理专业学生自主学习能力培养的研究进展［J］．中华护理教育，2014，11（1）：75-78.

[96] Papathanasiou IV，T saras K，Sarafis P．Views and perceptions ofnursing students on their clinical learning environment，teaching and learning［J］．Nurse Education Today，2014，34：57-60.

[97] Ghiyasvandian S，Malekian M，Cheraghi M A．Iranian clinical nurses' activities for self directed learning：a qualitative study［J］．Global Journal of Health Science，2016，8（5）：48-58.

[98] 张喜琰．护理专业学生自主学习能力测评工具的研制及现状调查［D］．沈阳：中国医科大学，2007.

[99] 张怀斌，谢清华，马丽英．网络环境下医学生自主学习模式的构建［J］．中国高等医学教育（教育管理），2013（4）：28-32.

[100] 赵婉莉，陈红．西部某省高校护理专业学生自主学习现况及影响因素研究［J］．重庆医学，2017，46（15）：2102-2105.

[101] 谈学灵，温秋月，伍小飞．成都市535名高校护生自主学习能力现状及影响因素分析［J］．护理学报，2013，20（6）：14-17.

[102] 杨贵芳，李领．护理本科生自主学习能力现状及影响因素研究［J］．中国高等医学教育，2017（11）：66-68.

[103] 张伟新，丛志强．护理专业大学生自主学习能力和学习策略现状及相关性分析［J］．中国医药导报，2016，13（6）：76-81.

[104] 赵芳芳，顾艳荭，何炜，等．护理本科生自主学习能力与一般自我效能感的相关研究［J］．护士进修杂志，2010，25（6）：519-522.

[105] 陈鹤，金鸿．护生自主学习能力的现状分析［J］．吉林医学，2013，34（18）：3742-4743.

[106] 赵梅，吴珊，胡燕，等．护理本科生专业认同对自主学习能力的影响研究［J］．齐齐哈尔医学院学报，2018，39（1）：90-92.

[107] 邓颖，吴玥虹，唐秀红．护理本科生自主学习能力状况的调查研究［J］．全科护理，2018，16（11）：1380-1382.

[108] 焦艳会，宋梅．护理本科生自主学习能力及其影响因素研究［J］．护理研究，2018，32（13）：2110-2114.

[109] 陈保红，姜安丽，李树贞．在高等护理教学中培养批判性思维的若干问题的探讨 [J]．中国高等医学教育，1998，19（5）：53.

[110] 王桂敏，张新宇，尹兵．护理专业本科生一般自我效能感、评判性思维与自主学习能力的关系研究 [J]．中华护理教育，2014，11（1）：10-12.

[111] 吴德芳，罗阳，廖昕宇．基于结构方程模型的护理本科生自主学习能力影响因素研究 [J]．护理学杂志，2016，31（8）：76-79.

[112] 张敏，罗彩凤，吕妃．整合人文素质教育模块对护生人文修养及专业认同的影响 [J]．护理学杂志，2014，29（15）：17-19.

[113] 楼数慧，林细吟，李琨．护理本科生职业生涯规划与专业认同的关系研究 [J]．中华护理教育，2016，13（03）：179-184.

[114] 叶天惠，朱慧云，陈锦秀，等．情景模拟教学法与案例学习法在护生自主学习能力培养中的效果 [J]．护理研究，2014，28（30）：3832-3834.

[115] 张莹莹，李青君．基于微信平台任务驱动教学法对护生自主学习能力的影响 [J]．护理研究，2016，30（5）：590-592.

[116] 刘桂娟，费素定，郭玲玲，等．概念图在案例教学中促进自主学习的实践研究 [J]．护士进修杂志，2013，28（8）：687-690.

[117] 谢小燕，赵伟英，郭靖．合作学习法对护理本科生自主学习能力的影响研究 [J]．中华护理教育，2015，12（11）：832-834.

[118] 马丽丽，李春香，杨惠敏．混合式教学在基础护理学理论教学中的应用研究 [J]．中华护理教育，2018，15（01）：19-22.

[119] 张艳云．混合式教学在基础护理学课程中的应用 [J]．中华护理教育，2018，15（3）：196-199.

[120] 柏丁兮，高静，吴晨曦．形成性评价对护理本科生自主学习能力的影响研究 [J]．中华护理教育，2014，11（4）：266-268.

[121] KLEIB M，NAGLEL．Factors associated with canadian nurses' infomation competency [J]．Comput Information nurse，2018，36（8）：406-415.

[122] 李琼，田艳，王丹，吴华，靳英辉．护理本科生专业信息意识和信息能力相关调查的研究进展 [J]．2016，30（5）：1807-1809.

[123] 何晓璐，谭小燕，刘丽琼，等．高职护生护理信息能力现状及影响因素分析 [J]．中国护理管理，2017，17（8）：1057-1061.

[124] 孙博，李玲．临床护士护理信息能力对患者安全文化认知的影响 [J]．护理管理杂志，2019，19（2）：100-103.

[125] 赵海颖．护理管理者护理信息能力现状的调查与分析 [J]．护理研究，2014，28（33）：4152-4154.

[126] Pierce S，Pravikoff D，Tanner AB，et al. Information literacy：instrument development to measure competencies and knowledge among nursing educators，nursing administrators，and nursing clinicians：a pilot study [G]．AMIA Annu Symp Proc，2003：971.

[127] 丁青．浅谈护理教学中培养护生的合作能力 [J]．护理与康复，2004，3（2）：133-134.

[128] 祝鑫红，张泓．护理人员信息素养的研究进展［J］．护理学杂志，2014，29（5）：88-91.

[129] 杨晓强．论医学生的信息素养教育［J］．中国商界（下半月），2008（5）：235-236.

[130] 吴珞华．专业图书馆开展医护人员信息素养教育探讨［J］．医学信息学杂志，2014，35（4）：89-92.

[131] 毕波．护理人员医学信息素养调查及研究分析［J］．江苏卫生事业管理，2014，25（3）：113-114.

[132] 许卫卫．医院图书馆提升医务人员信息素养实践及效果分析［J］．医学信息学杂志，2014，25（9）：78-81.

[133] 吴月新．医学院校学生信息素质教育现状分析与对策研究［J］．医学信息学杂志，2008，29（6）：80-81.

[134] 刘骎骎，曲海英，范秀珍．护理本科生软技能特征的成分分析［J］．护理学杂志，2013，28（20）：85-87.

[135] 蔡菲菲．"互联网＋"背景下护理专业人才培养模式探讨［J］．中国卫生产业2019，16（18）：172-173.

[136] Mitchell L. The non-technical skills of theatre nurses［J］. JPerioper Pract，2008，18（9）：378-379.

[137] 付艳芬，郑显兰，李平．软技能的研究进展［J］．中华护理杂志，2008，43（1）：74-76.

[138] Shanahan M C. Information literacy skills of undergraduate medical radiation students［J］. Soc College Radiography，2007，13（3）：187-196.

[139] 刘培波，李树松．医院图书馆加强护理读者信息素养的实践［J］．医学信息（上旬刊），2010（12）：4442-4443.

[140] 叶小利．浅谈护士读者信息素养的培养［J］．医学信息（上旬刊），2011（9）：59-97.

[141] 何美卿．大数据背景下医学院校图书馆员信息素养提升策略［J］．医学信息学杂志，2014，35（9）：82-85，89.

[142] 文志英．浅析中等职业学校教师信息素养提升的策略［J］．科教文汇（下旬刊），2018（04）.

[143] 黄玉霞．"互联网＋"环境下中小学教师素养拓展研究［J］．教学与管理，2018（27）.

[144] 王涛涛．"互联网＋"背景下高校教师信息素养培育［J］．中国成人教育，2017（09）.

[145] 王玲玲，宋晓晴．"互联网＋教育"背景下高职教师信息素养提升研究［J］．冲国教育信息化，2019（06）.

[146] 韩峰．论教师信息素养对教师专业化的影响［J］．教育理论与实践，2010（33）.

[147] 王依杉．从"守夜人"到"撞钟者"——"互联网＋"时代高校教师信息素养及

其提升路径［J］. 重庆高教研究，2017（06）.

［148］包训成，彭飞. 信息化环境中高校教师信息素养的培养模式探讨［J］. 现代教育技术，2007（10）.

［149］黄玉. 发展网络教学面临的问题和对策［J］. 合肥工业大学学报：社会科学版，2005，19（2）：25-28.

［150］McNeil B J，Elfrink V L，Pierce S T，et al. Nursing informatics knowledge and competencies：a national survey of nursing education programs in the United States［J］. Int J Med Inform，2005，74（11/1 2）：1021-1030.

［151］翁国秀. 论信息时代的教师信息化素养及其培养［J］. 玉林师范学院学报，2010，31（02）：150-152，156.

［152］王守仁，施林森. 聚焦教师教学能力提升推进高校教师教学发展中心建设［J］. 中国大学教学，2016（04）：75-80.

［153］王春，雨湛邰. 教育信息化2.0时代教师信息素养提升研究［J］. 中国成人教育，2019（12）：84-86.

［154］刘艳丽，林翠霞，黄振. "共建共享"的护理专业教学资源信息化平台建设方案研究［J］. 护理研究，2017，31（31）：4012-4014.

［155］周莉莉，郭秀君. 基于SaaS模式的护理教学综合管理系统的应用探索［J］. 中国数字医学，2018，13（12）：77-79.

第七章　未来护理教育教学的探索和展望

人类正进入教育革命的大时代。到现在为止，人类历史上总共经历了三次教育革命：

第一次教育革命：从原始的个别教育走向个别化的农耕教育；

第二次教育革命：从个别化的农耕教育走向班级授课式的规范化教育；

第三次教育革命：从规范化教育走向生态化、分散化、网络化、生命化的个性化教育。

未来，数字化学校、数字化教师、网络课堂、远程学习、在线教育、云教育、云计算大数据等虚拟化、扁平化的交互学习平台，学习游戏化、因材施教、翻转课堂、远程视频教学等将成为新的学习途径。华南师范大学教育信息技术学院的胡小勇教授等在《信息化教学模式与方法创新，趋势与方向》一文中就选取了九类新型的教学模式，进行详细的讲解和分析。这九类新型的教学模式包括："三通两平台"教学应用、名师与优课、微课、翻转课堂、电子课本与电子书包、创客教育、慕课、增强现实、大数据学习分析。除了以上九种教学模式，BYOD 教学模式在教学过程中也经常会被使用到。

据前文所知，目前在护理教育教学中有初步应用的新型教学模式主要有慕课、微课、翻转课堂以及 VR 教学。可以看出，慕课、微课、翻转课堂以及 VR 教学等新型教育教学模式是护理教育教学模式的发展趋势，有助于解决目前护理教育中教学观念落后、师资贫乏、教学形式单一等问题。这些新兴的教育教学模式值得护理教育教学工作者进一步深入地探索，并有希望取得可观的效果。现就以上新型教学模式在护理教育教学中的应用探索和展望进行简单的总结阐述。

第一节　未来中国护理教育发展趋势

一、建立及完善护理人才培养体系

《全国护理事业发展规划（2016—2020 年）》提出，研究制订护教协同推进护理人才培养的政策措施，以需求为导向，以岗位胜任力为核心，逐步构建"护理院校教育—毕业后教育—继续教育"三阶段有机衔接的具有中国特色的标准化、规范化临床护理人才培养体系。因此，未来对护理院校教育、毕业后教育及继续教育的改革和研究应齐头并进，缺一不可。在院校教育中，应逐步缩减中专招生比例，增加本科护理教育，并重视护理研究生教育。

二、完善护理学二级学科设置

护理学被列为一级学科，意味着护理成为了真正独立的学科，但其下设的二级学科目录成为了亟待回答的问题。目前全国尚无统一的护理学二级学科定位，各校的学系设置较为自由。其中比较经典的分类是按照临床医学下二级学科的设置，设为内科护理学、外科护理学、妇产科护理学等；而北京协和医学院护理学院则采取基础护理学、临床护理学及社区护理学的设置；也有其他院校提出了中医护理学、军医护理学、母婴护理学、成人护理学、护理管理学等的二级学科设置。二级学科设置的混乱导致护理课程设置不统一，是护理教育工作者们亟需探讨的问题。

三、基于护理胜任力的教学改革

护理教育的主要目的是培养满足临床需要、胜任临床工作的实用型护理人才，因此基于胜任力培养的护理教育将成为目前及未来护理教育工作的重点内容。明晰我国护士的核心胜任力，明确培养目标，设置与之相匹配的护理本科和研究生课程，合理安排理论与实践课程比例，并确定相应的胜任力综合评价指标体系，是护理教育研究和护理教学改革的热点和重点。

四、探讨和应用以学生为主体的教学方法

未来的护理教育应当充分发挥学生的主体性，培养学生主动学习、合作学习及评判性思维的能力，同时应满足未来岗位胜任力的需要。因此，除传统讲授的教学方法以外，应当积极探索新型教学方法、教学途径及教学手段的应用，如高仿真模拟教学、标准化病人、客观结构化临床考核、PBL教学法、微课、线上学习+线下翻转课堂的新型混合教学模式、信息化教学等，将会成为常用的教学方法。

五、发展高级护理实践和专科护理教育

《全国护理事业发展规划（2016—2020年）》提出了"发展专科护士队伍，提高专科护理水平"的任务，因此专科护理教育需相应提升。应重视硕士研究生临床实践能力的培养，充分发挥他们对临床工作科学化和专科化的作用，尤其应当明确专业学位硕士研究生的培养目标及临床实践教学目标，完善院校联合培养机制，加强护理研究生教育与高级临床护理实践的结合，将其作为未来专科护士的主要后备力量，探索出专业学位研究生培养和专科护士职业资格考试的衔接模式。

六、增设和完善老年护理、缓和护理、妇产科护理、儿科护理、中医护理、循证护理课程

随着人口老龄化的发展及"二孩"政策的全面放开，对老年护理、康复护理、缓和医疗、社区护理，以及妇产、儿童、生殖健康等相关医疗保健服务的需求持续增加，增设和完善相应的课程以提升护理人员的健康服务能力显得尤为重要。《全国护理事业发展规划（2016—2020年）》推出重大工程项目——老年护理服务发展工程，要求在"十三

五"期间，大力发展老年护理服务事业，全面提升老年护理服务能力，加大人才培养力度，切实提升老年护理服务水平。中医是我国的特色医疗，开展中医护理人才培养，对于促进中医护理技术创新和学科建设、推动中医护理发展具有重要意义。此外，随着临床实践对最新、最佳证据的重视，有必要开设循证护理课程，普及循证护理的理念，提高护理决策的科学性和保证护理实践的安全。

七、其他方面

在博士培养上，稳定护理学博士的培养规模、提高博士教育质量、积极探索护理专业学位博士培养、构建反映培养目标和基本能力的课程体系是需要关注的问题。此外，未来护理教育的国际间合作与交流将更加频繁和密切。我国护理教育应当积极推进与"一带一路"倡议沿线国家卫生与健康的交流合作，学习和借鉴国内外先进的护理教育理念，并积极开展合作教育模式，培养国际化人才。

党的十九大指出，我国的社会矛盾已转变为"人民日益增长的美好生活需要和不平衡不充分发展之间的矛盾"。虽然我国护理事业在过去几年中取得了较为可喜的成绩，但在健康中国战略、医药卫生体制改革的环境下，不平衡不充分的发展在护理中仍有体现，为了使人民得到全程、全面、主动、专业、人性化的护理服务，实现美好生活，护士需要运用专业知识完成对患者的专业照护，为此也对护理教育事业发展提出了新的要求。护理教育工作者们应当认识到新形势对我国护理事业发展的影响，抓住机遇、迎接挑战，为提升中国的护理教育发展而努力。(应巧燕等，2018)

第二节 护理教育教学逐渐走向开放在线教育教学

一、慕课

慕课是大型开放式网络课程。慕课是一种技术增强型学习（TEL）方式。慕课主要有以下三个愿景，即满足社会需求、开放教育、从大规模教育中获益。以上愿景与技术增强型学习复合（TEL Complex）模型相关联。该模型是结合了技术、人与实践。该模型中的元素不仅包括大政策背景、资金以及环境，同时还包括了政策背景中的不同社群及其实践，以及与这一大规模学习愿景相关联的教学法和技术的发展。

"慕课"可谓高等教育中的重大变革。目前，已有众多高校教师团队积极地参与到慕课开发的新兴浪潮中。他们希望能从根本上永远改变高等教育的在线课程。为了获取经验，某些学院还会要求至少开发一门慕课课程。慕课的开发不仅可以促进资源的共享，还将利于提高学院知名度、提高学者知名度，进而促进更多国际或国内团队的合作。同时，它代表着开放教育和在线教育强有力的融合。

慕课在护理教育中的应用日益广泛，其规模大、开放性强、参与人员广泛及其网络化和个性化的特征与我国教育现状相契合，促进了我国护理教育的改革，使护理开放性教育和终身教育的实现成为可能。但慕课作为一种新的教学模式，在我国护理领域应用面临以下挑战。

慕课现存的问题如下：

1. 课程内容有待完善

目前我国护理教学仍以传统的教学模式为主，所推出的护理慕课课程内容单一。赵媛等认为，应以临床实践能力培养为主线，合理调整理论与实践学时比例和课程设置，应用慕课增加教学内容，弥补课堂实践教学的缺陷，提供多样化的学习资源，保证高度共享。要停止思考慕课的细则，利用教学条件进行教学革命。丰富课程内容，提高课程质量、培养专科人才和提升教师队伍相关的专业技能，充分发挥慕课的作用仍是目前面临的主要问题。大胆应用慕课开设内容丰富、形式多样的护理慕课课程供护理人员共享学习，以高质量的课程推动未来国际护理日程。李兴武等也指出要加强教育资源建设的交互性与开放性。因此，要根据现代护理学习者的特点设计护理慕课课程，发挥慕课教学模式的优点，在应用反馈后完善课程内容，从护理慕课中得出教学艺术、教学科学及新的教学组织。

2. 课程数量不足

国外，Coursera、edX 以及 Udacity 三大平台已遥遥领先，基础/临床医学教育领域慕课的应用广泛，尤其是发达国家，已覆盖大多医学院校。护理慕课课程数量也在逐步增加，平台逐步完善，护生对护理教育领域中开设的慕课课程表现较高的兴趣及满意度。紧跟这一潮流，慕课在国内基础/临床医学教育领域也相继开展。而目前在护理教育中，真正将慕课应用在护理教学的改革者相对较少。运用多尺度分析方法对我国慕课研究现状与热点进行量化分析发现，我国慕课研究进展较慢，所开设课程的数量有待提升。章雅青等认为，应采用将优质慕课资源与高校实体课堂有机融合的混合式教学模式，实现追求个性化教育与提升教学质量的协同发展。李彦臻等倡议，利用慕课这一教学模式，增设护理慕课课程数量，解决优秀资源共享，立足长远，坚持可持续发展，才能促进我国护理教育改革。

3. 课程评价体系不健全

传统护理教学采用小班级、精英培养的教学模式，评价客观，而慕课课程为大规模网络在线课程，参与者来源广泛，参与率高，但完成率低，退出率高，出现"井喷式"趋势，课程评价体系不健全。Wulf 等也指出慕课不能避免网络效应，对于学习内容和学习目标的自动化测试有待完善。Sinclair 等强调，面对慕课教学模式所存在的证据不足，缺乏教育规范与相关支持，特别是对初学者学习不切实际的期望等问题，应引起我们的关注和思考。慕课在我国护理教育中的发展和建设还处于起步阶段，需授课者和学习者共同努力，集思广益，健全护理慕课课程评价体系。

4. 课程推广有限

目前，我国护理教育引入慕课受到许多限制。调查授课者研究发现，护理高校教师对慕课的整体认知水平较低，应提高护理高校教师对在线互动开放课程的认知，促进新兴教学与传统教学更好地结合。调查学习者的研究发现，对护理慕课课程认识不足、缺乏了解是影响慕课推广的重要因素，应以学生为中心，设计一系列高质量、内容丰富的护理慕课课程吸引学习者积极参与进来。教育部在《关于加强高等学校在线开放课程建设应用与管理的意见》中强调，要深化高等教育教学改革，主动适应学习者个性化发展和多样化终身学习需求；应借鉴国外先进经验，采取"高校主体、政府支持、社会参与"的方式自主建设；立足国情建设在线开放课程和公共服务平台，推动信息技术与教育教学深度融合，建立在线开放课程和平台可持续发展的长效机制，将护理慕课课程对外推广应用。

慕课课程属于"三名"课程，即名师、名校、名课，其在教学实践中的成功应用，为学生提供了优质的学习资源与持续多样的学习支持服务，多元化的学习互动及反馈，为慕课在护理教育中的应用提供了依据。但慕课在我国护理领域的应用面临多种挑战，在慕课建设上应增加护理慕课课程的学时比重，注重课程线上和线下的结合；增设课程数量，拓展其在护理核心专业课和相关护理选修课中的应用，实现课程跨校共享；健全课程评价体系，保证在线成绩效力和相关证书认可度；在国内慕课平台上积极推广优秀护理课程，实现学分互认，真正推动慕课在国内护理教育的发展。

二、开放教育（open education）

目前，开放教育尚没有明确、固定的定义。维基百科中对开放教育的解释为：开放教育是一个用来描述机构做法和纲领性举措的集合术语，在传统意义上，它指通过正规教育系统来扩大学习和培训系统通道。

开放教育的首次重大发展要追溯到 19 世纪。当时伦敦大学开办函授教育体系，为那些距离大学较远的学生提供学习的机会。大约在 1970 年，英国首先建立了开放大学。至此，开放教育实现了真正的突破。在此后的 40 年里，这一行动被世界上大多数的国家纷纷效仿，这为众多没有接受正规大学教育的学习者提供了难得的享受大学教育的机会。

开放教育的五大要素模型，即 5COE 模型（见图 8.1）。它将开放教育和在线教育成功地融合在一个内涵丰富、具有实用性和分析性的参考模型中。该模型中有 3 个要素与教育供给相关，包括教育资源、学习服务和教学效果；其他 2 个要素与教育需求有关，包括学习者需求与就业能力和素质发展。

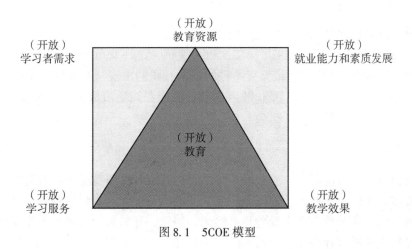

图 8.1 5COE 模型

（一）教育资源

开放教育资源（OER）是指基于网络的数字化素材，人们在教育、学习和研究中可以自由、开放地使用和重用这些素材。

（二）学习服务

开放学习服务（OLS）意为广泛的网络和虚拟服务，它包括辅导、建议、会议、反馈、社区、团队合作、演讲、资源咨询、浏览网页、测试、检查等。与开放教育资源相比，开放学习服务有免费的，也有收费的。

（三）教学效果

开放教学效果（OTE）的概念与人类对教育内容的贡献以及提及的教育经验（一般需要付费）有关。这种贡献包括在教师、导师、培训者、开发人员的努力下，支持各种学习者在一个专业的、开放的、灵活的学习环境中学习。

（四）学习者需求

开放学习者需求（OLN）指的是学习者对教育的期望，包括学习是可负担的、可行的、有趣的，学习还能为他们产生一定利益等意愿。

（五）就业能力和素质发展

开放就业能力和素质发展（OEC）包括教育可以适应不断变化的社会、教育为劳动力市场做准备以及教育创新和教育全球化等内容。此外，教育应该培养学习者的新技能、批判性思维、创造力、道德感、责任感以及为个体成长提供机会。

每个机构都可以根据这 5 个要素的开放程度来选择自己的独特开放角度。

三、在线教育（online education）

在线教育同开放教育一样，也没有明确的定义。

20 世纪 50 年代在线教育迎来了第二次重大变革。这一变革源于新生技术和媒体在教育中的应用。20 世纪 90 年代，最具变革性的技术互联网出现。互联网所提供的交流和互动形式被看作教育的必要条件。互联网为学习者接受在线学习服务，参加虚拟学习活动，以及利用数字化学习材料提供了机会。

四、展望

在开放教育资源的世界中，去获取百分之百的开放教育资源是所有教育机构和教学人员的目标所在。无论你所处的教育体制、所认同的学习理念、身处所处的群体、所处的教育部门有何不同，从开放教育中受益是必然的。当然，开放教育资源也承担了政府确保受教育率、提高教学质量和提高教学效率的三个责任。

护理学作为促进人类健康的重要学科，在全球健康服务中有着重要的作用。目前在全球范围内，护理教育教学的师资力量、资金投放、基础设施等相差悬殊。但是，在全球化的浪潮中，护理学科的发展势必需要引进全球先进的理念和技术。因此，开发性护理教育资源的形成具有重要的意义。

由前文可知，现代信息技术在护理教育教学中的应用之一即为慕课，也就是说慕课已经初步地应用到了护理教育教学中。这种教学模式整合了丰富的、动态更新的学习资源。阿纳特·阿嘉瓦尔（Anant Agarwal）在一次 TED 的演讲中提到了慕课的五大好处：主动学习；自行安排学习进度；及时反馈；虚拟实验与游戏化；同伴学习。当然关于慕课的弊端也有很多，有很多问题仍然需要解决。同时，由技术增强型学习复合模型可知，护理教育教学者应从以下方面进行探索。

护理教育教学者应教会护理学习者为自己的学习负责，成为一名网络自主学习者，并最大限度地利用大规模网络学习带来的好处。

护理教育教学者应最大限度地利用慕课的优势，并学会如何在缺乏面对面交互的学习环境中帮助学生更加有效地学习。教师用于讲课的时间将变得更少，而将更多的时间投入与学生的讨论中，激发学生的学习动机并与学生建立联系。同时，教师需要担任信息交换、知识构建以及学习开发的推动者。以上观点的前提是，教师在慕课以及传统课堂中扮演了相同的角色。事实上，在于慕课的教育系统中教师将扮演多重角色，新的教师需要具备网络授课、在线促学以及在线指导的技能。有些教师或许会选择专门从事上述的某一环节或者学习设计，其他的教师或许会选择与媒体制作人、动画制作人社会媒介专家或者其他人合作之后的内容制作。图书管理员将帮助学习者习得数字素养技能并且评价资源。这些活动顺利进行的前提是研究者对成千上万的学习者进行测试以及观察。到 2030 年，慕课教师将成为技能型团队的一员，团队的成员之间共享专业知识而协同工作。具有教育学专业知识背景的人才将负责设计课程以促进有效学习。课程的设计需要考虑由于身体、经济或者技术等各种原因的影响而没有受过教育的人群的需求。同时，课程的设计还要兼顾社会的需求，充分利用大规模教育所带来的优势。

为了实现慕课的三个愿景，教育必须进行变革。但是，变革不应该仅仅局限于大学、学习者及教师，这些变革要求我们转变对高等教育的角色以及服务对象的看法。剧烈变革的时代要求我们更加主动地进行协作学习，并且使用相关的社会性媒介，同时，政策上需要有相应的变革以支持和推动教育变革的发生。

在今后护理教育教学中，护理教育者一方面应努力积极提升自己的专业水平与信息素养，积极参与到开放在线护理教育资源的开发中；另一方面，护理教育者应了解现有开放在线的护理教育教学资源，并对其进行筛选、归纳、总结以期为护理学生提供更多的校外高质量的护理学习资源。护理教育教学者今后应加大慕课在护理教育教学中的实践，同时改变教学方法并不断进行循证探索，以期进一步改善相关政策环境并获得更多教育投资。

第三节　护理教育教学逐步实现可视化

2016 年秋季，发改委将人工智能——AR/VR 技术纳入"互联网＋"建设专项通知，科技教学模式在教育领域应用的优势不断显露出来，高科技网络相连、交互式学习方法，成为护理学教育未来发展的重点方向。

一、VR 与 AR

虚拟现实（virtual reality，VR），是一种计算机技术，能生成一个模拟真实世界的虚拟环境（或者直接生成一个虚构的环境），用户能在这个具有沉浸感的环境中进行各种交互式体验。对于 VR 行业的人来说，VR 并不是一个全新的概念。它从 1963 年就开始萌芽了，直到现在 VR 开始大放异彩。最早，VR 主要应用于影视和游戏这两个娱乐方面，但是事实上 VR 的应用不止于此。在 2016 年 2 月，权威机构高盛集团将教育列举为最有可能率先实现 VR 应用的九大领域之一，这反映了 VR 在教育领域的巨大潜力。AR（Augmented Reality）称为增强现实，中文翻译为现实增强（扩增实境）。AR 是基于 VR 基础上，一种根据计算摄影机影像的位置、角度、相应图像，将计算机生成的虚拟物体、场景或系统提示信息叠加到真实场景中的技术，从而实现对"现实"的"增强"。AR 综合了促动器技术、传感器技术、实时仿真技术、计算机辅助设计技术、场景生成技术和数字仿真技术、多媒体技术，以及人工智能等各种相关技术。

VR 和 AR 的区别是：VR 是全虚拟空间，所看到全部是假的。将参与者的意识带入一个全虚拟的世界，AR 是半虚拟空间，所看到的场景和人物一部分是真一部分是假，将虚拟的物或者信息置于现实世界中。

然而，在学校方面，VR 和 AR 教育仅限于高校的研究性和探索性教学，处于初级阶段。

二、VR+护理教育

虽然 VR 教育是得到了很多人认可的教育未来发展大的方向，但是大家同时也认为 VR 真正被学校广泛接受并应用还是有很大难度的，依然要经历长时间的考验。前文曾经提到过九种新型教学模式，它们在一定程度上依然存在问题和争议。当然，VR 教育亦是如此。但值得庆幸的是，并且我国各地政府对 VR 进行了大力的支持。VR 教育在多个方面存在不可替代的优势。

对护理院校而言，目前，真正将 VR 纳入常规课程的学校少之又少。如果学校能够加大力度支持教育者利用 VR 技术进行教学课题的开发及尝试，势必会有利于学校在科研、教学等多方面树立带头作用。另外，一旦学校取得相应的教学成果，则可以与其他院校进行资源共享，实现多校联合、共同学习、共同促进、共同发展的新局面。此外，新型教学技术的引入将会在一定程度上促使教育者主动学习，提升自身的科研水平、学术探讨、交流等方面能力，进而有效提高学校师资综合水平。

对护理教师来说，一方面，VR 教学可以促进教师提高自身教学和科研水平。通过 VR 这种新的技术手段，勇于创新的教师可以使用 VR 课程，进行各种课堂尝试，并参与到 VR 课程的策划中来，发表学术论文，提高学术水平和教学实力。同时，先进的教学手段、科研水平，将促进教师结合自身的教学情况进一步发散和创新，给课堂教学带来更多的新鲜感和乐趣。另一方面，VR 教学可以呈现平面教学手段无法展示的内容。在教师的教学过程中，经常会遇到这样的情况：讲了半天，学生目光呆滞，面无表情。因为很多内容是语言无法表达，而图片展示又"差了一点火候"，那么，教师就可以通过 VR 来展现。再者，VR 可以有效给教师进行课外减负，这主要体现在可以节省老师备课和批改作业的时间上。这是因为 VR 教学可以在很大程度上降低知识点记忆的难度。在作业方面主要是让学生动手或探讨，而没有大量的机械式作业。最后，VR 还可以有效阻碍课堂的干扰，让学生集中注意力在模拟的情景中，深入体验。

对护理专业的学生而言，VR 可以提高学生的学习乐趣，有效缩短学生与知识之间的距离；帮助学生减负；帮助学生理解抽象内容；可以提高学生的学习自主性；有效让学生利用碎片化时间。

在教育资源的分配方面，VR 是教育公平的一种非常好的诠释。VR 可以更好地、更有效地促进教育公平。这主要体现在 VR 可以解决教育教师分配不平均的问题、教师的"偏爱"问题等。

最后，值得注意的是 VR 真正的意义并不仅仅是可以身临其境地体验名师课堂，因为毕竟名师在众多教师群体中还是少数。更多地，VR 将打破时间和空间的限制。通过 VR 这种高科技手段来把课堂上老师没有办法用语言描述出的、抽象的内容，通过具体的、3D 的、360 度的、全沉浸的场景给学生展示出来，让学生完全进入这个场景。

三、AR 与护理教育

随着现代科技进步与发展，微课、慕课、翻转课堂的普及，虚拟现实技术将成为医学院校教学的新宠儿。虚拟现实仿真教学，可以将解剖模型以及人体各个器官的解剖结构、位置，器官、组织的生理学数据等存于数据库中，按照授课需要，提取数据库中的模型，让虚拟与现实结合，学生有现实体验感，减少了实验模型经费的投入，加深学生记忆，扎实掌握理论知识，激发学生思维。

（一）AR 运用于护理教学的优势

首先，AR 技术利用计算机模拟技术和虚拟仿真技术将教学实训室及考核实训室的虚构信息叠加到现实实训环境中，学生可以将虚构的场景和现实紧密联系，用新技术吸引学生投入实训环境的同时，又可以实时更新最新科技知识。不断更新的教学虚拟环境与素材，做到与时俱进，紧跟最新的行业需求。其次，AR 技术将虚拟与现实技术相结合后，学生的真实代入感强，可以减少甚至避免学生对真实患者的健康造成伤害，又可以让学生在不同环境中对不同患者之间进行操作。例如，基础护理学实训中静脉输液项目，虚拟患者手背静脉传感器可以得到指示，学生穿刺成功，则显示血液在输液器中回流，这与真正病患手背操作并无差异，以此模拟真实操作。并且，AR 技术虚拟的高风险的病例环境，同样的病例和场景可以多次重复使用教学，将临床环境带到学生身边，反复培训及考核学生，提高教学质量。再次，AR 技术利用网络资源共享，可以创建丰富的教学资源库，不断从云端下载与应用，实现学校之间、医院之间的资源共享互通。通过 AR 增强现实技术，让学生在教学中体验到真实工作场景中专业技术的实施过程与成效。最后，AR 设备在 VR 基础上，虚拟与现实结合，让学生真正接触临床环境氛围，理论内容和临床实践内容可以同时出现在虚拟环境中，边学边实践的模拟，加深理论基础、加强实践技能，能够避免下临床时易出现的操作错误，降低临床实践安全隐患。

（二）AR 技术在护理教学中的应用意义

1. 弥补现有教育经费及教学条件的不足，节省物质资源

在护理教学中，实验设备、材料、教学经费不足较为常见，致使教学实验无法正常进行，或是无法让每位学生都有足够实验的机会，应用 AR 后，可弥补以上不足，让学生能够充分获得与真实实验一样的体验。

2. 避免真实实验带来的风险

采用 AR 技术后，可以模拟现实实验中较为危险的情境，从而避免学生在真实实验中受到伤害，并增强学生对于风险的预防。

3. 改变教学方式，激发学生创新思维

以往的教学模式多为被动式填鸭方式，无法激起学生学习兴趣，而 AR 技术的应用增加了学生探索及交互的机会，有利于提高学生的创造思维能力。

4. 灵活性高

采用 VR 技术可将现实中须长时间接受的过程在短时间内呈现在学生面前，能够打破学生学习的时间、空间限制，提高学生学习的灵活性。

（三）AR 技术在护理教学中的缺点与展望

AR 技术在护理教学中应用也存在一定的缺点，在 AR 教学，尤其是实践教学中，学生缺乏对真人实际身体的触摸感，也不能够完全模拟出临床实践操作过程中出现的复杂多变的情况，目前 AR 技术还存在对高清、高逼真的教学图片接受程度不够，学生可以通过模拟的临床环境进行学习，但是 AR 技术毕竟是虚拟的，只是实验学习和临床学习、真实临床的一座桥梁，是一种新型的教学模式，不可能替代真实的临床实践过程，就如模拟人、虚拟人无法代替真实病人。

但同时，VR 技术拥有强大潜能和广阔前景，目前其应用于教学仍处于初级阶段，未来随着人工智能、生物学、医学等众多学科的发展，伴随 MR、CR 的等新科技的层出不穷，医学、护理学课堂中必将会出现 AR 的身影。

（四）护理教育教学的展望

VR 除了具有以上优势之外，VR 还可以与九种新型的教育模式进行结合，形成更为综合系统的教育教学模式。结合 VR 直播技术，VR 可以进一步开拓翻转课堂、云课堂、慕课以及终教育等教学模式的新方向，给一些新型教学模式带来更新鲜的血液。结合 VR 直播技术的慕课，可以更加真实地考核学生的课程参与度，让学生更好地参与到"课堂"讨论中；结合 VR 技术的翻转课堂，可以让学生更有效地利用课外时间学习、探索知识点，让教师可以在课堂上有更多的时间关注每一个学生的学习状态，关注学生学习过程中的情感变化，促进新课程改革的实施……

护理教育教学的目的之一就是为各级各类健康服务机构培养并输送优质的护理服务人员。也就是说，护理人员最终将在现实的临床情境中进行工作，并发挥价值。目前，护理教育教学多采用临床实习的形式，让学生提前面临临床情景。但实习时间有限，独自参与临床情景的机会更是有限。在这种情况下。VR 教学则可以跨越时间和空间的限制，为护理学习者创设更好的临床情境。未来，护理教育教学者应跟上信息化技术应用于教育教学的趋势，积极探索 VR 教学，并积极在护理教学中应用，以期提高护理教育教学的质量，进而培养更为优质的应用型健康服务人才。

第四节　护理教育教学逐步走向智能化

人工智能（Artificial Intelligence，AI）作为一门新兴前沿学科，由计算机科学、神经心理学、哲学、语言学、控制及信息论等多种交叉学科基础上研究发展而来。作为一门新型学科，人工智能在多个领域取得了令人瞩目的发展，许多国家已将人工智能提升到国家战略的高度。2017 年 7 月我国颁布的《新一代人工智能发展规划》中指出要不断推行和运用人工智能模式下的治疗护理新手段、新模式，并且搭建精准快速的智能医疗体系。人工智能不仅运用于临床护理，更有望成为护理教学的新型手段，当代护理教学逐步走向智能化。

一、教育人工智能与护理

教育人工智能（EAI）是人工智能技术与学习科学相结合而成的一个新兴领域。护理教学系统中也逐渐引入了人工智能技术，与护理教学体系的智能性、迁移性和分布性等特点有效契合，使学习资源得到充分应用，为学生提供个性化的学习条件。人工智能导师可以根据学生的学习兴趣、学习需求和学习习惯等为学生订制个性化学习计划。智能测评可以对学生的学习表现进行评价，并且实时跟踪学生的学习表现。护理教育学习者可以通过数据挖掘建模了解和掌握学习结果与教学行为、学习资源、学习内容等变量之间的关系，从而更好地预测学习趋向。

二、AI 在护理教育中的应用

人工智能技术和学习科学在近些年得到了合力发展，且进展迅速，进而出现了教育型人工智能。目前人工智能技术已经被广泛应用于护理教学中，护理教学本身就具备智能化和迁移化以及分布性等特性，通过结合人工智能技术可为学生提供更加人性化和个性化的学习环境。人工智能导师能充分结合学生的兴趣爱好与现实需求以及学习习惯等，为学生制定出个性化的学习规划，并且真正实现了实时跟踪和评测，对学生的表现能做出更为客观的评价。可通过深挖数据并了解学习状况与其他外部资源之间的关系从而更准确地对学习趋向进行预估。

三、AI 在护理教学及培训中的应用

文献报道，多家高校利用 AI 创新护理本科生教学模式：以慕课、翻转课堂、微课堂等方式介入护理教学领域，并产生巨大影响。据报道，对于护理硕士、博士生，则利用 AI 创建个性化教学模式，用相关软件及 AI 深度学习技术分析护理硕士、博士生的学习特

点，个性化、精准化地为其创建相应的学习体验，收集其网页浏览、语音、图像、视频等行为数据信息，通过 AI 深度推荐算法，预测硕士、博士生的兴趣偏好，智能化推送学习内容。华中科技大学同济医院护理部针对护士使用移动设备的习惯和学习需求，设计出一套移动 AI 继续教育平台和远程教育系统，可有效监控学习过程并及时反馈，提高了培训质量。（赵蓉等，2019）人工智能在护理教育领域也展示了自己独特的优势。（沈念玲等，2019）近年来推广使用比较多的主要有以下三个系统：

（一）智能化教学系统

智能化教学系统能实现教学内容和教学策略的有效控制，利用学生特点进行针对性的指导。

（二）智能教育决策系统

智能教育决策系统是人工智能在护理教育决策中的重大突破。在护理教育决策中，通常会遇到一些比较难的问题，如描述性知识、过程性的知识等，像这些繁杂的决策往往很难靠人力来解决，且用时也很久。但有了这一决策系统，就能为决策者提供定性和定量的建议，辅助其决策。

（三）智能答疑系统

简单来说，智能答疑系统就是将学生问题和老师解答有机地组织起来存放至相应答题库中，并通过自然语言的语意理解技术来分析并匹配学生的问题，自动给予解答的系统。所以当学生面对庞大复杂的护理知识时，就会更有目的、更加高效地集中精力到自己所需要的知识点上，从而更好地解决自己遇到的疑难问题，以促进学习。与此同时，基于人工智能的虚拟网络学习平台以及虚拟实训系统也有效提高了学习效率，其可将操作技能与非操作技能训练相结合，在加强基本护理技能训练的同时，又可以掌握特殊的护理步骤。另外，人工智能在助力护理科研上也有着很大贡献。在护理研究领域，大数据挖掘及分析都需要人工智能技术，像各种格式的办公文档、文本、图片、XML、图像、报表、音频信息等，要分析这些数据都得涉及人工智能技术。

参 考 文 献

[1] 邓寒羽，Hodgson N，刘华平. 大规模开放网络课程在护理教育中的应用［J］. 中华护理教育，2015，12（2）：29.

[2] 李玉玲，吴筱筱，陈京立. 慕课的发展及其在护理教育中应用的思考［J］. 中华护理教育，2015，12（4）：317-321.

[3] 彭歌，贾会英，梁靖，等. 慕课在护理教育中的应用现状［J］. 护理学杂志，2017，32（8）：110-113.

[4] Morley D A. Enhancing networking andproactive learning skills in the first year universityexperience through the use of wikis［J］. Nurse Education Today，2012，32（3）：

261-266.

［5］Brown H D. Teaching by principles：aninteractive approach to language pedagogy［M］. Englewood Cliffs：Prentice Hall Regents，1994.

［6］Chan CKK. Coregulation of learning incomputer-supported collaborative learning environments：a discussion［J］. Metacognition and Learning，2012，7（1）：63-73.

［7］顾美霞，郭灼，孙凌洁. 网络新媒体环境下大学生合作学习研究［J］. 大学教育，2015（8）：48-50.

［8］Palloff R M，Pratt K. Building learning communities in cyberspace. San Francisco：Jossey Bass，1999.

［9］李玉斌，武书宁，姚巧红. 网络学习评价研究的现状与分析［J］. 现代远距离教育，2013（5）：34-35.

［10］李绍中. 基于智能计算的网络学习评价模型研究与系统设计［D］. 广州：中山大学，2011：42-51.

［11］Gaglani S M，Topol E J. Med Ed：the role of mobile health technologies in medical education［J］. Acad Med，2014，89（9）：1207-1209.

［12］周俊，谢丽琴，贺丽春. 护理专业学生对手机移动学习临床课程辅助学习资源需求分析［J］. 长沙民政职业技术学院学报，2017，24（2）：104-108.

［13］赵慧臣，杜振良. 混合学习理念下"自带设备"（BYOD）教学应用的问题分析与对策建议［J］. 中国电化教育，2015（12）：126-131.

［14］黄荣怀. 教育信息化助力当前教育变革：机遇与挑战［J］. 中国电化教育，2011（1）：36-40.

［15］鹏高，谢笑宇. 开展视频互动教学探索教育资源建设与共享新模式［J］. 中国教育信息化基础教育，2011，8（4）：4-6.

［16］丁夏敏. 教育资源信息化共享平台构建研究［J］. 河南大学学报（自然科学版），2014，44（1）：103-107.

［17］祥杰，杨卓，夏锋，等. 基于云计算的教学资源共享平台［J］. 中国教育信息化，2012（11）：31-33.

［18］云霞. 高校成人教育优质教学资源共享相关问题探讨［J］. 当代教育理论与实践，2015，7（10）：111-114.

［19］杨睿，白岩，张红. 中医护理方案与效果评价系统建设实践［J］. 中国数字医学，2018，13（2）：70-72.

［20］焦静，张晓静，吴欣娟，等. 护士分层信息化考核平台的建设与实践［J］. 中国护理管理，2014，12（12）：1248-1250.

［21］刘晓刚，徐红丽. 云计算在远程教育系统中的应用探索［J］. 现代远程教育，2010（5）：65-67.

［22］赵媛，王燕，陈宏. 慕课在护理实训课程教学中应用的 SWOT 分析［J］. 中国高等医学教育，2016（7）：71-73.

［23］Skiba D. MOOCs and the future of nursing［J］. NursEduc Perspect，2013，34（3）：

202-204.

[24] 李兴武，曹领祺，李向仓. "慕课"对军队现代远程教育的启示 [J]. 继续教育，2013，27（11）：78-80.

[25] Caplan W, Myrick F, Smitten J, et al. What a tangled web we weave: how technology is reshaping pedagogy [J]. Nurse Education Today, 2014, 34（8）：1172-1174.

[26] 李亚员. 国内慕课（MOOC）研究现状述评：热点与趋势——基于 2009—2014 年 CNKI 所刊文献关键词的共词可视化分析 [J]. 电化教育研究，2015（7）：55-60.

[27] 李彦臻，孙晓红，刘建晓. 慕课时代护理职业教育教学改革初探 [J]. 中国校外教育，2015（2）：128.

[28] 李玉玲，吴筱筱，陈京立. 慕课的发展及其在护理教育中应用的思考 [J]. 中华护理教育，2015，12（4）：317-321.

[29] Wulf J, Blohm I, Leimeister J M, et al. Massive Open Online Courses [J]. Business & Information Systems Engineering, 2014, 6（2）：111-114.

[30] Sinclair J, Boyatt R, Rocks C, et al. Massive open online courses: a review of usage and evaluation [J]. International Journal of Learning Technology, 2015, 10（1）：71-93.

[31] 赵梦媛. 护理高校教师对"慕课"认知的现状调查 [J]. 社区医学杂志，2016，14（14）：34-36.

[32] 董银凤，张华，刘慧敏. 护理本科生对"慕课"认知与需求的调查分析 [J]. 齐鲁护理杂志，2015，21（21）：66-68.

[33] 何国平，杨云帆，陈嘉，等. "慕课"在护理教学中的应用与展望 [J]. 中华护理杂志，2014，49（9）：1095-1099.

[34] 郭英剑. "慕课"与中国高等教育的未来 [J]. 高校教育管理，2014，8（5）：29-33.

[35] 程雨虹，王慧，刘丽红，等. 虚拟现实技术在国内外护理教育中的应用现状 [J]. 护理实践与研究，2018，15（14）：21-23.

[36] 牛俊祝. 浅谈虚拟现实技术在临床医学教育中的应用 [J]. 职业技术研究，2012（25）：195.

[37] 李巍杭，崔盟军. 虚拟现实技术的应用与展望 [J]. 企业导报，2015（18）：84-86.

[38] 王子颖，杨惠云，周西，等. 虚拟现实技术在护理教学中的应用进展 [J]. 护理研究，2015（35）：4360-4362.

[39] 张莉芳，丁珍珠，何兰燕，等. 虚拟现实技术在护理教学中的应用现状及问题分析 [J]. 中华护理教育，2018（3）：231-234.

[40] 林丽娜，黄洛莹，王秀岚. 虚拟现实模拟技术在护理教育中的应用现状 [J]. 护理学报，2014（13）：15-19.

[41] 张昊，刘迁迁，高凌. 基于虚拟现实技术的护理学实践教学构建 [J]. 新乡医学院学报，2014，31（1）：79-80.

[42] 赵雅宁，景丽伟，陈长香，等. 虚拟现实技术在护理学专业实验教学中的应用 [J]. 护理研究，2015（16）：2004-2006.

［43］田蜜，雷琪，王莉艳．浅析虚拟现实技术在护理实验教学中的应用［J］．亚太教育，2016（3）：100.

［44］教育部财政部国家发展改革委印发《关于高等学校加快"双一流"建设的指导意见》的通知［EB/OL］．（2018-08-20）［2018-08-28］．http：//www. moe. gov. cn/srcsite/A22/moe_843/201808/t20180823_345987. html.

［45］Nilsson N J. Artificial Intelligence：a new Synthesis［M］. San Francisco：Morgan Kaufmann Publishers，1998.

［46］程攀．人工智能技术在护理领域的应用现状与发展分析［J］．全科口腔医学电子杂志，2019，6（17）：13，15.

［47］张菁，徐家华，施莉，等．人工智能技术在护理领域的应用现状与发展趋势［J］．第二军医大学学报，2018，39（8）：939-941.

［48］赵蓉，何燕，魏艳玲，等．人工智能在护理领域应用的现状及挑战［J］．中国护理管理，2019，19（11）：1692-1694.

［49］沈念玲，黄雪玲，王朋朋．人工智能在医学领域中的应用研究［J］．中西医结合护理（中英文），2019，5（11）：141-143.